DIE TUBERKULOSE UND IHRE GRENZGEBIETE
IN EINZELDARSTELLUNGEN
BEIHEFTE ZU DEN BEITRÄGEN ZUR KLINIK DER TUBERKULOSE UND
SPEZIFISCHEN TUBERKULOSEFORSCHUNG
HERAUSGEGEBEN VON
H. WURM - WIESBADEN UND E. GAUBATZ - HEIDELBERG
BAND 11

DIE TRACHEOBRONCHIAL-TUBERKULOSE DER ERWACHSENEN

VON

DR. MED. E. TANNER

PRIVATDOZENT AN DER UNIVERSITÄT ZÜRICH,
CHEFARZT UND DIREKTOR DER KANTONAL ZÜRCHERISCHEN HEILSTÄTTE ALTEIN, AROSA

MIT 49 ABBILDUNGEN
IN 118 EINZELDARSTELLUNGEN

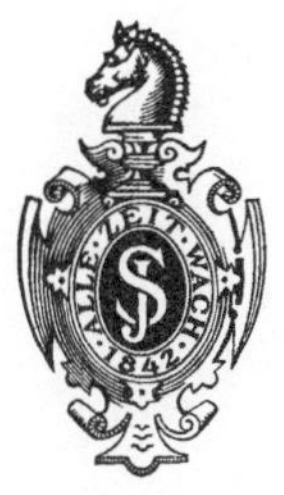

SPRINGER-VERLAG
BERLIN · GÖTTINGEN · HEIDELBERG
1957

ISBN-13: 978-3-642-94712-4   e-ISBN-13: 978-3-642-94711-7
DOI: 10.1007/978-3-642-94711-7

Geleitwort

In der gegenwärtigen Entwicklungsphase der Bronchologie handelt es sich nicht mehr so sehr um ihren Ausbau als um den *Einbau* der gewonnenen Erkenntnisse in die Pathologie und die Klinik der Lungentuberkulose. Diese Situation hat eine Reihe ausgezeichneter, einschlägiger Monographien hervorgerufen, unter denen diejenige TANNERs einen hervorragenden Platz einnimmt.

Tracheo- und Bronchoskopie sind zwar keineswegs als junge Methoden zu bezeichnen, doch haben sie, man könnte sagen, fast unvermittelt einen ungewohnten Aufschwung genommen und ungeahnte Bedeutung erlangt. Sie haben die Einsicht in die Entstehung und den Ablauf krankhaften Geschehens in der Lunge wesentlich vertieft und damit eine Umschichtung des *Wissens* um die Lungentuberkulose und die Lungenerkrankung überhaupt gebracht und nicht zuletzt eine Erweiterung des *Könnens* angebahnt, nicht nur dem Spezialarzt für Lungenkrankheiten und dem Internisten, sondern auch dem praktischen Arzt neue Gesichtspunkte gebracht. Ein Mehr an Studium, das ihm auferlegt wird, wird bei weitem aufgewogen, denn die Bedeutung der neuen Erkenntnisse reicht über das Spezialgebiet weit hinaus und hat entscheidende Rückwirkungen bis in die tägliche Praxis hinein. Nicht um eine Abspaltung einer Spezialität innerhalb der Spezialität handelt es sich, sondern im Gegenteil, um den Einbau der mit sorgfältiger Methodik gewonnenen Resultate in das Ganze, um eine wohlgelungene synthetische Leistung. Angesichts der überragenden Bedeutung der bildlichen Darstellung ist der Auswahl und Qualität der Bilder ganz besonderes Augenmerk geschenkt worden.

Die oft ausschlaggebende Bedeutung des zu- und ableitenden Röhrensystems der Lunge und seiner Anordnung für Entstehung und Ablauf der Tuberkulose erfährt besondere Berücksichtigung. Das broncho-pulmonale *Segment* als wichtigste Einheit, als oft entscheidendes Struktur-Element der Lunge, tritt in seine Rechte. Nicht mehr nur die Lappen und die „Läppchen", sondern das Segment ist als anatomische wie funktionelle, „mittlere" Baueinheit des Respirationsorgans, zur Zeit wenigstens, in den Vordergrund klinischer Bedeutung gerückt.

Wenn auch der einzelne nicht die Gesamtheit der diagnostischen und therapeutischen Techniken zu beherrschen braucht und sich Equipen bilden gemäß den örtlichen Gegebenheiten, so bleibt doch das entsprechende Wissen Grundlage für solche Zusammenarbeit. Diese Grundlage wird durch TANNERs Buch in klarer und anschaulicher Weise vermittelt.

Wer im heutigen Stadium der fachlichen Entwicklung das Bedürfnis nach einer guten Führung empfindet, dem kommt das Buch TANNERs in ausgezeichneter Weise entgegen. Der Hauptzweck des Buches liegt in der Vermittlung der „neuen"

Methoden und der neuen Erkenntnisse in das Gesamtbild tuberkulösen Geschehens in der Lunge, sowie in der Schaffung einer Behandlungsgrundlage gemäß persönlicher, umfassender therapeutischer Erfahrung des Autors.

Auch der Studierende, der heute mit Selbstverständlichkeit in diesen neuen Sektor eingeführt wird und von vornherein den heutigen Anforderungen adäquate Einsicht in die Beziehungen zwischen Bronchus und Lungenparenchym erwerben muß, findet alles Wissenswerte übersichtlich geboten im knappen Text und in den vorzüglichen Bildern von TANNERS Monographie.

Für den in der Praxis stehenden Arzt endlich, ja schon für den heute noch im Assistentenverhältnis stehenden Arzt, wird ein Hinzulernen und Umlernen notwendig.

Wir wünschen dem Buch den großen Leserkreis, den es verdient.

Prof. LÖFFLER, Zürich

Vorwort

Die Fortschritte in Diagnostik wie Therapie der Tuberkulose sind im letzten Jahrzehnt besonders eindrücklich.

Die eingehende Lungenfunktionsprüfung vermittelst der Bronchospirometrie, die Gasanalyse des Blutes und die Blutdruckbestimmung innerhalb der großen Gefäße und des Herzens ermöglichen und verlangen eine weit zielbewußtere und individuellere Indikationsstellung zur Therapie der Lungentuberkulose.

Noch augenfälliger sind die Erfolge der Chemotherapie, die gleichzeitig zum Wegbereiter der modernen Lungenchirurgie, insbesondere der Resektion geworden ist.

Gegenüber diesen Errungenschaften sind andere, doch grundlegende Erkenntnisse in den Hintergrund getreten. Hierzu möchte ich das vertiefte Wissen über die Tracheobronchialtuberkulose zählen.

Als Krankheit eo ipso wie als Komplikation verlangt die Tracheobronchialtuberkulose eine besondere Diagnostik wie Therapie. Im Beginn nimmt sie öfters eine selbständige, häufig verkannte Stellung ein, wobei sie erst im späteren Verlauf als Komplikation ihre Reflexe auf die Lungenfelder wirft; bekannter ist die sekundäre tuberkulöse Erkrankung der Luftröhrenäste infolge der Tuberkulose.

Die Aufgabe unserer Abhandlung soll sein, die Tracheobronchialtuberkulose in ihren anatomischen wie klinischen Erscheinungsformen, als auch in Diagnostik und Therapie zu skizzieren.

Es wird auch der Versuch unternommen, die Bedeutung der Tracheobronchialtuberkulose im Ablauf der Lungentuberkulose aufzuzeigen. Die zahlreichen Probleme, die sich dem Phthisiologen individuell sehr verschieden stellen können, sollen gestreift werden.

Das vorliegende Buch ist das Ergebnis einer zehnjährigen Sanatoriumsarbeit, an der in einem echten team-work alle meine Assistenten vollen Anteil genommen haben. Besonderen Dank schulde ich meinen ehemaligen Mitarbeitern Dr. W. GÜNTERT, Chefarzt für Röntgenologie am Kantonspital Aarau, Dr. R. HUG, Winterthur, der die Großzahl der Bronchoskopien ausgeführt hat, und vor allen andern Frau Dr. EVA KRECKE-BÖTTNER in Heidelberg.

Arosa, Juni 1956

E. TANNER

Inhaltsverzeichnis

Einleitung

Die Tracheobronchialtuberkulose darf im Sinne des Klinikers zu den neuen Krankheitsbildern gezählt werden.

Zwar hat schon LAENNEC die tuberkulöse Erkrankung der Luftröhre gekannt und anatomisch wie klinisch beschrieben, damals allerdings als sehr seltenes Krankheitsbild, doch mit der Vorahnung: »Peut-être le serait-elle moins rare si l'on examinait plus habituellement les bronches avec soin et dans une certaine étendue.«

Erst ein Jahrhundert später haben neue Untersuchungsmethoden (Röntgenbild, Bronchoskopie und Bronchographie) dem Kliniker erlaubt, dem Wunsche LAENNECs zu folgen und zu erkennen, wie relativ häufig die Luftröhre von Tuberkulose befallen ist.

Ähnlich wie dem Kliniker ist dem pathologischen Anatomen die Möglichkeit einer spezifischen Erkrankung der Luftwege schon lange bekannt (CAYOL 1810) und ganz besonders die canaliculäre Abseuchung der kavernösen Lungentuberkulose über die Luftwege. Auch entzündliche wie narbige Stenosen sind beschrieben, doch zu wenig beachtet worden.

Parallel zur modernen Klinik schenkten besonders PAGEL und UEHLINGER der Tracheobronchialtuberkulose mehr Beachtung und formulierten neue pathologisch-anatomische Grundlagen. SCHWARTZ hat den Hilusdrüsendurchbruch in die Luftröhre sogar zum Ausgangspunkt für seine Theorie der lymphadenobronchogenen Pathogenese der Lungentuberkulose genommen.

Diese Erkenntnisse, ergänzt durch neue Beobachtungen der Anatomen über den Aufbau des Tracheobronchialbaumes und der Physiologen über dessen Funktion, formten das heutige Bild der Tracheobronchialtuberkulose.

So vermögen wir denn jetzt das Wesen und die Bedeutung der Krankheit weit besser zu erfassen als noch vor wenigen Jahren.

Wir erkennen, wie entscheidend die Miterkrankung des Bronchus für die Beurteilung und Behandlung der früher allein beachteten Lungentuberkulose geworden ist. Mancher Mißerfolg der Kollapstherapie findet nachträglich seine Erklärung in einer komplizierenden Bronchustuberkulose. Die Kaverne im toten Winkel, die Krux des Kollapsmechanikers, erweist sich nur zu oft als eine Blähkaverne hinter dem erkrankten Ramus apicalis des Unterlappens. Und wenn heute erst nach sorgfältiger Abklärung der Bronchusverhältnisse die Indikation zum kollapstherapeutischen Eingriff gestellt werden darf, so trifft das gleiche in noch weiterem Maße für die Resektion der Lunge zu.

Die selbständige Erkrankung der Luftröhre, ohne ausgedehnte Beteiligung des peripheren Lungenparenchyms, tritt demgegenüber zahlenmäßig zurück. Um so tragischer kann das Verkennen der Krankheit sein, weil durch rechtzeitiges therapeutisches Handeln die entzündlich narbige Stenosierung mit all ihren schwierigen Konsequenzen zumeist vermieden werden kann.

Angeregt durch die Arbeiten der französischen Schule (LEMOINE, SOULAS) sowie durch die Veröffentlichungen von STEINER, LEYSIN, haben wir uns in der Heilstätte Altein schon frühzeitig für die Tuberkulose des Tracheobronchialbaumes interessiert.

1947 versuchten wir vor allem mit unseren röntgenologischen Hilfsmitteln die Krankheit zu erkennen. Wir mußten aber bald feststellen, daß besonders die Durchleuchtung, aber auch die spezielleren Untersuchungsmethoden oft nur Hinweise auf das Vorliegen einer Läsion geben können, daß die Herdbildung als solche aber nicht zu präzisieren war.

Seit 1948 ist deshalb die Bronchoskopie zur wichtigsten Untersuchungsmethode geworden. Die direkte Inspektion und eventuelle Probeexcision lassen die Diagnose am sichersten stellen. Die geringen Gefahren des Eingriffs und gute subjektive Erträglichkeit haben die breite Anwendung erleichtert. Vor kollapstherapeutischen Eingriffen ist sie bald zur Routine geworden.

Die Bronchographie als drittes diagnostisches Hilfsmittel haben wir bis vor kurzem nur mit größter Reserve benützt. Neue Kontrastmittel und die Wirksamkeit der Tuberculostatica haben aber die Gefahren so wesentlich herabgemindert, daß sich bei „trockenem" Bronchialbaum eine breitere Anwendung aufdrängen mußte.

Wichtiger und oft aufschlußreicher als alle erwähnten diagnostischen Maßnahmen bleibt aber die eingehende Anamnese und die sorgfältige klinische Untersuchung. Wie oft vermag doch der Kundige eine detaillierte Diagnose gerade der Tracheobronchialtuberkulose zu stellen, wobei er der obigen Untersuchungsmethoden nur noch zur Bestätigung bedarf.

Die klare Diagnosestellung ist um so dankbarer, als uns heute die Medikamente in die Hand gegeben sind, um erfolgreich therapeutisch einzugreifen. Doch besonders wichtig ist die Frühdiagnose. Die oberflächliche Schleimhauttuberkulose vermögen wir allein mit medikamentösen Wirkstoffen zur Heilung zu bringen, die tiefer gehende Läsion und spätere Stenose verlangt hingegen oft zusätzlich die chirurgische Intervention (Resektion).

Auf diese, hier nur kurz angedeuteten diagnostischen wie therapeutischen Fragen, die in ihrem Variantenreichtum immer wieder faszinieren, möchte ich in meiner Abhandlung besonders eingehen.

Die Tracheobronchialtuberkulose ist zu einem Krankheitsbild geworden, das jedem, der sich mit Lungendiagnostik und Therapie beschäftigt, auch in seinen Feinheiten und Eigenarten bekannt sein sollte.

Anatomie und Histologie
des Tracheobronchialbaumes

Die eingehende Kenntnis von Anatomie und Histologie ist für das Verständnis der Krankheitsvorgänge im Tracheobronchialbaum Voraussetzung. Mit der Diagnose der Krankheit muß die genaue topographische Bestimmung der Läsion verbunden werden.

Die Anatomie von Trachea und Bronchialbaum

Die Trachea

Die Länge der Trachea mißt bei geradeaus gerichtetem Kopf 12—14 cm. Sie reicht vom 6. Halswirbel bis zum 5. Brustwirbel (BRAUS, HUIZINGA, SCHINZ). Ihre Weite beträgt etwa 13 mm. Sie verläuft parallel zur Brustkyphose und ist somit nach hinten gerichtet.

Die Bronchien

Das Bild des Bronchialbaumes ist sehr variabel (V. HAYEK). Rechte und linke Lunge sind aber weitgehend analog. Unsere Beschreibung des Bronchialbaumes folgt in den Grundzügen der Darstellung BROCKs.

Die Hauptbronchien (Bronchien 1. Ordnung)

Die 2 Hauptbronchien entspringen ohne markanten Abgangswinkel an der Bifurkation aus der Trachea. Der Bifurkationswinkel mißt rechts 25°, links 50° (HUIZINGA). Der rechte Hauptbronchus ist weiter als der linke und steiler. Fremdkörper werden deshalb häufiger rechts aspiriert. Der rechte Hauptbronchus gibt nach 1,5—2 cm Länge von seiner lateralen Wand den Oberlappenbronchus ab und verläuft als Stammbronchus für den Mittel- und Unterlappen weiter.

Der linke Hauptbronchus teilt sich normalerweise erst nach 5 cm langem Verlauf in die gleichstarken Bronchi für Ober- und Unterlappen. Für die Lagerung des Kopfes bei der Bronchoskopie ist der Verlauf der Hauptbronchien wichtig: der rechte geht leicht nach vorn, der linke ebenso nach hinten.

Die Lappenbronchien (Bronchien 2. Ordnung) und ihre
Segmentbronchien (Bronchien 3. Ordnung)

Der rechte Oberlappen. Der Bronchus des rechten Oberlappens verläßt den Hauptbronchus in einem Winkel von 90°. Er verläuft aufwärts und lateral und splittert sich nach 1—1,25 cm in der Trifurkation auf: Der anteriore Segmentast verläuft nach vorn und schräg abwärts, der apikale Ast steil aufwärts zur Lungenspitze. Der posteriore Segmentast ist nach hinten, leicht seitwärts und nach oben gerichtet.

Der Lobus venae azygos ist nur scheinbar ein selbständiges Gebilde. Er wird von Ästen des apikalen Segmentbronchus versorgt.

Der Mittellappen. Der Mittellappenbronchus entspringt etwa 3 cm unterhalb des Abgangs des rechten Oberlappenbronchus vorn aus dem Stammbronchus. Nach einem nach vorn und abwärts gerichteten Verlauf von 1,0—1,5 cm teilt er sich in einen medialen und lateralen Segmentbronchus.

Die Lymphadenitis tuberculosa perforiert relativ häufig in den Mittellappenbronchus, da dieser von Lymphknoten praktisch umgeben ist (BROCK). Typisch ist eine 0,5—2,0 cm vom Abgang entfernte Stenose. Der laterale Segmentast ist häufiger befallen. Eine Atelektase bildet sich dabei nur in einem Teil der Fälle aus, da der Verlauf des Lappenbronchus die Drainage erleichtert (s. auch Kapitel Stenose und Atelektase: Mittellappensyndrom).

Der linke Oberlappen. Analog dem Mittellappen rechts befindet sich links die Lingula. Die darüber gelegenen Segmente entsprechen dem rechten Oberlappen. Der Oberlappenbronchus gibt nach 1—1,5 cm den Lingulabronchus ab und teilt sich nach kurzem weiterem Verlauf in einen anterioren und einen apicoposterioren Segmentast.

Bei Erkrankungen, besonders Bronchiektasen, wird die Lingula häufig mit dem Unterlappen gemeinsam befallen. Der Lingulabronchus verläuft nach abwärts, vorn und leicht seitlich und teilt sich in einen oberen und unteren Segmentast.

Die Unterlappen. Rechter und linker Unterlappen zeigen große Ähnlichkeit. Sie unterscheiden sich lediglich darin, daß in der Regel rechts 5 und links 4 Segmente sind.

Die apikalen Segmente der Unterlappen haben infolge der großen Aspirationsgefahr in Rückenlage eine besondere klinische Bedeutung. Ähnlich dem Mittellappen ist der Bronchus in Lymphknoten eingepackt. Deren Schwellung oder Perforation führt aber leicht zur Atelektase des Segmentes, weil Lage und Verlauf des Bronchus die Expektoration erheblich erschweren. Die übrigen Segmente des Unterlappens werden zusammenfassend als die basalen Segmente bezeichnet. Rechts sind es in der Regel vier, links drei. Beidseits erfolgt eine Teilung in einen anterobasalen, einen laterobasalen und einen posterobasalen Ast. Der laterobasale Segmentast wird in Bronchogrammen meist vollständig vom posterobasalen verdeckt. Letzterer setzt die ursprüngliche Richtung des Unterlappenbronchus nach abwärts, hinten und leicht lateral fort. Ein Ramus medialiscardiacus findet sich nur rechts. Sein Abgang liegt meist etwa 1,5 cm unterhalb des Ramus apicalis inferior an der medialen Seite des Unterlappenbronchus.

Der Wandaufbau von Trachea und Bronchien
Die Trachea

Die äußere Schicht der Trachea wird durch die Tunica fibro-cartilaginea gebildet. 16—20 nach hinten offene Knorpelringe werden durch eine längsverlaufende Schicht elastischer und kollagener Fasern verbunden. Im knorpelfreien, dorsalen Bereich der Trachealwand, dem sog. Paries membranaceus, befindet sich zwischen den Enden der Knorpelringe glatte Muskulatur, die in ihrer Gesamtheit als Musculus transversus tracheae bezeichnet wird. Die Innenauskleidung der Trachea, Tunica mucosa tracheae, wird durch eine an seromukösen Drüsen reiche

Submucosa von der Fibrocartilaginea getrennt (v. HAYEK). Die Schleimhaut ist von einem mehrstufigen, hochprismatischen Flimmerepithel mit zahlreichen Becherzellen bedeckt. Die Membrana propria mucosae, durch die Basalmembran vom Epithel getrennt, weist eine oberflächliche, an Zellen, Blut- und Lymphgefäßen reiche Schicht und eine tiefe, hauptsächlich aus elastischen Fasern aufgebaute auf.

An der Teilungsstelle der Trachea in die beiden Hauptbronchien springt die von einem Knorpelsporn getragene Carina tracheae als sagittal stehende konkave Leiste ins Lumen vor. Sie ist mit Plattenepithel bedeckt.

Die Bronchien

Wir müssen im Wandaufbau unterscheiden zwischen den großen Bronchien, wozu die Haupt- und Unterlappenbronchien zu rechnen sind, den mittleren Bronchien von Ober- und Mittellappen und Segmenten, den kleinen Bronchien und den Bronchiolen als den periphersten Aufzweigungen.

Die Struktur der großen Bronchien gleicht der der Trachea. In allen übrigen Ästen fehlt hingegen die Hufeisenform des Knorpels und deren Ergänzung durch glatte Muskulatur zu einem Ring. Die Knorpel nehmen bereits nach den ersten Teilungen eine sehr wechselnde, oft reich verzweigte Form an, während sich die Muskulatur zu einer besonderen, an der Innenseite der Bronchialknorpel gelegenen Schicht ausbreitet. Bei mittleren und kleineren Bronchien findet sich zwischen Muscularis und Tunica fibrocartilaginea eine extramuskuläre Schicht (v. HAYEK), die das bronchiale Venennetz enthält, durch dessen wechselnd starke Füllung der jeweilige Abstand zwischen Muskel- und Faserhaut bestimmt wird. Die mittleren Bronchien unterscheiden sich zudem von den großen durch zahlreiche Drüsen, die hauptsächlich zwischen Muscularis und Fibrocartilaginea gelegen sind. Die kleinen Bronchien sind arm an Drüsen und reich an netzförmig angeordneten Zügen glatter Muskulatur. Die Bronchioli haben weder Drüsen noch eine Knorpelfaserhaut, ihre Wand ist in das umgebende Lungengewebe eingebaut und läßt auch keine selbständige Muscularis mehr erkennen. Die glatte Muskulatur ist jedoch an den Bronchioli terminales relativ am stärksten ausgebildet.

Das peribronchiale Gewebe ermöglicht in vivo eine Verschieblichkeit der Bronchi gegen die Umgebung. Mit dem perivasculären, interlobären und subpleuralen Gewebe stellt es das interstitielle Bindegewebe der Lunge dar. Außer Bindegewebe enthält es Fett- und lymphoides Gewebe, die beide Staubpigment enthalten können. Weiter liegen im Peribronchium Bronchialarterien und -venen, Nerven und zahlreiche Lymphgefäße sowie vielfach seromuköse Bronchialdrüsen, die bei der Entstehung der tuberkulösen Bronchitis eine Rolle spielen können.

Die Blutversorgung des Tracheobronchialbaumes

Neben der organspezifischen und nutritiven Funktion wird der Blutstrom zum Überbringer der medikamentösen Wirkstoffe.

Die Trachea wird im Halsbereich durch Äste der Arteriae thyreoideae inferiores versorgt, innerhalb des Thorax durch direkte Rami tracheales aus der absteigenden Aorta und Rami mediastinales aus der Arteria mammaria interna. Der venöse Abfluß geht über größere Venennetze in der Umgebung der Luftröhre.

Im doppelten Kreislauf der Lunge ergeben sich gewisse Überschneidungen im Versorgungsgebiet der Pulmonal- und Bronchialgefäße. Die ersteren stehen als Vasa publica hauptsächlich im Dienste des Gaswechsels, letztere haben als Vasa privata in erster Linie die Versorgung der Bronchien zur Aufgabe.

Die Vasa publica

Die beiden Stämme der Arteria pulmonalis legen sich nach Überkreuzen der Hauptbronchien in Höhe der Bifurkation beidseits den Aufzweigungen des Bronchialbaumes an. Außer Ästchen zu den Alveolen gibt die Arteria pulmonalis sog. Sperrarterien zu den Bronchi ab. Die Pulmonalvenen liegen den Bronchien nur ein kurzes Stück in Hilusnähe an, dann verlaufen sie zwischen benachbarten Segmenten und Subsegmenten, so daß jede Vene Blut aus dem Verzweigungsgebiet zweier entsprechender Arterien aufnimmt (TÖNDURY).

Die Vasa privata

Die beiden Arteriae bronchiales entspringen entweder in einem gemeinsamen Stamm aus der Aorta, oder die linke entspringt allein aus der Aorta und die rechte geht aus einer rechten Intercostalarterie hervor. Die Äste der Bronchialarterien folgen den Bronchien und versorgen deren Schleimhaut, Muskeln und Drüsen sowie als Vasa vasorum die Wandungen der Vasa publica. Zwischen Arteriae bronchiales und pulmonales bestehen zahlreiche Anastomosen in Form dickwandiger „Sperrarterien". Die doppelte Blutversorgung begünstigt die medikamentöse Therapie, da bei einer endarteriitischen Verlegung der einen Strombahn die andere vikariierend einspringen kann.

Die Innervation des Tracheobronchialbaumes

Die Luftröhre wird durch direkte Äste aus dem Nervus vagus, Teile des Nervus recurrens und sympathische Fasern aus dem cervicalen Grenzstrang versorgt. Die Plexus pulmonales und bronchiales zur Versorgung der Bronchien und der diese begleitenden Gefäße kommen ebenfalls aus Vagus und Sympathicus.

Die Lymphknoten und die Lymphgefäßversorgung

Wichtig ist die Unterscheidung zwischen intrapulmonal und mediastinal gelagerten Lymphknoten, wobei wir 3 Gruppen differenzieren:

1. Die Lymphonodi bronchopulmonales. Sie sind in der Lunge selbst gelegen und begleiten Bronchien, Venen und Arterien (ROUVIÈRE). Meist sind sie in den Teilungsstellen der Bronchien 2. Ordnung gelegen. Der Lungenmantel ist konstant frei von Lymphknoten.

2. Die Lymphonodi tracheobronchiales. Diese Gruppe ist teils intrapulmonal, teils mediastinal gelegen.

3. Die Lymphonodi mediastinales.

a) Es gibt meistens 3—5 Lymphonodi bifurcationis, bei deren Vergrößerung der Bifurkationswinkel verbreitert erscheint. In ihrem Bereich bestehen Anastomosen zwischen den Lymphwegen beider Lungen, desgleichen Verbindungen zu Oesophagus und Perikard.

b) Die Lymphonodi paratracheales bilden eine Kette rechts und links der Trachea.

c) Die Lymphonodi arcus aortae et Ductus Botalli sind das spezielle Filter des linken Oberlappens, so daß bei ihrer Vergrößerung der Primärherd dort seinen Sitz haben muß.

Sofern die Lymphknoten verkalkt sind, werden im dorsoventralen Bild alle bis auf die der Bifurkation sichtbar. Die Bifurkationsknoten kommen am besten in seitlichen und schrägen Aufnahmen zur Darstellung. Die Lymphbahnen der Lunge bilden Netze um Bronchien, Arterien und Venen, die untereinander und mit dem subpleuralen Lymphgefäßnetz anastomosieren. Das zentrale sowie periphere Lymphnetz entleert sich in die Lymphknoten am Hilus.

Die Muskulatur der Lunge

Bronchioli respiratorii und Alveolargänge sind von einem zarten Muskelgeflecht umsponnen (ENGEL und NEWNS). Die Kontraktion der in steilen Schraubentouren angeordneten Muskelfasern führt zu einer Verkürzung und Verengerung des ganzen Ganges, so daß nur noch das Lumen einer Capillare übrig bleiben kann. Wenn diese Muskulatur auch nur spärlich ist (BEHRENS), so scheint doch die Möglichkeit einer Verengerung ganzer Abschnitte durch die Engerstellung mehrerer benachbarter Ductus alveolares gegeben (v. HAYEK). Das Auftreten von Atelektasen einzelner Lungenlappen oder der ganzen Lunge wenige Stunden nach Thorakoskopien oder Thorakokaustiken würde dadurch teilweise erklärt werden können. Allerdings dürfte zur Herbeiführung dieser reflektorischen Atelektasen die sehr viel kräftigere Muskulatur der kleinen Bronchien und Bronchioli terminales geeigneter sein (WURM).

Die Alveolarporen

Sie wurden erstmals 1866 von HENLE als Verbindung zwischen einzelnen Alveolen erwähnt und später von STÖHR, PETERSEN, MACKLIN und v. HAYEK bestätigt. Der Durchmesser der Poren betrage etwa 10—15 μ. Bei lobärer Pneumonie können feine Fibrinfäden durch die Poren von einer Alveole in die andere ziehen (KOHN 1893). Die Bedeutung der Poren besteht in der Möglichkeit kollateraler Ventilation, wie sie v. ALLEN durch Abbinden eines Bronchus beim Hund nachwies. Das Übertreten von Luft in das Versorgungsgebiet eines verschlossenen Segmentbronchus wurde auch beim Menschen gefunden (LINDSKOG und ALLEY). ENGEL konnte allerdings bei kindlichen Lungen keine Alveolarporen nachweisen, läßt aber die Möglichkeit offen, daß solche beim Erwachsenen infolge Abnützungserscheinungen entstehen können.

Physiologie des Tracheobronchialbaumes

Die Aufgabe des Tracheobronchialbaumes ist der Transport von Atemluft zu und von den Alveolen. Die Transportfunktion wird vorwiegend passiv, teilweise aber auch aktiv erfüllt.

Die Motilität des Tracheobronchialbaumes

Wir unterscheiden zwischen aktiven und passiven Bewegungsvorgängen, wobei die passiven (z. B. infolge Lageveränderung des Thorax) nur teilweise dem Lufttransport dienen.

Die aktive Motilität

Die aktive Bewegung wird durch die glatte Muskulatur ermöglicht. Wir beobachten 2 Arten aktiver Motilität:

Den aktiven tracheo-bronchoconstrictorischen Tonus der glatten Muskulatur (WYSS) und die aktive Kontraktion der Trachea, einzelner oder mehrerer Lappen-, respektive Segmentbronchien.

Der aktive constrictorische Tonus der glatten Muskulatur reguliert die Dehnbarkeit der Wandungen und gewährleistet ein weites Lumen. Sein Ausfall führt zum Flattern der Pars membranacea mit exspiratorischem Stridor.

Die aktive Kontraktion der Luftröhre und ihrer Äste kann ausgelöst werden durch Husten und Weinen (dynamische Stenosen nach DI RIENZO), lokale Reize (unter anderem gewisse Kontrastmittel der Bronchographie) und allergische Reaktionen (medikamentöse Spasmen, z. B. durch Lokalanaesthetica). Besonders medikamentöse Spasmen können zu einer sehr ausgesprochenen Verengerung der Lichtung führen, so daß sich die Luftröhrenäste nur noch als peripher weitgehend verschlossene Trichter darstellen. Zusätzlich spielen hier lokale Schleimhautödeme eine wichtige Rolle.

Die passiven Bewegungen des Tracheobronchialbaumes

Für die Klinik sind die passiven Bewegungen bedeutsamer als die aktiven. Wir unterscheiden:

die passiven respiratorischen Lage- und Kaliberänderungen,

die passiven Bewegungen infolge Lageänderung des Körpers (besonders des Thorax),

die fortgeleiteten passiven Bewegungen beim Schluckakt und

die pulsatorischen Erschütterungen (letztere mit geringer physiologischer Bedeutung).

Die *passiven Lageveränderungen:* Mit der Atmung, der Weitung des Brustkorbes und dem Tiefertreten des Zwerchfells kommt es zu einer Senkung der Luftröhre und einer Entfernung von der Wirbelsäule sowie zu deutlichen Kaliberschwankungen.

Die Lageänderungen der einzelnen Abschnitte des Bronchialbaumes sind gering in Hilusnähe und beträchtlich an der Peripherie. Nur unter pathologischen Verhältnissen sind größere, seitliche Verschiebungen im Hilusgebiet möglich. Einseitige Lungenveränderungen, besonders Atelektasen, führen zu auffälligen inspiratorischen Verlagerungen des Hilus nach der erkrankten Seite hin (HOLZKNECHT-JAKOBSONsches Phänomen).

Die *passiven respiratorischen Kaliberänderungen* werden durch den spiraligen Bau der Bronchialwand ohne Mitwirken der glatten Bronchialmuskulatur ermöglicht (WESTERMARK, HUIZINGA, WYSS). Bei Inspiration wird die Spirale geöffnet, und es kommt zu Verlängerung und Erweiterung von Trachea und Bronchien. Bei Exspiration tritt umgekehrt eine Verkürzung und Verengerung ein. Daraus ergibt sich eine inspiratorische Vergrößerung und eine exspiratorische Verkleinerung des toten Raumes. Außerdem spielen in- und exspiratorische Druckschwankungen eine Rolle (WESTERMARK, BRÜNINGS, STUTZ, GORDONOFF). Bei tiefer Einatmung nimmt der intrapulmonale Druck stärker ab als der intratracheale und -bronchiale. Es kommt gewissermaßen zu einem Sog an der Paries membranacea, die sich nach außen ausweitet. In entsprechender Weise buchtet sie sich bei der Exspiration leicht ein.

Bei *Lageänderungen des Körpers* und besonders der Wirbelsäule kann es zu passiven Bewegungen des Tracheobronchialbaumes kommen. Zum Beispiel führt extreme Vorwärtsneigung des Kopfes zu einer starken Verkürzung der Trachea mit leichter Erweiterung des Lumens. Umgekehrt kommt es bei Rückwärtsneigung zu Verengerung und Verlängerung (HUIZINGA).

Der Expektorationsvorgang

Nach GORDONOFF wird durch Berührung von subglottischem Raum, Trachealhinterwand, Bifurkation der Trachea und Teilungsstellen der Bronchien 2. und 3. Ordnung Hustenreiz ausgelöst. Zwischen diesen genannten Stellen sei die Schleimhaut völlig unempfindlich. Die Sensibilität der Luftwege nimmt also gegen die Perpherie hin ab, eine bei Bronchographien häufig zu machende Beobachtung.

Der Expektorationsvorgang erlaubt die Unterscheidung von 3 Phasen:

1. Die Inspirationsphase, an der sich Brustkorb und Zwerchfell beteiligen.

2. Schluß der Stimmbänder im Anfangsstadium der Exspiration, sog. „Anspannungsphase". Die dadurch bedingte Erhöhung des intrathorakalen Druckes kann bis zu 150 mm Quecksilber betragen.

3. Sprengung des Kehlkopfschlusses unter stoßartiger Exspiration = „Austreibungsphase", so daß Schleim und andere Partikel aus Trachea und großen Bronchien herausgeschleudert werden. Die hierbei erreichte Geschwindigkeit des Luftstromes kann bis zu 100 m/sec betragen.

Vorbedingung für einen effektvollen Hustenstoß ist die Lufthaltigkeit des Lungengewebes. HUIZINGA sowie GORDONOFF betonen die Bedeutung einer guten Atemtätigkeit für die Expektoration, so daß der Satz „Atmen heißt Expektorieren" aufgestellt worden ist.

Die Bedeutung des Flimmerepithels

Unter physiologischen Bedingungen wird die über dem Flimmerepithel sich lagernde Schleimschicht wie ein Teppich fortbewegt. Im Schleim liegende corpusculäre Elemente werden mit einer Geschwindigkeit von 1 cm in 25—30 sec befördert, so daß der Transport von der Bifurkation bis zum Kehlkopf 8—10 min dauert (DABROWSKI). Entzündliche Prozesse der Schleimhaut können zu einer Zerstörung des Flimmerepithels führen. Dadurch wird der Schleimteppich unterbrochen und der Expektorationsvorgang beeinträchtigt.

Die nervöse Regulation der glatten Bronchialmuskulatur. Eine Bronchodilatation kann im Tierexperiment erzielt werden durch Durchschneidung des Nervus vagus oder durch Reizung von Sympathicusfasern aus dem Ganglion cervicale medium und stellatum (WYSS). Ferner reflektorisch durch Reizung der Chemoreceptoren im Gebiet des Glomus caroticus.

Eine Bronchoconstriction erhält man bei Reizung des peripheren Vagusstumpfes (LONGET 1842, INGALS 1905 u. a.). Sie kann auch reflexbedingt entstehen durch Reizung des zentralen Vagusstumpfes oder der Pressoreceptoren im Gebiet des Aortenbogens und Carotissinus.

Morphologie und Pathogenese
der Tracheobronchialtuberkulose

Die Häufigkeit der Tracheobronchialtuberkulose im Sektionsgut von an Lungentuberkulose verstorbenen Patienten schwankt bei verschiedenen Untersuchern zwischen 3 und 66% (Tabelle 1). Die großen Differenzen erklären sich aus der unterschiedlichen Untersuchungstechnik, uneinheitlicher Interpretation der Befunde und aus der Einbeziehung von Bronchen verschiedener Größenordnung.

Die morphologischen Erscheinungen der Tracheobronchialtuberkulose sind beim Lebenden (endoskopischer Befund) viel eindrücklicher als an der Leiche, was hauptsächlich durch das postmortale Verschwinden des Begleitödems zu erklären ist (AUERBACH, SALKIN). Die verschiedenen Erscheinungsformen sollen deshalb (in Anlehnung an GAMMAROTTA) an Hand des endoskopischen Bildes besprochen und zum Befund des Pathologen in Beziehung gesetzt werden:

1. Die spezifische, katarrhalische Entzündung der Tracheobronchialschleimhaut. Umschriebene Bezirke zeigen im bronchoskopischen Bilde Schwellung und Rötung der Schleimhaut mit glatter, glänzender Oberfläche und Schleimbelag. Histologisch findet sich ödematöse Durchtränkung der Bronchialwand mit Infiltration durch Erythrocyten, Lymphocyten und Plasmazellen. In der Submucosa treten einzelne Epitheloidriesenzelltuberkel auf. Das Flimmerepithel kann durch metaplastisches mehrschichtiges Pflasterepithel ersetzt sein.

2. Die produktiv-nodöse Veränderung erscheint bronchoskopisch in Form von flachen, gelblichen oder graurötlichen bis roten stecknadelkopfgroßen Wärzchen, die meist in Gruppen, selten einzeln auftreten. Sie setzen sich aus tuberkulösem Granulationsgewebe zusammen.

3. Die hyperplastische Form der Schleimhauttuberkulose unterscheidet sich von der produktiv-nodösen Veränderung nur durch das Ausmaß der Wucherungen, die bronchoskopisch als blumenkohlartige, der Wandung breit oder gestielt aufsitzende Tumoren imponieren. Histologisch ist am Aufbau dieser Gebilde in bedeutendem Ausmaß auch unspezifisches, gefäßreiches Granulationsgewebe beteiligt.

4. Die miliare Aussaat. Im Rahmen einer hämatogenen Generalisation kann es zur Bildung miliarer Tuberkel in der Tracheobronchialwandung kommen. Endoskopisch sind diese Veränderungen nur als Konglomerate in einem hyperämischen Hof mit Ödem sichtbar.

5. In die ulceröse Schleimhauttuberkulose können alle diese Formen durch Verkäsung und Ulceration übergehen. Das Ulcus ist meist unregelmäßig, landkartenförmig begrenzt, sein Grund schmierig-eitrig belegt, nach der Reinigung intensiv gerötet. Der Rand ist wallartig aufgeworfen, gerötet und ödematös geschwollen, nicht selten mit anhaftenden weißlichen Fibrinfetzen belegt. Histologisch finden sich im Geschwürsgrund Reste nekrotischen Materials, darunter spezifisches, dann unspezifisches Granulationsgewebe. Durch diesen entzündlich-destruktiven Prozeß wird die Bronchialwandung in verschiedener Tiefe und Ausdehnung zerstört und es werden namentlich auch die Knorpelspangen vernichtet.

6. Die fibröse Narbe. Die Abheilung der Tracheobronchialtuberkulose führt nur bei rein entzündlichen Schleimhautveränderungen ohne oder nur mit oberflächlichen Mukosadefekten zur Restitutio ad integrum. Alle anderen Formen heilen unter Hinterlassung einer *fibröse Narbe* ab. Die kleine Narbe ist endoskopisch als weißer atrophischer Fleck sichtbar, das Bronchiallumen wird dadurch nicht tangiert. Ausgedehnte Veränderungen und tiefe Exulcerationen mit Vernichtung der Knorpelspangen und folgender Erschlaffung und Kollaps der Wandreste hinterlassen eine *fibröse Stenose* oder einen vollständigen Verschluß des erkrankten

Tabelle 1. *Häufigkeit der pathologisch-anatomisch festgestellten tuberkulösen Veränderungen des Tracheobronchialbaumes bei Lungentuberkulose*

Autor	Autopsien	Spezifisch endobronchiale Erkrankung %
Heaf (1924)	133	44,0
Ophuls (1926)	3000	10,0
Minkowsky (1929)	2397	11,0 (nur Untersuchung der Trachea)
Bugher, Littig und Culp (1937)	122	33,6
Flance und Wheeler (1933) . .	285	3,2
Wilberg (1942)	500	35,4
Huang (1943)	115	39,1
Salkin, Cadden und Edson (1943)	125	40,0
Berblinger (1944)	206	4,85
Sweany und Behm (1948)	667	56,5
Montanini und Gammarota (1948)	50	66,0
Auerbach (1949)	1000	42,1
Endobronchiale Veränderungen an Resektionspräparaten bei Lungentuberkulose		
Meissner (1945)	60	50—86
Buckles und Neptune (1950) . .	58	66

Bronchus. Der Tracheobronchialtuberkulose (als erster Krankheit) folgt die *zweite Krankheit* mit Atelektase, Sekretretention und Bronchiektasen (vgl. klinischer Teil), Konsequenzen, die um so schwerwiegender sind, je proximaler die Verengerung im Tracheobronchialsystem gelegen ist. Im Drainagebronchus der Kaverne führt der gleiche Vorgang dagegen zur Heilung.

Pathogenese

Die Tuberkulose der Tracheobronchialwand kann nach Uehlinger auf 3 Arten entstehen (Abb. 1):

a) durch hämatogene Infektion der Bronchialschleimhaut;

b) hilipetal im Abflußgebiet eines pulmonalen Zerfallsherdes;

c) hilifugal von einem tuberkulösen Lymphknoten aus, sei es durch Perforation in die Bronchiallichtung, sei es auf dem Lymphwege.

Die hämatogene Infektion der Bronchialschleimhaut gehört in den Formenkreis der oft isolierten „*autochthonen*", *sog.* „*primären*" *Tracheobronchialtuberkulose.* Die hilipetal im Abflußgebiet eines pulmonalen Zerfallsherdes und die

hilifugal von einem tuberkulös veränderten Hiluslymphknoten aus sich ent-
wickelnde Bronchustuberkulose sind dagegen *sekundäre* Bronchustuberkulosen,
d. h. Erkrankungen der Bronchialwand, die mit bekannten Herden im Lungenparenchym oder Hilus in pathogenetischer Beziehung stehen.

Die eindrücklichste, allerdings seltene Erscheinungsform der *autochthonen
Bronchustuberkulose* ist die hämatogene Endobronchitis caseosa, die Verkäsung
der Schleimhaut ganzer Bronchialsysteme, deren Lichtung dann gleichmäßig mit
einem Zylinder käsiger Massen ausgefüllt ist. Es handelt sich dabei um eine
Deckflächennekrose im Sinne einer hyperergischen Antigen-Antikörperreaktion,
wie sie dem KOCHschen Grundversuch zugrunde liegt (UEHLINGER, ALEXANDER).

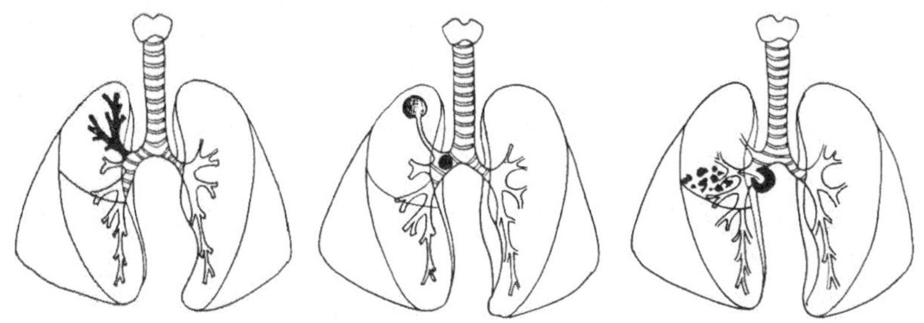

Abb. 1. Schematische Darstellung der Pathogenese der Bronchialtuberkulose (nach UEHLINGER)

Andere Formen der autochthonen Tracheobronchialtuberkulose können von
postprimären hämatogen gesetzten Schleimhauttuberkeln ihren Ausgang nehmen. Eine weitere Möglichkeit der Entstehung sehen SECRÉTAN und ZUIDEMA
im Übergreifen kleiner, längs der Bronchen gelegenen Lungenherde auf die
Bronchuswandung.

Nur selten handelt es sich bei der autochthonen Bronchustuberkulose um eine
echte Primärtuberkulose mit Primärherd im Tracheobronchialbaum und Lymph-
knotenherd im Hilus (Beobachtungen von HEDINGER, HANSEMANN, SCHMORL,
ROSSIER, DUFOURT, MOUNIER-KUHN).

Unter den *sekundären tuberkulösen Erkrankungen des Tracheobronchialsystems*
machen die Veränderungen im Abflußgebiet einer tuberkulösen Kaverne den
größeren Teil aller Tracheobronchialtuberkulosen aus. Der Krankheitsprozeß kann
dabei entweder kontinuierlich von der Kaverne aus auf die Drainagebronchen
übergreifen und durch Fortschreiten mittlere und große Bronchen erfassen:
Ableitungsbronchitis (HAWKINS, BERGSMA, DERSCHEID und TOUSSAINT), oder aber
diskontinuierlich durch Absiedelung bacillenhaltigen Materials in den Ableitungsbronchen auftreten. Bei schwerer kavernöser Lungentuberkulose kann es auf
diesem Wege zum Bilde der sog. „Trakttuberkulose" kommen, wo neben Absiedelungsmetastasen in Bronchen, Trachea und Larynx auch solche im Darm-
kanal gesetzt werden (AUERBACH, CADDEN und EDSON, SALKIN).

Diesen hilipetalen Formen der sekundären Bronchustuberkulose ist als
weniger häufige Erscheinung die hilifugale Ausbreitung von einem perforierten
Lymphknoten aus (ebenfalls durch Absiedelung) an die Seite zu stellen.

Für das Übergreifen der tuberkulösen Erkrankung auf den Tracheobronchialbaum ergeben sich somit 5 Möglichkeiten:

1. Infektion der Bronchuswandung per continuitatem. Der Krankheitsprozeß breitet sich kontinuierlich von einer Kaverne auf den Drainagebronchus und von einem erkrankten Bronchusabschnitt auf den benachbarten aus. Dieser Ausbreitungsmodus ist nicht streng an die Richtung des Flimmerstromes gebunden. Ein Übergreifen der Erkrankung von einem Hauptbronchus auf den andern kommt per continuitatem vor, nur selten kann sich der Prozeß von einer spezifischen Laryngitis in die Trachea oder sogar in die Bronchen ausbreiten (LEDERER, SILVERMAN, SAMSON).

2. Infektion der Bronchuswandung durch Absiedelung. Eine diskontinuierliche spezifische Veränderung der Bronchialwand im Abflußgebiet einer tuberkulösen Kaverne oder eines tuberkulös erkrankten peripheren Bronchus (hilipetale Ausbreitung) oder hilifugale Ausbreitung nach Lymphknotendurchbruch ergibt sich aus dem Auftreten von Absiedelungsmetastasen durch Verschleppung bacillenhaltigen Materials. Auch diese Ausbreitungsform ist nicht an die Richtung des Flimmerstromes gebunden. Eine örtliche Störung des Flimmerepithels und des Schleimüberzugs (SOULAS, BERBLINGER, POLICARD und GALY), enger Kontakt bei langem Verweilen bacillenhaltigen Sekretes auf dorsalen Stellen der Bronchialwand in Rückenlage (BUGHER, LITTIG und CULP), wie auch das Aufprallen infektiösen Materials auf Wandpartien, die Bronchialöffnungen gegenüberliegen (BERGSMA), werden als Faktoren, die die Absiedelung begünstigen, angegeben.

3. Infektion der Bronchuswand per contiguitatem. Der Krankheitsprozeß kann von unmittelbar benachbarten Parenchymveränderungen oder tuberkulösen Hiluslymphknoten auf die Bronchuswandung übergreifen (ORNSTEIN und EPSTEIN).

4. Infektion der Bronchuswand auf hämatogenem Wege. Die hämatogene Herdsetzung im Rahmen einer generalisierten Aussaat spielt, wie vorgängig ausgeführt, eine wichtige Rolle in der Pathogenese der isolierten, autochthonen Bronchustuberkulose.

5. Infektion der Bronchuswand auf dem Lymphwege. Beim Fortschreiten eines tuberkulösen Prozesses per continuitatem sind längsgerichtete Lymphverbindungen wesentlich, bei der Infektion der Bronchuswandung per contiguitatem besonders Lymphwege, die die Bronchialwandung radiär durchsetzen. Die Beteiligung dieser vorbestehenden Passagen am Krankheitsgeschehen und ihre Auswirkungen sind im Einzelfall schwer zu übersehen.

Bei übereinstimmenden Ausgangsbedingungen mit gleichen Sekret- und Bacillenmengen, die durch die Ableitungsbronchen eines zerfallenden Parenchymherdes geschleust werden, erkrankt die Bronchialwandung nur in einer Minderzahl der Fälle spezifisch: Es entwickelt sich nur bei demjenigen eine Tracheobronchialtuberkulose, bei dem eine Bronchialdisposition (UEHLINGER) vorliegt, eine besondere Empfindlichkeit, respektive verminderte Abwehrkraft der Bronchialwandung. Im Sinne einer Bronchialdisposition spricht auch die Geschlechtsgebundenheit der Bronchustuberkulose. Die Zahl der befallenen Männer verhält sich zu derjenigen der erkrankten Frauen wie 1:3 (RAFFERTY und SHIELDS, MYERSON, LEMOINE und CHAUVET); im eigenen Krankengut ist das Verhältnis 1:4 (11 Männer, 47 Frauen).

Der Mechanismus der Geschlechtsgebundenheit läßt sich bis heute nicht befriedigend erklären. Mit dem costalen Atemtypus der Frau ist sie kaum in genügenden Zusammenhang zu bringen (SCHUBERTH). In eigenen Untersuchungen versuchten wir einen Zusammenhang mit der bei der Frau recht häufig larvierten Eisenmangelkrankheit (JASIŃSKI und ROTH) zu finden[1]. Bei diesen Eisenmangelzuständen kommt es zu einer Verminderung der eisenhaltigen Zellatmungsfermente, zu tiefgreifenden Zellstoffwechselstörungen und damit zu einem Versagen der Abwehr gegenüber Infekten, was sich vor allem an den Schleimhäuten äußert (ROTH). Signifikante Resultate ergaben sich aus unseren Bestimmungen nicht, hingegen ist es auffallend, daß von 11 Männern mit Bronchustuberkulose zwei einen Eisenmangelzustand aufwiesen, ein Befund, der bei Männern nur selten erhoben werden kann.

Die Bedeutung einer besonderen Bronchialdisposition erklärt es, daß mehr als bei anderen Lokalisationen die Bronchustuberkulose in Entstehung und Erscheinungsbild von immunbiologischen Faktoren abhängt und somit eine Funktion des Krankheitsstadiums wird. Es finden sich daher in jedem Stadium der Tuberkulose (RANKE, PAGEL) charakteristische Bronchialmanifestationen:

Primärphase

1. Primäre aerogene Herdsetzung in der Tracheobronchialschleimhaut mit perifokaler Entzündung, Lymphangitis und regionärer Lymphknotenbeteiligung (Primärkomplex).

2. Durchbruch von tracheobronchialen Lymphknoten in die Luftröhre oder Durchwanderung des spezifischen Prozesses; hilifugale Ausbreitung der Tuberkulose.

Diese Form entwickelt sich im Anschluß an die Primärphase und kann als spätprimär bezeichnet werden.

Sekundärphase

1. Hämatogene Setzung von Einzelherden in der Tracheobronchialschleimhaut im Rahmen einer hämatogenen Generalisation.

2. Nekrotisierende Deckflächentuberkulose UEHLINGERS (hämatogen, lymphogen usw.).

Tertiärphase

1. Isolierte, „autochthone" Bronchustuberkulose.

2. Canaliculäre hilipetale Abseuchung von der Kaverne aus, katarrhalische bis ulceröse Reaktion der Schleimhaut, per continuitatem oder durch Implantation hilipetale Form.

3. Spätaufflackern einer abgeklungenen Hiluslymphknotentuberkulose mit Lymphknotendurchbruch oder Durchwanderung des tuberkulösen Prozesses in die Luftwege.

Lymphknotentuberkulose
und Lymphknotenperforation
in den Tracheobronchialbaum

Die engen anatomischen Beziehungen zwischen Tracheobronchialbaum und den zugehörigen Lymphknoten lassen ein häufiges Übergreifen von Lymphknotenerkrankungen auf das Luftröhrensystem erwarten.

---

[1] Die Eisenbestimmungen wurden in dankenswerter Weise von Herrn Dr. MÄRKI, Spitalapotheker, Kantonsspital Winterthur, durchgeführt.

In der größeren Zahl der Arbeiten über tuberkulöse Tracheobronchitis finden sich aber keine oder nur geringe Hinweise auf die Tuberkulose der Lymphknoten, die Perforation in das Bronchiallumen und die Bedeutung für die Entstehung einer Tracheobronchialtuberkulose und -stenose (MYERSON, HAWKINS, SAMSON, McINDOE, BERGSMA u. a.). Das Krankheitsbild wird als ein besonderes, in sich geschlossenes betrachtet und nur in seiner differentialdiagnostischen Bedeutung erwähnt.

Andere Autoren (STEINER, ROGSTAD, HUZLY) betonen dagegen den engen Zusammenhang zwischen der Tuberkulose der Lymphknoten und des Tracheobronchialbaumes. Eine Trennung der beiden Krankheitsbilder sei oft nicht möglich und im Einzelfall willkürlich. Besonders die Beobachtungen an Resektionspräparaten bestärken uns in dieser Auffassung.

F. R., 28 Jahre, ♀. Vor einem halben Jahre erkrankt mit starkem Husten, besonders bei Anstrengungen, Fremdkörpergefühl in der Trachea und bei forciertem Husten leicht blutiger Auswurf.

Röntgenbild und Durchleuchtung. Rechter Oberlappen intensiv verschattet und verkleinert. Deutlicher großkavernöser Zerfall. Verziehung der Trachea nach rechts, deutlicher inspiratorisch.

Bronchoskopie. Membranös ulceröse Schleimhauttuberkulose der lateralen Trachealwand im untersten Viertel, sowie der lateralen Wand des rechten Hauptbronchus. Keine Anhaltspunkte für Lymphknotenperforation. Sputum schwach TB-positiv.

Abheilung der Bronchustuberkulose mit weitgehender Stenosierung des rechten Oberlappenbronchus.

Wegen der Stenose und peripheren Bronchiektasien Lobektomie rechter Oberlappen (PD Dr. med. W. BRUNNER): „Es zeigt sich eine erhebliche Verschiebung des Oberlappenhilus. Zwischen den beiden ersten Segmentbronchien findet sich verkästes und kreidiges Material, ohne daß ein deutlicher Lymphknoten nachzuweisen wäre. Mit größter Wahrscheinlichkeit lag hier das verkäste Lymphknotenpaket, das in die Bronchien perforiert ist."

Weder der klinische Verlauf noch das endoskopische Bild noch der Röntgenbefund ließen die Einbeziehung tuberkulöser Lymphknoten erwarten, wie sie durch das Operationspräparat bewiesen worden ist. Der pathogenetische Zusammenhang Lymphknoten-Bronchustuberkulose bleibt hier, wie öfters, hypothetisch.

STEINER weist nachdrücklich auf die Bedeutung der tuberkulösen Lymphknoten in der Genese der Tracheobronchialtuberkulose hin. Er hält viele der in der Literatur beschriebenen Fälle lokalisierter, käsiger Bronchialtuberkulose mit rascher, ohne schwere Restzustände erfolgter Heilung für verkannte Lymphknotenperforationen. Auch hinter Granulationen, die das Bronchiallumen einengen oder verlegen, verbirgt sich häufig ein Lymphknoteneinbruch (STEINER, EHRNER). Manche Autoren (HUIZINGA, FRENCKNER) nehmen bei Vorliegen dieser Granulationen im allgemeinen eine Perforation an. Die Heilung einer solchen kann zwar ohne wesentliche Residuen oder unter Einengung des Bronchiallumens relativ rasch erfolgen, nicht selten entstehen jedoch langwierige käsig-ulceröse Bronchitiden, wie sie sonst im Tertiärstadium beobachtet werden (STEINER, BRÜGGER, CRANZ und NIGOGHOSSIAN). Ebenfalls vermag eine bronchogene Aussaat infolge Lymphknotenfistel zur Entstehung einer käsigen Endobronchitis zu führen (JEUNE, BÉRAUD, MOUNIER-KUHN und NORMAND).

Zu der hilifugalen Streuquelle aus einer Lymphknotenperforation kann sich eine hilipetale aus einem zerfallenden Primärinfiltrat gesellen und der Verbindungsbronchus mit Tuberkelbacillen überschüttet werden (UEHLINGER). Es kann vom geschwürigen Zerfall bis zur Totalnekrose der gesamten Bronchuswand und zur Ausbildung einer raupenförmigen Bronchialkaverne kommen, die im Röntgenbild oft nur andeutungsweise zu erkennen ist, jedoch eine leistungsfähige Streuquelle darstellt.

Noch schwieriger als die Abgrenzung einer floriden Bronchustuberkulose gegen eine Lymphknotenperforation ist die Einordnung der Restzustände nach Ablauf des einen oder anderen Krankheitsbildes. Die meisten Autoren sehen in narbigen Verengerungen und Deformationen des Bronchiallumens das Endstadium nach einem tuberkulösen Prozeß. Welcher Art dieser war, muß offen bleiben, wenn der Verlauf nicht eindeutig verfolgt werden konnte.

Geschichtliches

Das Aushusten verkalkter Bröckel aus Lungen und perforierten Lymphknoten war schon HIPPOKRATES bekannt. 1761 beschrieb MORGAGNI die klinischen wie pathologisch-anatomischen Befunde infolge Komplikationen durch verkalkte Lymphknoten, und ebenfalls im 18. Jahrhundert gab MORTON eine treffende klinische Schilderung des Kalkdurchbruchs:

"I have often observed chalky stones bred in the lungs ... from whence have arisen a violent and dry cough and a horrible pain in the breast, like this in pleuresy and peripneumony, sometimes also a hemoptysis with a considerable flux of blood from thence ulcers with the usual signs of a consumption of the lungs."

BOERHAAVE beschreibt einen Fall, der vor seinem Tod 400 Kalkkonkremente ausgehustet haben soll. Bis zur Expektoration stellten sich zunehmend die schwersten „Asthmasymptome" ein, die er je beobachtet hatte. Im 19. Jahrhundert wurde die Lymphknotenperforation als ein in der Regel tödlich verlaufendes Ereignis betrachtet, da die leichten Fälle nicht erkannt werden konnten.

Der Zusammenhang zwischen primärem Lungenherd und der konsekutiven Herdsetzung in der regionären Lymphdrüse (Adénopathie similaire) wurde von PARROT in seiner klassischen Arbeit 1876 erstmals beschrieben. KUSS prägte 1898 den Ausdruck „Primärkomplex" und beschrieb in seiner Dissertation 3 Fälle von Kindern mit durchgebrochenen, erweichten tuberkulösen Hiluslymphknoten und Drüsenkavernen. GHON konnte 1912 nachweisen, daß Bronchialeinbrüche bei Kindern kein seltenes Ereignis darstellen. Unter 170 Autopsiefällen fand er 30 Perforationen. RANKE sah ebenfalls (1913) im Laufe der Primo-sekundärperiode ein häufiges Eindringen von Lymphknoten ins Bronchialsystem. Noch 1928 beurteilt HÜBSCHMANN einen Durchbruch als schwerwiegendes Ereignis, wobei zu berücksichtigen ist, daß er als Pathologe nur ein einseitiges Krankengut prüfen konnte. BEITZKE beobachtete bei Kindern neben letalen Ausgängen auch solche, die sich nach dem Aushusten von verkalkten und käsigen Massen wieder erholten.

Alle diese Feststellungen wurden bei Kindern gemacht. So ist es verständlich, daß bis vor 2 Jahrzehnten die Lymphknotenperforation als ein Charakteristikum der kindlichen Tuberkulose gegenüber der Erwachsenentuberkulose gelten konnte.

Zweifellos ist der Bronchus des Kindes verletzlicher; er ist relativ eng und weich, das Mediastinum ist schmal und die entzündliche Reaktionsfähigkeit des lymphatischen Apparates größer. Dieser anatomische Unterschied kann aber nur teilweise die verschiedene Anfälligkeit erklären.

Der Grund für die häufigere Beobachtung von Lymphknotenperforationen im Kindesalter liegt vielmehr darin, daß sie vorwiegend eine Erscheinung des Primärstadiums sind. Bis vor wenigen Jahrzehnten war die Durchseuchung der Bevölkerung aber so frühzeitig, daß die Primoinfektionen fast ausschließlich im Kindesalter zur Beobachtung kamen.

Seither hat die Durchseuchungsgeschwindigkeit wesentlich abgenommen. Wenn NÄGELI in den Jahren 1896—1898 auf Grund von 500 Sektionen am Zürcher Pathologischen Institut im Erwachsenenalter, d. h. jenseits des 18. Jahres in 97—98% Zeichen von Tuberkulose feststellen konnte, so fanden UEHLINGER und BLANGEY 1933/34, ebenfalls in Zürich, unter 1011 Sektionen bei 870 Erwachsenen in 80,2% eine tuberkulöse Infektion. Die Testung der Schweizer Rekruten

Tabelle 2. *Statistik über Lymphknotenperforationen auf Grund autoptischer Befunde.*
(Literaturübersicht)

Autor	Material	Zahl der untersuchten Fälle	Perforationen	Narben nach Perforationen
GHON (1912)	primoinfizierte Kinder	170	30 (17,1%)	
DE VELASCO (1932) . . .	primoinfizierte Kinder		(18,7%)	
KUTSCHERENKO (1943) . .	primoinfizierte Kinder	85	5 (6%)	
GÖRGÉNYI und KASSAY (1947)	primoinfizierte Kinder	17	8 (47%)	
GÖRGÉNYI (1951)	Kinder (alle an Tuberkulose gestorben)	79	9 (11,3%)	
UEHLINGER (1952). . . .	Kinder und Jugendliche (mit hämatogener Frühgeneralisation)	114	8 (7%)	
ARNSTEIN (1934)	50—90jährige Erwachsene (allgemeine Abteilung)	1132	51 (4,5%)	132
AUERBACH (1949)	Erwachsene (an Tuberkulose gestorben)	1000	12 (1,2%)	
SCHWARTZ (1949)	Erwachsene (allgemeine Abteilung)	426	36 (8,4%)	104
UEHLINGER (1942). . . .	Spätptimärinfektionen	72	13 (18%)	
UEHLINGER (1952). . . .	Spätprimärinfektionen	148	17 (11%)	

Tabelle 3. *Statistik über Lymphknotenperforationen (klinische Beobachtungen).*
(Literaturübersicht)

Autor	Material	Zahl der untersuchten Fälle	Perforationen [1]
SOULAS und MOUNIER-KUHN (1949)	primoinfizierte Kinder	72	15 (20%)
CAREZ und BRUNINX (1950) . .	primoinfizierte Kinder	138	33 (23%)
GÖRGÉNYI und KASSAY (1950) .	röntgenologisch „Epituberkulose"	28	18
LEMOINE und FAYANCE (1950) .	primoinfizierte Kinder	65	14 (21%)
JEUNE, MOUNIER-KUHN, BÉTHENOD, POTTON (1951) . .	primoinfizierte Kinder	96	30 (31%)
ROGSTAD (1952)	primoinfizierte Kinder	41	6 (14%)

[1] 25mal Granulationen und Ödem = fragliche Perforationen, zusammen 70%.

Tabelle 3 (Fortsetzung)

Autor	Material	Zahl der untersuchten Fälle	Perforationen	Fragliche Perforationsnarben nach Perforationen	Prozent der insgesamt durch Lymphknoten geschädigten Bronchien
Myerson (1941)	Erwachsene mit Lungentuberkulose	572	3 (0,5%)		
Froste (1950)	Erwachsene mit Lungentuberkulose	420	5 (1,2%)		
Suter und Iselin (1951) .	Erwachsene mit Lungentuberkulose	192	12 (6%)	9	11
Boucher (1951)	primoinfizierte Erwachsene	125	17 (14%)	12	23
Vaksvik (1952)	tuberkulöse Erwachsene	735	16 (2,2%)	73	10
Huzly (1953)	tuberkulöse Erwachsene	650	9 (1,4%)	13	3,4
Eigene Beobachtungen .	tuberkulöse Erwachsene	562	13 (2,5%)	38	7,3

mit Tuberkulin weist darauf hin, daß seit diesem Zeitpunkt eine noch weitere Verlangsamung der Durchseuchung eingetreten ist.

Dadurch fällt der Zeitpunkt der Primoinfektion immer häufiger ins Erwachsenenalter, und immer häufiger sehen wir das typische Bild der Lymphdrüsenperforation in mittleren und höheren Altersklassen (s. auch Tabelle 2 und 3).

Die Lymphknotenperforation im Ablauf der Tuberkulose

Die Auffassung über die Einreihung der Lymphknotenperforation im Ablauf der Tuberkulose ist nicht einheitlich.

Als Kinderarzt sieht Görgényi-Göttche im Durchbruch und in der Entleerung der tuberkulösen Lymphdrüsen in den Bronchialbaum ein patho-physiologisches Geschehen, ähnlich der Perforation tuberkulöser Drüsen durch die Haut. Es wäre damit im weitesten Sinne ein Heilungsvorgang unter Eliminierung tuberkulös nekrotischer Massen. Ebenso wie in den Bronchus kann der Durchbruch tuberkulöser Lymphknoten in die Trachea, den Oesophagus, Darm oder in ein anderes Hohlorgan erfolgen.

Schwartz glaubt im Gegensatz dazu, in der Lymphknotenperforation das wesentliche Moment in der Anfangsperiode der Phthise zu deren Weiterentwicklung zu sehen und baut darauf seine Theorie der Pathogenese der Lungentuberkulose. Er fand in Istanbul in nicht weniger als 90% der an Lungentuberkulose ad exitum gekommenen Patienten frische Lymphknotenperforationen ins Bronchialsystem oder Narben davon. Es kann nicht das Untersuchungsmaterial, sondern nur die Interpretation der Befunde sein, die die hohe Befallsquote erklären dürfte. So will Schwartz auch in Deutschland, im Gegensatz zu anderen Forschern, ähnliche Prozentzahlen gefunden haben (mündliche Mitteilung).

Als Kliniker fällt es schwer, uns der Auffassung von Schwartz anzuschließen, wenn wir uns auch bewußt sind, daß Lymphknotenperforationen, insbesondere unter medikamentöser Therapie, schon in wenigen Wochen zur Ausheilung kommen können, so daß wir sie mit unseren Mitteln kaum erfassen können. Wir glauben aber nach wie vor, daß wie für die extrapulmonalen Formen der Tuberkulose auch für die Lungentuberkulose die hämatogene und nicht die bronchogene Metastase bestimmend ist (Steiger).

Damit kommen wir UEHLINGER näher. Dieser unterscheidet die Frühperforation im Ablauf des frischen pulmonalen Erstinfektes, wobei es sich auch um eine Spätprimoinfektion jenseits des 18. Jahres handeln kann, von der Spätperforation jenseits des 60. Lebensjahres. Die Erstinfektion zeige bei Jugendlichen wie Erwachsenen in 10—20% eine Bronchialperforation der Lymphknoten. Nur in der Minderzahl führt diese zur phthisischen Evolution. In der Regel heilt die Früh-

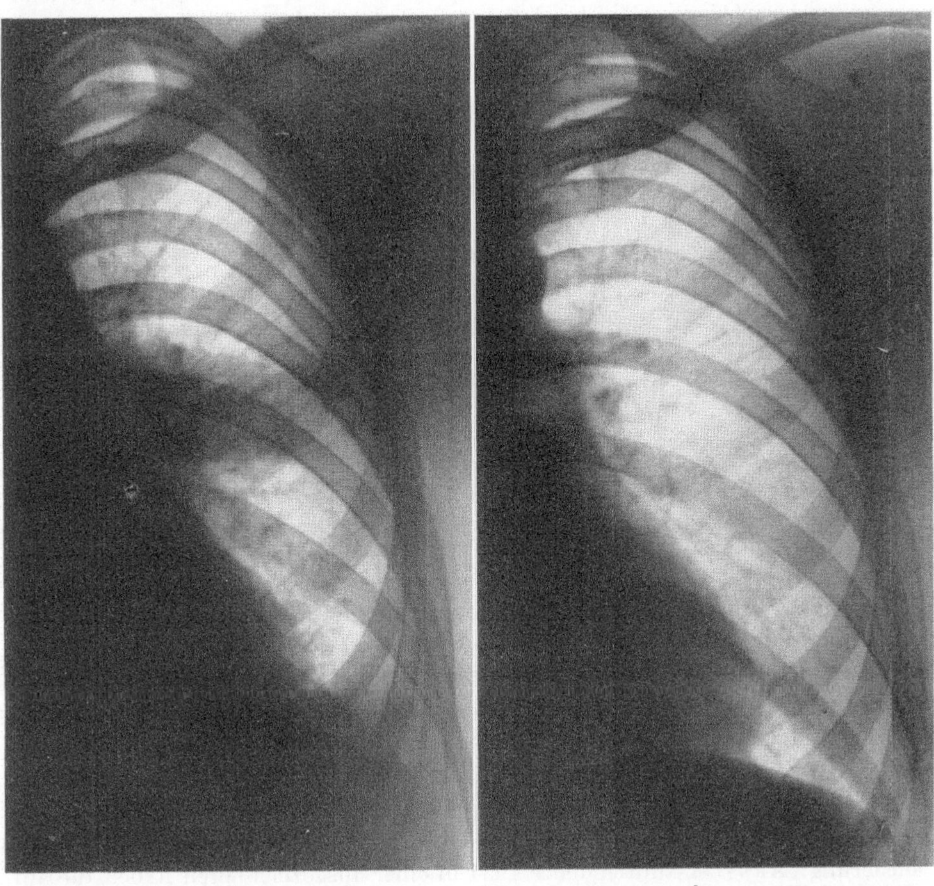

a   b

Abb. 2a—b. Pat. P. R. Atelektase des apikalen Segmentes des linken Unterlappens bei Hilusdrüsentuberkulose. a Thoraxübersicht (linke Seite): Annähernd dreieckförmige, weiche, aber relativ gut begrenzte Verschattung im linken Mittelfeld, dem Hilus breit anliegend. Sinuserguß links. Leichte Trübung des linken Unterfeldes. b Thoraxübersicht (linke Seite): Kurze Zeit nach Aushusten eines nekrotischen Pfropfes vollständige Rückbildung der linksseitigen parahilären Verschattung, Resorption des Ergusses im linken Sinus. Zipfelförmige Ausziehung am linken Herzrand.

perforation ohne Metastasierung oder nach abortiver bronchogener Streuung (eventuell mit Atelektase) klinisch aus.

P. R., 19 Jahre, ♂. *Anamnese.* Vor 2 Monaten erste Krankheitssymptome: Stechen auf der linken Thoraxseite, Anstrengungsdyspnoe und zunehmender Husten. Röntgenologisch vergrößerter linksseitiger Hilus. Sputum 1mal TB-positiv.

Durchleuchtung. Beim Eintritt findet sich eine deutliche Verbreiterung des linksseitigen Hilus. Intensive Verschattung des linken Lungenmittelfeldes hinten gelegen. Das linke

Lungenunterfeld ist verschleiert, besonders der Sinus phrenicocostalis. Das Zwerchfell ist höher gestellt und weniger beweglich als das rechte. [Atelektase, apikales Segment linker Unterlappen, Partialatelektase der übrigen Unterlappensegmente (Abb. 2a)].

Bronchoskopie. Multiple Lymphknotenperforationen in den linken Unterlappenbronchus direkt nach Abgang des Oberlappenbronchus. Das Lumen des Ramus apicalis des Unterlappens ist eingeengt.

Weitere bronchoskopische Kontrollen im Laufe der nächsten Monate ergeben ein Weiterschreiten der Lymphknoteneinbrüche. Das Lumen wird weitgehend verlegt.

Im Anschluß an eine Bronchoskopie mit Probeexcision wird neben kleineren ein 1 cm im Durchmesser messender Bröckel ausgehustet Abb. 2 c.

Die histologische Untersuchung ergibt nekrotische Lymphknotenreste.

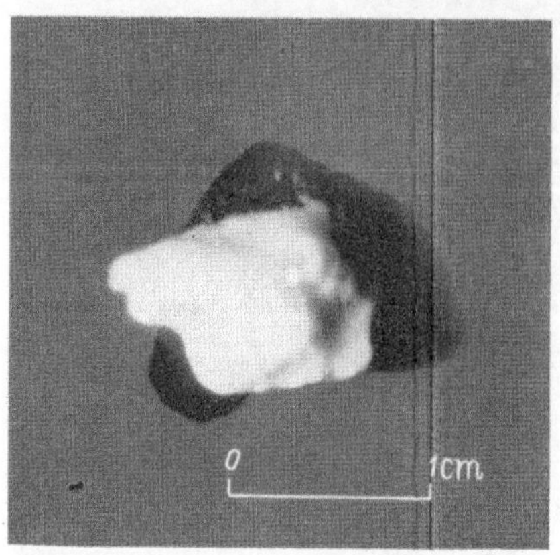

Abb. 2 c. Nekrotischer Pfropf von etwa 1 cm Durchmesser, ausgehustet nach Bronchoskopie

Im Anschluß an die Expektoration dieser Lymphknotenbröckel hellt sich die linksseitige Lungenverschattung teilweise auf.

Weitere bronchoskopische Kontrollen zeigen im Laufe von 10 Monaten den Verschluß der Perforationsstellen.

Heute nach 5 Jahren ist der Bronchus endoskopisch normal bis auf eine umschriebene Raffung der Knorpelspangen und eine narbige Atrophie der Schleimhaut.

Das Röntgenbild zeigt nur noch eine wenig vermehrte Zeichnung im linken Lungenunterfeld und eine Zipfelbildung neben dem linken Herzrand. Der Patient ist immer voll arbeitsfähig (s. Abb 2b.).

Führend im Ablauf der Tuberkulose bleibt die hämatogene Aussaat mit der bekannten zeitlichen Kadenz der tertiären Organtuberkulosen, Bronchialdurchbruch und hämatogene Streuung sind selbständige Entwicklungen, die sich dementsprechend gegensätzlich verhalten können: Die Luftröhrenläsion kann ausheilen, während die hämatogene Metastase fortschreitet (ISIER und UEHLINGER).

Die tuberkulöse Bronchialperforation im höheren Alter hat als Grundlage eine Reaktivierung einer alten Lymphknotentuberkulose, mitunter ausgelöst durch einen unspezifischen Katarrh, häufiger durch eine lymphoglanduläre Staubspeicherung. ARNSTEIN untersuchte 1934 in einer ausgezeichneten Arbeit die auf eine Erweichung mediastinaler Lymphknoten im Greisenalter zurückzuführenden Krankheitsbilder und führte die Mehrzahl der Altersphthisen auf eine Spätperforation zurück. Differentialdiagnostisch ist im Einzelfall ein Carcinom oft kaum auszuschließen. Bronchialverschlüsse durch anthrako-tuberkulöses Granulationsgewebe werden fast nur im Mittellappenbronchus beobachtet (UEHLINGER), wo das Bronchialcarcinom selten ist (BROCK).

Zweifellos ist eine Reaktivierung der Lymphknotentuberkulose selbst Jahre nach der Primoinfektion auch ohne anthrakotisch-silikotische Komponente möglich, worauf besonders STEINER hingewiesen hat, und was wir voll bestätigen können.

D. A., 45 Jahre, ♀. Patientin ist im Engadin aufgewachsen und hat später in einer Kleinstadt gelebt; keine Staubexposition.

Vor 4 Monaten „Grippe“. Hilusvergrößerung rechts. 3 Monate später Verschattung rechtes Lungenmittelfeld. Gleichzeitig zunehmender Husten, Engigkeit, Retrosternalschmerz; Sputum TB-positiv.

Beim Eintritt in die Heilstätte findet sich ein massiger rechtsseitiger Lungenhilus. Im rechten Lungenmittelfeld, dem Hilus aufgelagert, dreieckförmige Verschattung, ganz vorn gelegen. Das rechtsseitige Zwerchfell ist hochgestellt und in der Beweglichkeit eingeschränkt.

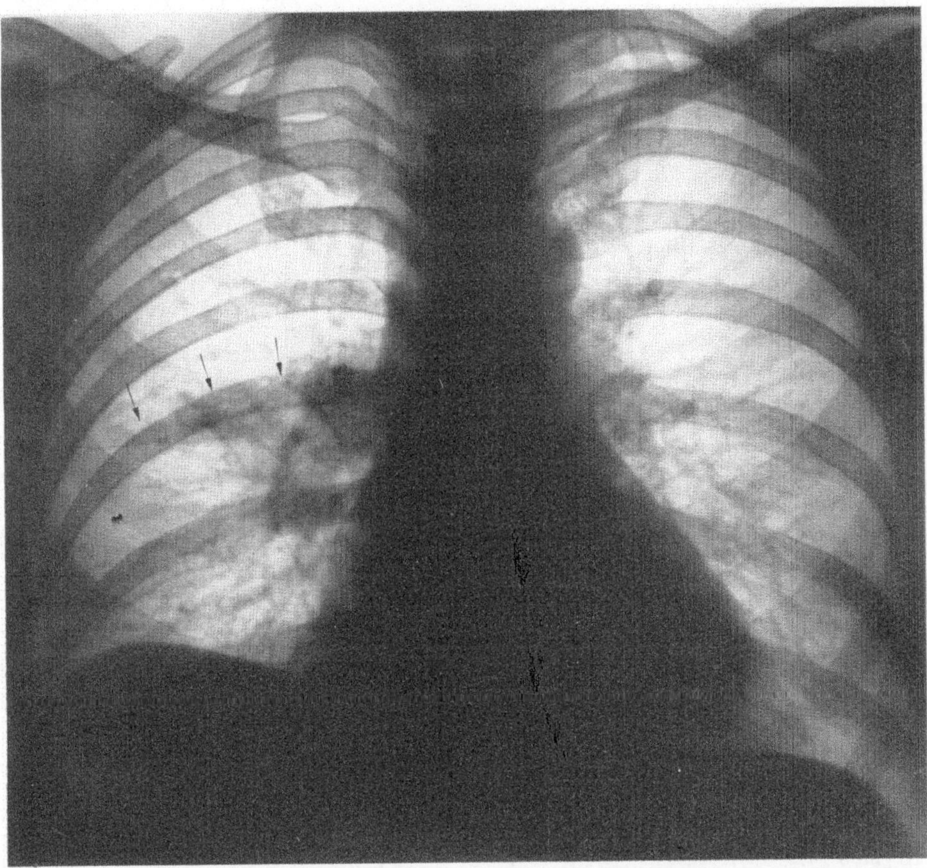

Abb. 3. Pat. D. A. Perihiläre Partialatelektase im rechten Mittel- und Unterfeld bei multiplen Lymphknoten-perforationen. Thoraxübersicht: Relativer Zwerchfellhochstand rechts. Erhebliche Vergrößerung des rechten Hilus. Angedeutete dreieckförmige, dem rechten Hilus aufsitzende, grobfleckige, weiche Verschattung im rechten Mittelfeld. Erhöhte Transparenz des rechten Oberfeldes

Bronchoskopie. Multiple Lymphknotenperforationen in den rechten Stammbronchus und den Mittellappenbronchus. Hochgradige entzündliche Schwellung der benachbarten Schleimhautabschnitte. Partielle Stenosierung des Stammbronchus, vollständige Verlegung des Mittellappenbronchus (s. Abb. 3).

Von den Spätperforationen tuberkulöser Lymphknoten sind die reinen Kalkdurchbrüche abzutrennen. Kalkinkrustationen, Residuen einer alten, im allgemeinen nicht mehr aktiven Lymphdrüsentuberkulose werden allmählich ins Lumen ausgestoßen. Als Fremdkörper können sie entweder expektoriert werden oder, oft nur vorübergehend, entsprechend ihrer Größe und Lokalisation, erhebliche klinische Erscheinungen machen.

Die Lokalisation der Lymphknotendurchbrüche

Früh- wie Spätperforationen finden wir übereinstimmend an den gleichen Stellen des Bronchiallumens, was dafür spricht, daß die anatomischen Verhältnisse für die Lokalisation der Perforation entscheidend sind. Bevorzugt sind die horizontal vom Hilus ausgehenden Bronchialäste 3—6 (UEHLINGER, STEINER) und davon vorwiegend das laterale Segment des Mittellappens (entsprechend dem oberen Lingulasegment links) und das apikale Segment des Unterlappens (s. Ana-

Tabelle 4. *Lymphadenogene Schädigungen der Bronchialwand*

	Männer	Frauen	Total
Bronchoskopisch untersuchte Patienten	307	258	565
Perforationen	8	5	13 (2,5 %)
Wahrscheinliche Perforationen und Penetrationen	6	6	12
Pigmentierte Narben (und Krypten) nach wahrscheinlicher Perforation	1	7	8
Einengung des Bronchiallumens durch angrenzende Lymphome bei intakter Schleimhaut	2	5	7
Persistierende Fisteln	1	—	1
	18	23	41 (7,3) %

7,3 % des gesamten, untersuchten Krankengutes zeigten sichere Schädigungen der Bronchialwand durch tuberkulöse Lymphknoten.

Nicht einbezogen die primär bronchoskopisch gefundenen Einengungen des Bronchiallumens, deren Genese (Bronchitis tuberculosa oder Lymphknotenperforation) nicht mehr abzugrenzen ist. An sich liegt der Prozentsatz also in jedem Fall höher als 7,3 %.

Stenosen infolge Status nach Lymphknotenperforation oder abgeheilter Bronchitis tuberculosa: 32 Fälle, 4 Männer und 28 Frauen.

Tabelle 5. *Lokalisation der lymphadenogenen Schädigungen des Bronchialbaumes*

	Haupt-bronchus	Stamm-bronchus	Oberlappen-bronchus	Mittel-lappen-bronchus	Unter-lappen-bronchus	Ramus apicalis inferior
Rechts:						
Perforationen	1	3	1	3	—	1
Fragliche Perforationen und Penetrationen . .	2	2	2	1	2	—
Pigmentierte Narben und Krypten	1	1	1	2	—	—
Einengung bei intakter Schleimhaut	1	1	2	1	3	—
Persistierende Fisteln . .						
Links:						
Perforationen	—	—	1	3 (Ling.)	2	—
Fragliche Perforationen und Penetrationen . .			(1 Ramus ap.) 1	2	1	—
Pigmentierte Narben und Krypten	2	—	1	—	—	—
Einengung bei intakter Schleimhaut	2	—	1	—	—	1
Persistierende Fisteln . .	—	—	1	—	1	—

Multiple Durchbrüche in 2 Fällen. Einmal neben einer Perforation zwei fragliche Perforationen.

tomie). Nach übereinstimmenden Angaben ist der rechte Bronchialbaum häufiger als der linke betroffen. Meist perforieren die Bifurkationsdrüsen, die der medialen Wand des rechten Haupt- und Stammbronchus anliegen (KALBFLEISCH, SCHICK, PAUNZ, ENGEL, DUFOURT und MOUNIER-KUHN usw.) (s. auch Tabelle 4 und 5).

Die Verlegung des Tracheobronchialbaumes

Die Perforation als solche führt nur, wenn sie sehr massiv ist, zu einer vollständigen Verlegung des Bronchiallumens. Doch treten gewöhnlich noch mechanische und entzündliche Komponenten als weitere obstruierende Faktoren hinzu.

Als *mechanischen Faktor* betrachten wir die Kompression der Tracheobronchialwände durch die anliegenden Drüsenpakete. Beim Kind ist die Bronchialwand noch weich, und es kann lediglich durch Druck zu einer Verlegung des Bronchus kommen. BIRD konnte experimentell nachweisen, daß ein Bronchialverschluß beim Neugeborenen bereits durch geringe Kräfte möglich ist. Bei Kindern von 4 Jahren und darüber fand er einen wesentlich höheren Widerstand. Nach ENGEL wird das elastische Stützgerüst der Bronchialwand erst nach der Geburt im Laufe des ersten Jahres verstärkt und erhält seine endgültige, widerstandsfähigere Struktur nach dem 10. Lebensjahr während der Pubertät. Daß aber auch beim Erwachsenen der mechanische Faktor wesentlich werden kann, ist sicher.

Die *entzündliche Komponente* ist ebenfalls von Bedeutung. Sie ist wiederum beim Kinde ausgesprochener als beim Erwachsenen, da die entzündliche Reaktionsfähigkeit beim Kinde im allgemeinen und für den lymphatischen Apparat im besonderen größer ist. Wir sehen die unspezifischen Infiltrationen in der Umgebung der Perforation und besonders das oft mächtige entzündliche (und Stauungs-) Ödem.

So wird das Zusammenwirken all dieser Komponenten entscheidend für das zu erwartende klinische Bild.

Schließlich kann durch den tuberkulösen Lymphdrüsenprozeß auch die *Blutversorgung* beeinflußt werden. Drüsen wie Bronchialwand werden durch Äste der Arteriae bronchiales versorgt, die sich entlang des Bronchus aufteilen. Die oft massive Zerstörung der Gewebe durch die erweichten Lymphdrüsenpakete kann zu einer Störung der Blutzirkulation führen und zu Stauungsödem. Weniger bedeutsam dürfte hier die von WAREMBOURG und GRAUX beschriebene Ummauerung der Blutgefäße durch spezifische Granulationsgewebe innerhalb der Lymphknoten sein.

Erfahrungsgemäß besteht keine Parallele zwischen der Größe der tuberkulösen Lymphknoten und der Wahrscheinlichkeit einer Perforation; ebensowenig kann das Auftreten einer Atelektase vorhergesehen werden. Kleine Lymphknoten können durchbrechen, und ohne eigentliche Verlegung des Bronchiallumens kann es zu ausgedehnten Atelektasen kommen. Diese Beobachtung läßt STEINER neben dem obstruierenden an einen *zusätzlichen nervösen Reflexmechanismus* denken.

Frühfolgen der Perforation tuberkulöser Lymphknoten

Auf die Frühfolgen tuberkulöser Hilusdrüsenerkrankungen machten vor allem ELIASBERG und NEULAND 1920 mit der Mitteilung „Über die epituberkulöse Infiltration der Lunge bei tuberkulösen Säuglingen und Kindern" aufmerksam.

Die „Epituberkulose" wurde zum Begriff der gutartigen, im weitesten Sinne rückbildungsfähigen Verschattung, der kindlichen Primärinfektion. ROESSLE klärte 1935 das Wesen dieser Verschattungen als Atelektasen auf, die durch einen Bronchusverschluß infolge Druckes tuberkulöser Lymphknoten und Resorption der dahinter befindlichen Luft entstehen. Er grenzte den Begriff der „reinen", nur durch Druck bedingten Form von der „unreinen" mit zusätzlicher Lymphknotenperforation und käsiger Bronchitis ab. GÖRGÉNYI-GÖTTCHE nimmt nach Durchsicht der histologischen Schnitte ROESSLEs an, daß nach heutiger Kenntnis die „reinen" Formen zum großen Teil ebenfalls durch Perforationen bedingt waren, und sich die Trennung nicht aufrechterhalten läßt. Noch 1940 führte die Frage, wieweit mechanische oder immunbiologische Faktoren für das Zustandekommen der „epituberkulösen" Verschattungen verantwortlich zu machen sind, zu einer heftigen Diskussion zwischen ROESSLE und REDEKER. Letzterer prägte den Ausdruck „Sekundärinfiltrierung" und reihte diesen unter den Begriff der Bronchialdrüsentuberkulose als ursächliches Moment ein. Das Wort „Infiltrierung" sollte bewußt offenlassen, wieweit eine Atelektase oder eine tatsächliche „Infiltration" im Sinne einer perifokalen Entzündung als allergische Überempfindlichkeitsreaktion zugrunde liegen könnte. Nach REDEKER kommt es zuerst zu einer Infiltration und durch katarrhalische Einengung der kleinen Bronchien zu einem Randemphysem um diese. Auf der Basis der Infiltration entstünde eine Atelektase, deren raumverkleinernde Wirkung als typisches Bild resultiert.

REDEKERs Auffassung nähert sich der französischen Schule, die der Epituberkulose eine von der Kompression anliegender Lymphknoten unabhängige Sonderstellung einräumt. Die Einengung des Bronchiallumens erfolge durch ein Ödem in Mucosa und Submucosa und durch einen Pfropf aus Makrophagen, stelle also einen intra- und extramuralen Prozeß im Sinne ELOESSERs dar (SOULAS und MOUNIER-KUHN, DUFOURT). Im allgemeinen würden keine Bacillen gefunden. Parallel mit der Verminderung des hindernisbildenden Ödems läuft die Rückbildung der Lungenverschattung, wobei es dann zu reichlich schleimiger Sekretion aus dem betreffenden Bezirk käme.

ROGSTAD sucht den unklaren Begriff der „Epituberkulose" durch den der „Lymphadenitis tuberculosa bronchostenotica" zu ersetzen. Die von ELIASBERG und NEULAND postulierten typischen Zeichen (kein Nachweis von TB, keine Entwicklung in käsige Pneumonie, spontane und vollständige röntgenologische und klinische Rückbildung) ließen sich bei eingehender Untersuchung nicht finden. ROGSTADs Definition der Lymphadenitis tuberculosa bronchostenotica faßt das Wesentliche zusammen:

1. Grundlage der Erkrankung ist eine Bronchostenose, die durch Druck benachbarter Lymphknoten und Infiltration der Bronchialwand bedingt sein kann, häufiger jedoch durch Perforation käsiger Lymphknoten in den Bronchus. Dann können käsige Massen oder Granulationen das Lumen verlegen.

2. Eine Trennung zwischen „reiner" und „unreiner" Epituberkulose läßt sich nicht aufrechterhalten. Es gibt bei dieser Erkrankung alle Übergänge von der reinen Atelektase zur wenig ausgeprägten tuberkulösen Entzündung oder destruktiven käsigen Pneumonie.

3. Eine atelektatische Komponente ist stets dabei. Mitunter kann es zum „obstructive emphysema" an Stelle einer Atelektase kommen.

4. Tuberkelbacillen lassen sich bei intensiver Suche in den meisten Fällen finden. Trotz Verkalkung der Läsionen können sich Bacillen noch jahrelang im Magensaft nachweisen lassen.

5. Komplette Restitution ist selten, in der Regel finden sich bleibende Veränderungen.

Bei der Diskussion über die Schädigungen der Bronchialwand durch tuberkulöse Lymphknoten dürfen wir nicht übersehen, daß sich die meisten Mitteilungen einschließlich der klassischen Arbeit von ELIASBERG und NEULAND auf Beobachtungen an Säuglingen und Kindern beziehen. Beim Erwachsenen mit den starren Luftröhrenwandungen und geringer Entzündungsbereitschaft liegen andere Verhältnisse vor. Tatsächlich haben wir in unserem Krankengut keinen Fall beobachten können, der dem typischen Verlauf der Epituberkulose im Sinne von ROESSLES „reiner" Form oder andererseits der französichen Auffassung voll entsprochen hätte. Um so häufiger sahen wir Mischformen, wobei die Größe der tuberkulösen Lymphknoten keinen Rückschluß auf die Möglichkeit einer Läsion des Bronchialbaumes gestattet. Fälle mit massiven, besonders im Tomogramm eindrücklichen Lymphomen können bei der Bronchoskopie einen völlig normalen Befund aufweisen, während kleine Lymphknoten perforieren können (s. Kapitel „Die Röntgenuntersuchung des Tracheobronchialbaumes"). Ebensowenig lassen sich feste Regeln über den Grad der Einengung des Bronchiallumens und das Auftreten einer Atelektase aufstellen. Auch ohne eigentliche Verlegung des Lumens kommt es oft zu ausgedehnten Atelektasen (STEINER).

Die bei einer Lymphknotenperforation entstehenden bronchogenen Aspirationsherde sind in Zahl und Art weitgehend von Konsistenz und Bacillengehalt des Lymphknoteninhalts abhängig. Die Entwicklung zu einer käsigen Pneumonie ist selten (UEHLINGER, GÖRGÉNYI), jedoch kommen auch bei Erwachsenen Fälle zur Beobachtung, deren Schicksal durch die Perforation im Sinne von SCHWARTZ bestimmt wird. EHRNER beschreibt einen solch ungünstigen Verlauf bei 2 Patienten, die an einer anschließend an eine Lymphknotenperforation in den rechten Bronchialbaum erfolgten massiven Aspiration ad exitum kamen. Bei beiden war bemerkenswerterweise nur der rechte Mittellappen, dessen Ostium nach vorn abgeht, frei von tuberkulösen Veränderungen.

Die Spätfolgen des Bronchialverschlusses

Röntgenologisch kann selbst nach einer während Monaten bestandenen Atelektase infolge Bronchialverschlusses eine restitutio ad integrum eintreten. Pathologisch-anatomisch läßt sich aber in der Regel auch bei diesen Fällen als Folge der behinderten Sekretentleerung und mangelhaften Durchlüftung eine Erweiterung der Bronchien und Alveolen sowie eine Sklerose des Begleitbindegewebes von Bronchien und Gefäßen finden. Es handelt sich um Restzustände eines chronischen Ödems oder einer interstitiellen Entzündung (ROESSLE).

Entsprechend dem Ausbreitungsgebiet der ehemaligen Atelektase können in einem hohen Prozentsatz der Fälle Bronchektasien nachgewiesen werden (HUIZINGA, JEUNE, ROGSTAD, JONES, RAFFERTY und WILLIS). JONES, RECK, WOODRUFF und WILLIS konnten nach $3^{1}/_{2}$ Jahren bei 34 Patienten, die eine Epituberkulose durchgemacht hatten, in 24 Fällen bronchographisch Bronchektasien nachweisen.

Die genannten Restzustände, Bronchektasien, Emphysem und Sklerose faßt REDEKER unter dem Begriff des „Indurationsfeldes" zusammen.

Über eine vorhergehende, nicht erkannte Atelektase lassen sich viele, besonders im Versorgungsgebiet der horizontalen Bronchien 3—6 lokalisierten Bronchektasien erklären, deren Genese früher unklar war.

Prognose und Heilung des Lymphknotendurchbruchs

Die Prognose der breiten, großen Durchbrüche hängt im wesentlichen von Konsistenz, Bacillenreichtum und Menge des aspirierten Drüseninhalts ab (GÖRGENYI, STEINER). Nach unseren Erfahrungen zudem von der Breite der Perforation; von unseren 13 Patienten mit Lymphknotenperforation heilten zwei mit Stenosen aus, beides ursprünglich massive Durchbrüche (s. Tabelle 8). In der Regel ist der Ausgang aber überraschend gut, besonders in der Reinfektionsperiode zwischen 30 und 50 Jahren (UEHLINGER). Wir selber beobachten Patienten über 5 Jahre hinaus und mehr, die trotz ursprünglich erheblichen Perforationen rezidiv- und stenosefrei geblieben sind. Die chronischen, meist kleinen Fisteln mit mitunter jahrelanger Absonderung bacillenhaltigen Materials sind infolge der medikamentösen Therapie seltener geworden. Auch die Gefahr bronchogener Streuung ist unter tuberkulostatischer Therapie wesentlich geringer. Die massive Entleerung von Lymphknoteninhalt kann nicht selten zu einer lymphoglandulären Hiluskaverne führen (UEHLINGER, BRÜGGER).

Die Heilung der Perforation kann sehr rasch eintreten. Oft sind die Narben pigmentiert, SCHWARTZ beschreibt sie als „tausendfüßlerartig", nach größeren Durchbrüchen mit wallartig erhabenen Rändern, die jedoch im Laufe des Lebens abgeflacht werden und oft kaum noch wahrnehmbar sind. Die Schleimhaut wird in der Regel nicht regeneriert, das Flimmerepithel bleibt unterbrochen. Kleine Fisteln können ohne makroskopisch sichtbare Residuen abheilen oder eine kleine grubige Vertiefung hinterlassen, die schwer gegen eigentliche Schleimhautkrypten abgrenzbar ist. Selbst Jahre dauernde Fisteln können ohne Stenose abheilen.

Die klinischen Zeichen der Lymphknotenperforation

Die klinischen Symptome des Lymphknotendurchbruchs in den Tracheobronchialbaum decken sich nur teilweise mit den Zeichen der eigentlichen Bronchustuberkulose, auf die später eingegangen werden soll. Bis zu Beginn des 20. Jahrhunderts wurden nur die massiven Durchbrüche erkannt, die unter hochgradiger Dyspnoe, Stridor und Cyanose oft zum Tod an Erstickung führten. Die leichteren Fälle mit umschriebenen Perforationen konnten ohne die Bronchoskopie nicht verifiziert werden.

Früher war die Lymphknotenperforation eine Krankheit des Kindesalters. Heute können mit der verzögerten Durchseuchung in zunehmendem Maße Perforationen jenseits des 18. Lebensjahres beobachtet werden. Andererseits kann es Jahre nach der Primärinfektion zur Reaktivierung von Hilusdrüsentuberkulose kommen (GHON, ARNSTEIN, STEINER).

Die stürmischen Erscheinungsbilder, die klinisch besonders bei Kleinkindern, allerdings seltener als früher, gefunden werden können, sind beim Erwachsenen die Ausnahme.

Husten ist ein sehr häufiges Symptom, ähnlich wie bei der Bronchustuberkulose. Wir beobachten alle Übergänge vom leichten bis unstillbaren Husten, mit pertussis- und asthmaähnlichen Erscheinungen. Ein anfallsweiser Husten kann der Perforation vorausgehen (EHRNER). Der bitonale Husten ist beim Erwachsenen selten. Kleine Hämoptoen sind nicht häufig (BERENDT), massive die Ausnahme (EHRNER). Das Aushusten von histologisch verifizierten Lymphknotensequestern ist für den Durchbruch beweisend (STEINER und GEISSBERGER, EHRNER). Oft finden sich im Sputum Käsebröckel, oder es ist auffallend dick (DUFOURT). Spärliche Bacillen bei Fehlen elastischer Fasern im Auswurf legen den Gedanken an eine Lymphknotenfistel nahe (BRÜGGER), größere Bacillenmengen kommen vor, sind aber selten (CAREZ und BRUNINX, STEINER).

Je ausgedehnter die Bronchusschleimhaut miterkrankt ist, desto weitgehender begegnen wir zudem den typischen Symptomen der eigentlichen Bronchustuberkulose (s. Kapitel „Klinik der Tracheobronchialtuberkulose).

Die Größe des Bronchialdurchbruchs ist kein Gradmesser für die klinischen Symptome, feine Fisteln können deutliche Erscheinungen machen, massive stumm verlaufen. Entscheidend für die Diagnose der Krankheit wie ihre Präzisierung bleibt das bronchoskopische Bild, auf das wir im Kapitel Bronchoskopie eingehen werden. Liegt die Perforation außerhalb des bronchoskopisch übersehbaren Bereiches, was bei Erwachsenen die Ausnahme ist, kann die Diagnose zuweilen bronchographisch erhärtet werden.

Röntgenologische Erscheinungen der Lymphknotenperforation[1]

Bei kleinen Kindern findet sich häufig durch Ventilbildung ein freies In- und behindertes Exspirium, das zum „obstructive emphysema" der erkrankten Seite führt. Die Behinderung des Inspiriums ist seltener, es kommt dann zum raschen Auftreten von Atelektasen (MÜLLER). Das Mediastinalwandern tritt nach denselben Bedingungen wie bei der tuberkulösen Bronchitis bei Vorliegen einer Stenose ein.

Für einen stattgehabten Durchbruch spricht das Auftreten von Luft in einem früher kompakten Hilusschatten, also das Erscheinen einer Lymphknotenkaverne (EHRNER, BRÜGGER). Die Sicherung eines solchen Befundes ist durch Quer- und Schichtaufnahmen notwendig (BEHRENDT), wobei die tomographische Beurteilung durch die Aufzweigungen der Arteriae pulmonales, besonders rechts, sehr schwierig sein kann (HUZLY). Maßgebend für die Diagnose einer Lymphknotenkaverne ist der Verlauf mit dem Nachweis durch Durchleuchtung und Tomogramme, daß der Ringschatten tatsächlich aus einem perforierten Lymphknoten entstanden ist (BRÜGGER).

EHRNER führt als sicheren Nachweis einer Lymphknotenkaverne deren Füllung mit Kontrastmittel an. Uns ist das nie gelungen, und auch nach anderen Autoren ist dieses Verfahren schwierig durchführbar (HUZLY).

Plötzliche, einseitige bronchogene Streuung mit oder ohne Atelektase, unter Umständen mit Verkleinerung eines zuvor vergrößerten Hilus (BEHRENDT) soll stets den

---

[1] Siehe auch Kapitel: Die Röntgenuntersuchung der Tracheobronchialtuberkulose.

Verdacht auf eine Lymphknotenperforation lenken (EHRNER, DUFOURT, SOULAS und MOUNIER-KUHN, JEUNE und Mitarbeiter). Typisch sind kleine punkt- und sternförmige Verschattungen in einem oder dem Teil eines Lappens als Folge des aspirierten, bacillenhaltigen Materials. Das „Frühinfiltrat" macht ähnliche Bilder, liegt aber pleuranahe, während die durch Lymphknoten bedingten Infiltrate Zusammenhang mit dem Hilus haben und im Gegensatz zum Frühinfiltrat der oberen Lungenfelder hauptsächlich im Mittelfeld lokalisiert sind (DUFOURT). Eine sichere Abgrenzung ist aber auch hier nicht möglich, und EHRNER hält einen Teil der sog. „Frühinfiltrate" für die Folgen bronchogener Streuung. Eine Fistel darf man auch vermuten, wenn von einem Lymphknoten aus eine homogene Verschattung entstanden ist (JEUNE, MOUNIER-KUHN, POTTON). Es handelt sich dabei um die „epituberkulöse Infiltration" von ELIASBERG und NEULAND, die heute als weitgehend atelektatisch bedingt aufgefaßt wird (ROESSLE, GÖRGENYI). Bronchogene Streuungen peripher von einer Stenose sprechen für eine Perforation hinter derselben. Doppelseitige bronchogene Streuungen bei Perforationen sind selten; sie kommen vor, wenn der Durchbruch in der Nähe der Carina sitzt.

Tomographisch findet sich häufig ein im Zusammenhang mit vergrößerten Lymphknoten stehender verdickter Bronchus, in dem sich pathologisch-anatomisch entsprechend diesem Befund eine Endobronchitis caseosa nachweisen läßt (DUFOURT und MOUNIER-KUHN). Das anliegende Lymphknotenpaket kann den Bronchus einengen und zu unregelmäßigen Wandkonturen führen (BERENDT). ROGSTAD fertigt Tomogramme in einer Ebene an, die dem betreffenden Bronchus parallel liegt und kommt damit in einer größeren Zahl von Fällen zu verwertbaren Befunden. Er betont jedoch die Mühe und Übung, die dieses Vorgehen erfordert.

Bronchogramme können nur den Nachweis einer Stenose erbringen und sagen über eine zugrunde liegende Lymphknotenperforation nichts aus.

Kalkdurchbrüche ins Tracheobronchiallumen

Im Laufe des Heilungsvorgangs kann ein tuberkulöser Lymphknoten verkalken und als Fremdkörper in die Bronchialwand zu liegen kommen. Jahre nach Abschluß des aktiven tuberkulösen Geschehens kann es durch unspezifische, entzündliche Vorgänge zu Lumenverlegungen des betreffenden Bronchus und Perforation der Kalkbröckel mit entsprechenden klinischen Symptomen kommen. Tomographisch ist nur die Vermutungsdiagnose möglich, bronchoskopisch ist selten der Kalk selbst, meist eine Lumeneinengung mit Granulationen (durch den Fremdkörperreiz) zu finden. Den Kalk auf endoskopischem Wege zu entfernen, ist gefährlich und schwierig, da Lymphknoten und Bronchien in engem Kontakt mit größeren pulmonalen Gefäßen stehen (HEAD und MOEN). Klinisch ist das Krankheitsbild typisch für Menschen mittleren Alters (LEMOINE und LUCAS) und durch Hämoptysen, rezidivierende Pneumonien, Lungenabscesse, Atelektasen und Bronchektasien gekennzeichnet (HEAD und MOEN, HALLE und BLITZ, FOURESTIER. Hinzu kommen ein krampfartiger Husten, Auswurf ohne TB-Bacillen, häufig Temperaturen, Schmerzen, Dyspnoe und Abmagerung. Bei der Expektoration von Kalkbröckeln, die häufig unter Suffokationserscheinungen eintritt,. ist die Diagnose gesichert.

Klinik der Tracheobronchialtuberkulose

Die Frühdiagnose der tuberkulösen Wandveränderungen des Tracheobronchialbaumes ist für ein optimales therapeutisches Eingreifen (heute durch eine entsprechende tuberkulostatische Therapie) und für die weitere Prognose der Krankheit von ausschlaggebender Bedeutung.

Wie schon früher ausgeführt, kann die oberflächliche Schleimhauterkrankung ohne Residuen ausheilen. Die fortgeschrittene Wandtuberkulose dagegen führt infolge Zerstörung der tieferen Schichten und vor allem des Knorpelgerüstes leicht zur narbigen Stenose (ADAMS und LIVINGSTONE). Nach Abheilung der ersten Krankheit, der Tuberkulose, entwickelt sich die oft unheilvollere zweite mit Atelektasen, sekundären Bronchiektasen und Retention.

Eingehende anamnestische Erhebungen lassen in einer großen Zahl der Fälle eine tracheobronchiale Läsion vermuten. Allerdings verwischen die immer wieder zu beobachtenden ,,Spontanremissionen'' oder eine vorangegangene, oft nur wenige Wochen dauernde Chemotherapie leicht das klinische Bild. Man darf daher bei keiner Lungentuberkulose eine Luftröhrenbeteiligung ausschließen, nur weil entsprechende klinische Symptome fehlen (COHEN und WESSLER).

Tabelle 6. *Unsere 58 Fälle mit ,,eigentlicher'' Bronchialtuberkulose und ihre klinischen Symptome*

Symptom	Zahl der Fälle	Total
Husten		52
als einziges Symptom	11	
unter anderen	41	
Bacillen		56
schwach positiv	28	
deutlich positiv	28	
Auskultationsbefund (pathologisch)		
lokal vorübergehend	6	
lokal konstant	26	
fortgeleitet über eine Lunge	7	42
fortgeleitet über beide Lungen	3	
Temperatur		
vorübergehend subfebril	28	38
langdauernd subfebril	10	
Dyspnoe		
in Ruhe	10	34
bei Anstrengung	24	
Schmerzen		
Thorax (entsprechend dem Befund)	18	
retrosternal	5	26
bei Auftreten einer Atelektase	3	
Wheezing à distance	14	
Stridor (meist in- und exspiratorisch)	8	
Cyanose	3	

K. T., 26 Jahre, ♀. *Einweisungsdiagnose:* Offene Lungentuberkulose ohne Zerfall in den Lungenfeldern.

Anamnese: Seit 3 Monaten abwechselnd krampfartiger Husten, grippale Fieberschübe, Retrosternalschmerz, Fremdkörpergefühl in der Luftröhre; zur Zeit beschwerdefrei.

Thoraxaufnahme: Wenig vermehrte Streifenzeichnung ins rechte Lungenober- und -unterfeld, keine gröberen Herdbildungen, kein Zerfall, ,,leeres'' Röntgenbild.

Tomogramme: Keine pathologischen Veränderungen, Wandungen der Trachea und der Bronchien glatt.

Bronchoskopie: Ausgedehnte nekrotisierende Schleimhauttuberkulose der lateralen Trachealwand in der peripheren Hälfte und ebenso im rechten Hauptbronchus, soweit übersehbar.

Die genaue Anamnese hat uns auf den richtigen Weg geführt. Sie versagt selten. Regelmäßig gibt der Patient auf Befragen wenigstens eines der typischen Symptome an — hier den krampfartigen Husten. Diese Erscheinungen können aber Monate und Jahre zurück liegen und werden daher vom Kranken nur selten spontan erwähnt.

Das schubweise Auftreten klinischer Symptome braucht mit dem Ablauf der Grundkrankheit nicht parallel zu gehen. Der Patient mit Tracheobronchialtuberkulose ist für unspezifische Infekte und katarrhalische Affektionen, besonders im feuchten Klima, erhöht anfällig. Beschwerden und klinische Symptome sind vielfach ausgesprochen witterungsabhängig. Wetterwechsel kann einen tuberkulösen Schub vortäuschen oder auch auslösen.

Das Leitsystem der Tracheobronchialtuberkulose ist der Husten. LAENNEC kennzeichnet ihn als «... une toux suffocante, qui fera y croire qu'un corps étranger a été introduit dans la trachée ...». Er tritt anfallsweise auf, ist quälend und krampfartig. Er kann zu Spontanfrakturen der Rippen führen (s. Abb. 10 b).

Häufig kommt es zum Erbrechen. Dieser keuchhustenartige Charakter kann zu Fehldiagnosen leiten. So gab eine 50jährige Patientin mit einer Schleimhauttuberkulose des linken Haupt- und Oberlappenbronchus anamnestisch an, erst vor einem Jahr Keuchhusten durchgemacht und seither den Husten nie ganz verloren zu haben.

Gegen die übliche Medikation ist der Husten meist refraktär (SOULAS). Wenn überhaupt, so haben Opiate nur eine zeitlich begrenzte Wirkung. Bei Unkenntnis des Befundes wurde eine Patientin mit einem nicht erkannten Mittellappensyndrom für „Dicodid-süchtig" gehalten. Nur zu leicht wird bei diesen „unbequemen" Patienten die Diagnose eines „nervösen Hustens" gestellt (STEINER).

ELOESSER wies bereits darauf hin, daß der Husten um so heftiger ist, je näher dessen Ursache der Carina tracheae liegt. STEINER schließt aus der Art des Hustens auf die Beschaffenheit der Hindernisse selbst. Der bei einem Ulcus der Bronchialwand bestehende Reizhusten nimmt bei Stenosierung asthmaartigen Charakter an.

Der Husten wird im gesunden Tracheobronchialbaum durch Irritation der tussigenen Zone ausgelöst. Außerhalb derselben führen weder Fremdkörper noch Kontrastflüssigkeit beim Bronchogramm zu Hustenreiz. Bei erkrankter Luftröhre kann schon allein eine Lageänderung des Oberkörpers heftigsten Hustenreiz auslösen. Eine häufige wie typische Klage der Patienten ist, husten zu müssen, sobald sie sich niederlegen, im Bett bewegen oder eine bestimmte Lage, sei es auf dem Rücken oder einer Seite, einnehmen. Oft können die Kranken nur in einer ganz bestimmten Haltung Ruhe finden und einschlafen (BERGSMA, BARNWELL und Mitarbeiter). Auslösend für den Hustenreiz kann auch eine Veränderung der Ventilation (lautes Sprechen) sein. Schon das Drücken mit dem Finger auf die Trachea oberhalb des Sternums führt bei Trachealtuberkulose zu Hustenreiz (MONTANINI).

Die bei heftigen Hustenanfällen produzierte Sputummenge ist auffallend zäh und gering („ineffective cough"). Die Expektoration bringt keine Erleichterung, und der Hustenreiz bleibt darnach unvermindert bestehen (BARNWELL und Mitarbeiter, BERGSMA, SUTER). Verschiedene Autoren (ANDREWS, WERNER, GRIMM und STRAYER) beobachteten Todesfälle bei allerdings fortgeschrittener Tracheobronchialtuberkulose durch Erstickung, weil die Patienten das zähe Sekret nicht zu expektorieren vermochten.

Das „Wheezing" der amerikanischen Autoren (= sifflement asthmatiforme) ist ein an Asthma erinnerndes, weiches Stenosegeräusch, das man oft hören kann, und das bei tiefer Atmung deutlicher wird. BERGSMA weist darauf hin, daß der Ausdruck „Wheeze" allmählich ein Sammelbegriff für alle Geräusche geworden ist, die bei einer Bronchitis tuberculosa vorkommen können. Er versucht, den Begriff wieder auf das typische, exspiratorische, asthmaähnliche Geräusch einzuschränken. Es sei auch keineswegs mit „Stridor" gleichzusetzen. Dieser Begriff sei allgemeiner als „Wheezing".

SAMSON beobachtete „Wheezing" als häufigstes Symptom bei Patienten mit tuberkulöser Tracheobronchitis. Es sei allerdings nicht pathognomonisch, sondern gäbe nur einen Hinweis auf das Vorliegen einer Stenose, ohne über ihre Ätiologie auszusagen. COHEN und WESSLER sahen die Ursache meist in einer fibrösen Striktur eines Bronchus.

Wheezing kann à distance zu hören sein und wird vom Patienten als sehr lästig empfunden. Es kann ihn im Schlafe stören, bei bestimmten Körperlagen (ANDREWS), beim Husten und Lachen deutlicher werden (BERGSMA). Häufig gibt es zu Verwechslungen mit Asthma bronchiale Anlaß (COHEN und WESSLER, MYERSON, HAWKINS, BALLON, JACKSON u. a. m.). Sieben unserer 58 Patienten mit „eigentlicher" Bronchustuberkulose wurden vor Sanatoriumseintritt zum Teil jahrelang als Asthma behandelt. Zur Vermeidung solcher Fehldiagnosen sieht BALLON in einer durch Asthma komplizierten Lungentuberkulose eine absolute Indikation zur Bronchoskopie. "All is not asthma that wheezes" (CHEVALIER JACKSON). Eine gelegentliche Kopplung von Tuberkulose und Asthma würde zwar beobachtet (SAMSON); dieses Zusammentreffen ist aber lange nicht so häufig wie das mit Tracheobronchitis tuberculosa. Nach BERGSMA läßt sich die Diagnose einer spezifischen Tracheobronchitis bei Vorliegen TB-positiven Sputums bei asthmatischen Beschwerden aus dem klinischen Bild bereits so gut wie sicher stellen. Auch das „Asthma" vieler „geheilter" Tuberkulöser ist sicher durch nicht erkannte Narbenstenosen bedingt (SOULAS und MOUNIER-KUHN).

Eine Sonderstellung nimmt das Krankheitsbild ein, das durch eine Erschlaffung des membranösen Teiles der Trachea bedingt ist. Bei der Exspiration kann in fortgeschrittenen Fällen der Paries membranaceus so weit ins Lumen vorgewölbt werden, daß es wesentlich eingeengt wird. Es kann sogar zur Auslösung eines starken Hustenreizes durch die Berührung der vorderen Trachealwand kommen.

HERZOG und NISSEN beschreiben mehrere Fälle, bei denen die exspiratorische Invagination des membranösen Teiles der Luftröhre und der Hauptbronchien asphyktische Anfälle beim Asthma bronchiale und der chronischen, asthmoiden Bronchitis des Lungenemphysems hervorrief. Bei diesen Fällen findet sich nur einmal anamnestisch eine doppelseitige, kavernöse Lungentuberkulose, die in keinem sichtlichen Zusammenhang mit dem später aufgetretenen, asthmaartigen Krankheitsbild stand. Wir beobachteten seit mehreren Jahren eine Patientin, bei der es nach Ausheilung einer schweren, ulcerös-granulierenden Tuberkulose der Trachea und des rechten Hauptbronchus zu einer Erschlaffung des Paries membranaceus kam. Jetzt beherrschen starke Ruhedyspnoe und typisches „Wheezing" das klinische Bild.

Die Sputummengen bei Tracheobronchialtuberkulosen sind klein, solange keine Retentionserscheinungen hinter einer Bronchusstenose vorliegen. Das

Sputum ist auffallend zäh und klebrig. SAMSON beobachtete gelegentlich Fibrinfetzen und muköse Bronchusausgüsse. MCINDOE, WARREN, SAMSON, BARNWELL, LITTIG und BUGHER u. a. m. sprechen von „sputum irregularities" in bezug auf Menge und Qualität und sehen darin ein typisches Zeichen für eine spezifische Bronchusläsion. Der Bacillengehalt ist wechselnd (LEMOINE u. a.). Typisch ist nach BERGSMA ein intermittierend negatives oder schwach positives Sputum. In großen Sputummengen bei Retentionserscheinungen kann der Bacillennachweis unter Umständen noch schwieriger sein. Als „Sputumkurve" beschreibt BERGSMA das Negativ- bzw. Positivwerden in kürzeren oder längeren Intervallen ohne auffallende Änderung des Lungenbefundes. Auf dieses für die Bronchustuberkulose im engeren Sinn typische und oft über Jahre verfolgbare Zeichen wird viel zu wenig Gewicht gelegt. MCRAE und Mitarbeiter weisen auf die Notwendigkeit von Kulturen zur Erfassung der oft spärlich vorhandenen Bacillen hin, was jetzt in der Ära der Chemotherapie eine Selbstverständlichkeit geworden ist. In 88% der Patienten mit Tracheobronchialtuberkulose gelang den Autoren auf diesem Wege der Bacillennachweis. Bronchialabstriche ergaben gegenüber Sputumuntersuchungen keine besseren Resultate.

Wesentlich bei der Diagnose der Bronchialtuberkulose ist vor allem die Diskrepanz zwischen positivem Sputumbefund und geringen Veränderungen im Röntgenbild (unter anderen SAMSON, MYERSON, JENKS, MCINDOE, RECHENBERG).

Die Ulcera der Bronchialwand mit ihrem leicht blutenden Grund — vor allem, wenn die pseudomembranösen Beläge abgestoßen werden — lassen kleinere Hämoptoen erwarten (LEMOINE). Merkwürdigerweise werden sie nur selten gesehen (LEMOINE, SOULAS). SOULAS meint, daß ein Teil der Hämoptysen durch die Hypervascularisation im Narbenbereich erklärt wird. Blutungen können auch nach Lymphknotenperforationen auftreten. Relativ häufiger sind ganz geringe Blutbeimischungen zum Sputum („blood streaked sputum") (WERNER, WARREN und Mitarbeiter). Fehlen weitere Symptome, und lassen sich keine Tuberkelbakterien nachweisen, so kann die Bronchoskopie mitunter die Krankheitsursache aufklären. SHIPMAN beschreibt 3 Fälle mit kleineren Hämoptoen und „leerem" Röntgenbild, die sämtlich tuberkulöse Veränderungen im Bereich des Tracheobronchialbaumes aufwiesen. Meist dürfte jedoch die Blutungsquelle weiter peripher liegen und durch sekundäre Bronchektasien oder Kavernen bedingt sein.

Schmerzen sind bei Tracheobronchialtuberkulosen häufig. Von leichten Beschwerden, wie sie sich bei der Lungentuberkulose finden, sehen wir alle Übergänge bis zu heftigen Schmerzattacken beim plötzlichen Auftreten einer Atelektase, so nach Hämoptoe. Die Atmung wird reflektorisch gehemmt, und es kann erhebliche Dyspnoe die Folge sein. Der bei Atelektasenbildung auftretende Schmerz ist nach SAMSON und Mitarbeitern, ANDREWS und Mitarbeitern durch eine Begleitpleuritis bedingt. Nach unseren Beobachtungen vermag allein der mechanische Zug an Adhärenzen heftigste Schmerzen auszulösen. STIVELMAN und ELOESSER beschrieben bereits Fälle mit heftigsten, durch Atelektase bedingten Seitenschmerzen, deren Ursache oft nicht erkannt, und die leicht für einfache Pleuritiden gehalten würden. Ein anderes, nicht ganz seltenes Symptom ist ein brennender Retro- oder Parasternalschmerz (SCHUBERTH, SUTER), wie er sonst im Anfangsstadium der echten Grippe beobachtet wird.

Wieweit der von Vadja beschriebene „auf Sekretbildung beruhende Brustschmerz" bei einer Sekretstauung hinter einer Bronchustenose eine Rolle spielt oder spielen kann, ist nicht eindeutig abzugrenzen. Häufig ist nach Barnwell und Mitarbeitern ein ausgesprochenes Oppresionsgefühl im Thoraxbereich.

Stenosen der Trachea erklären eine hochgradige Dyspnoe hinreichend. Die von E. Hedinger beschriebene Primärtuberkulose von Trachea und Bronchien (ausgedehnte Ulcerationen von Trachea und Bronchien) kam unter der klinischen Diagnose Larynxstenose ad exitum. Eloesser beschreibt eine Anzahl Fälle, bei denen es infolge Trachealstenose zu extremer Dyspnoe mit Betätigung der auxiliären Atemmuskulatur und starker Einziehung der Zwischenrippenräume kam. Dabei fühlten sich die Patienten subjektiv, gemessen an der Schwere des Zustandes, noch relativ wohl. Der Tod erfolgte stets an Suffokation.

Im amerikanischen und sonstigen Schrifttum der dreißiger Jahre wird immer wieder nachdrücklich auf eine zur vorhandenen Vitalkapazität im Widerspruch stehende Ruhedyspnoe bei Tracheobronchialtuberkulose hingewiesen. Die Ursache ist in ausgedehnten Belägen oder narbigen Stenosen zu suchen. Im Grund ist sie jedoch nicht geklärt, da keine deutliche Parallele zwischen Auftreten und Grad der Dyspnoe und der Größe der in der Ventilation gestörten Lungenabschnitte besteht. Nach Bergsma war die O_2-Spannung im Blut bei Dyspnoefällen mit ausreichender Vitalkapazität nicht erniedrigt.

Eine geringe Ruhedyspnoe konnten wir nur in zehn unserer Fälle mit florider Bronchustuberkulose finden, hingegen hatten 24 Patienten eine ausgeprägte Anstrengungsdyspnoe. Mit Besserung des Befundes bildete sich diese vollständig zurück, blieb hingegen bei Heilung mit Stenose häufig erhalten.

Dyspnoe entsteht auch — besonders bei plötzlichem Auftreten — durch den Funktionsausfall großer Lungenabschnitte, z. B. bei Atelektasen. Bei leistungsfähigem Herzen kann der Körper diesen Ausfall mit der Zeit kompensieren.

Vom Patienten selbst wird häufig ein Stocken des Atemstromes bei der Inspiration unangenehm empfunden (Bergsma). Oft erhält man die Angabe, daß ein Fremdkörpergefühl in der Trachea bestünde, oder daß die Luftröhre „wundgescheuert" sei. Bei tiefer Atmung hat der Kranke mitunter den Eindruck, irgend etwas bewege sich in der Luftröhre.

Die Mehrzahl der klinischen Symptome ist durch eine unter Umständen geringe Verengerung der tieferen Luftwege bedingt und nicht pathognomonisch für eine spezifische Läsion (Samson, Cohen und Wessler). Daher finden sich auch bei der Bronchustuberkulose im engeren Sinne und bei der spezifischen Ableitungsbronchitis im wesentlichen dieselben klinischen Zeichen. Das gilt vor allem für die Auskultation. Der Verlust der glatten Schleimhautoberfläche durch Ödem, Hyperämie, Ulceration und mitunter Ektasie führt zu Wirbelbildungen des Luftstromes und damit zu bronchitischen Geräuschen (Bergsma), die mit dem Absaugen des Sekretes verschwinden können. Diese sind bei der spezifischen Bronchitis mit Belägen und Ulcerationen allerdings meist lauter, sägender und knarrender als bei der unspezifischen. Diese ist auch wesentlich seltener durch Ulcerationen kompliziert.

Die Abgrenzung gegenüber einer banalen, unspezifischen Bronchitis ist relativ einfach, wenn diese diffus und doppelseitig auftritt. Schwieriger und an Hand der klinischen Symptome nur unsicher läßt sich die recht häufige lokale unspezifische

Bronchitis von der spezifischen trennen. Deformation und Abknickung der Bronchien bei cirrhotischen Lungenprozessen können zu lokalen, unspezifischen Bronchitiden führen, sogar mit einem à distance hörbaren Stridor.

Verdächtig auf eine Bronchusläsion ist ein an umschriebener Stelle immer wieder zu hörendes Knacken, Giemen oder Pfeifen.

Nach SAMSON sind „Wheezing" und diese anderen Nebengeräusche hauptsächlich inspiratorisch vorhanden im Gegensatz zum echten Asthma, wo sie exspiratorisch auftreten. Besonders bei Patienten mit positivem Sputum und geringem röntgenologischem Befund „gilt es viel zu hören" (BERGSMA). Das melodischere und charakteristische „Wheezing" kann das Atemgeräusch und alle Nebengeräusche übertönen. Stenosegeräusche sind oft nur beim ersten Atemzug zu hören. Wichtig ist außerdem die Auskultation in verschiedener Lagerung des Oberkörpers und bei tiefer In- und Exspiration (BERGSMA), worauf wir besonderes Gewicht legen möchten.

Mitunter sind die Geräusche nur am Ende der In- und Exspiration zu finden (SANDLER, SAMSON, BARNWELL und Mitarbeiter). Am Ende der Atmungsphase ist der Druckunterschied vor und hinter der Stenose am größten, so daß die Luft nur noch in diesem Moment das Hindernis passieren kann und damit das Geräusch hervorruft.

In manchen Fällen kann man die lauten Nebengeräusche bei einem spezifischen Bronchialprozeß über den ganzen Thorax fortgeleitet wahrnehmen, meist allerdings mit einem dem darunterliegenden Befund entsprechenden Punctum maximum, das der Patient oft selbst lokalisieren kann (JACKSON, COHEN und WESSLER, BARNWELL und Mitarbeiter). Auf die Bedeutung einer genauen Auskultation und die Einordnung lokalisierter Rhonchi in die Diagnosestellung haben besonders McCONKEY und GREENBERG hingewiesen.

Über dem typischen Zeichen persistierender Geräusche darf man jedoch nie vergessen, daß selbst schwerste Bronchustuberkulosen während längerer Zeit „stumm" sein können (COHEN und WESSLER, SAMSON).

Bei zunehmender Einengung des Bronchiallumens nimmt man häufig eine Abnahme der Intensität der Nebengeräusche wahr, die schließlich vollständig verschwinden können. Bei einer Atelektase findet sich dann eine Dämpfung, das Atemgeräusch ist abgeschwächt oder aufgehoben.

In den kleineren Bronchien (BERGSMA) sind die Stenosegeräusche weniger laut, grob und typisch. Flöten, Giemen und Brummen sind oft nur ganz umschrieben und werden nicht wie bei den großen Bronchien fortgeleitet. Schon nach einer banalen Bronchitis kann in den kleinen Bronchien ein Stenosegeräusch auftreten, in den großen ist es stets ein Hinweis auf einen schwereren pathologischen Prozeß, in den meisten Fällen eine Tuberkulose (s. Tabelle 6 „Unsere 58 Fälle mit eigentlicher Bronchialtuberkulose und ihre klinischen Symptome").

Allgemeinerscheinungen

Der Allgemeinzustand ist bei Bronchustuberkulose ohne schweren Lungenbefund in der Regel gut (SOULAS u. a.). Submuköse Veränderungen machen nur die Symptome einer leichten, banalen katarrhalischen Entzündung, schwere ulceröse Prozesse hingegen gehen häufig mit Reduktion des Allgemeinbefindens und den zuvor bereits genannten Symptomen einher (SUTER).

Die Blutsenkung ist uncharakteristisch, sie wird von dem Prozeß hinter der Stenose bestimmt (Retention, Bronchiektasien usw.) (SAMSON und Mitarbeiter, SOULAS, BERGSMA).

Vorübergehende subfebrile Temperaturen im Beginn der Erkrankung beobachteten wir häufig, aber in diesem Verhalten besteht kein Unterschied gegenüber dem üblichen Verlauf einer Lungentuberkulose. Wichtig ist es, bei monate- bis jahrelanger Subfebrilität an die Möglichkeit einer Bronchustuberkulose zu denken (SOULAS). Wir verfolgten einen Fall, der während mehrerer Jahre als „konstitutionelle Hyperthermie" betrachtet wurde, bis die erste Bronchoskopie eine schwere, stenosierende Tuberkulose des Mittellappenbronchus aufdeckte. Die Subfebrilität blieb auch nach „Heilung" des Prozesses durch Obliteration des Bronchus bestehen und dürfte durch ein aktives Geschehen hinter dem Verschluß erzeugt sein. Es kam etwa ein Jahr nach dieser „Heilung" — wie oft in diesen Fällen — zu einem Rezidiv.

Hohes Fieber gehört nicht zum Bilde der Bronchustuberkulose, sondern ist durch sekundäre Retentionserscheinungen bedingt. Unter 37 im floriden Stadium stenosierenden Bronchustuberkulosen im engeren Sinn fanden wir 7 Fälle, unter 16 narbigen Stenosen 9 Fälle mit Retentionsfieberschüben. SAMSON und Mitarbeiter sahen septische Bilder. Ein Fall mit Abscedierung und vollständiger Nekrose des linken Hauptbronchus, später mit Durchbruch in die Pleurahöhle, wies eine hohe Continua auf (Frau R.).

Auch bei Vorliegen mehrerer dieser genannten klinischen Symptome kann eine sichere Diagnose nur durch eine endoskopische Untersuchung erbracht werden (SECRÉTAN). SCHUBERTH vertritt als einziger die Ansicht, allein aus dem klinischen Bild ohne Hilfe der Bronchoskopie bereits eine Bronchusläsion diagnostizieren zu können. Die Diskrepanz zwischen dem klinischen Bild, vor allem bei der Auskultation, und dem endoskopischen Befund geht aus Arbeiten von SECRÉTAN, FROSTE, HAWKINS, McINDOE u. a. hervor (s. Zusammenstellung über Bronchoskopien an Patienten mit der Verdachtsdiagnose tuberkulöse Tracheobronchitis). Andererseits zeigt die Arbeit McINDOE, daß bei entsprechender Berücksichtigung der klinischen Zeichen auf eine Routinebronchoskopie verzichtet werden kann. Darin möchten wir einen weiteren Grund zur eingehenden Berücksichtigung all dieser klinischen Symptome sehen.

Von ausschlaggebender Bedeutung ist selbstverständlich auch die genaue röntgenologische Untersuchung, auf die an anderer Stelle ausführlich eingegangen wird.

Zusammenfassend möchte ich auf die von RECHENBERG und LABHART betonte typische Diskrepanz im Erscheinungsbild der Tracheobronchialtuberkulose hinweisen, die Diskrepanz zwischen Sputummenge und Lungenbefund bzw. tuberkelbacillenhaltigem Sputum und fehlendem destruktivem Lungenprozeß, zwischen dem Grade der Dyspnoe und kaum verminderter Vitalkapazität, zwischen starkem Hustenreiz und geringem klinischem Befund, bei der Pneumothoraxlunge zwischen der Menge der eingefüllten Luft und dem starken Kollaps eines Lappens oder einer ganzen Lunge, zwischen gutem Lungenkollaps und dem Fortbestehen eines positiven Sputumbefundes.

3*

Die Röntgenuntersuchung
der Tracheobronchialtuberkulose

Die Luftröhrenveränderungen und ihre Ursachen und Folgen erregten schon früh das Interesse der Röntgenologen. Die ersten Beobachtungen betreffen die Verengerungen der Trachea bei Strumen sowie die Verlagerungen des Mediastinums, sei es mit oder ohne Pleuraerguß. 1898, schon 3 Jahre nach der Entdeckung der Röntgenstrahlen, beschrieben HOLZKNECHT und JAKOBSOHN das respiratorische Pendeln des Mediastinums. Auch die formale Besonderheit der Atelektase wurde bald erkannt, jedoch ihrem Wesen nach einstweilen nicht richtig erfaßt: Der Dreieckschatten CHAUFFARDs wurde als Pleuritis mediastinalis interpretiert, die Epituberkulose noch 1920 von ELIASBERG und NEULAND lediglich als besondere Verschattungsform skizziert.

Es bedurfte neuer klinischer und pathophysiologischer Erkenntnisse und besonders auch weiterer Röntgenuntersuchungsmethoden, um die Erstbeobachtungen in ihrem Wesen zu durchschauen; ich denke dabei an die Hartstrahlaufnahme STÖCKLINs und besonders an die Tomographie und Bronchographie.

Der röntgenologischen Bronchusdiagnostik sind zwei wesentliche Aufgaben gestellt:

1. die direkte Darstellung der anatomischen Bronchusverhältnisse,
2. die Wiedergabe von Organphysiologie und -pathophysiologie.

Auf die Anatomie, Physiologie und pathologische Anatomie haben wir in den vorangehenden Kapiteln hingewiesen. Es bleiben somit noch die pathophysiologischen Vorgänge zu schildern, die sich vor allem aus ihrer Fernwirkung auf die Lungen erkennen lassen und daher in ihrer Mannigfaltigkeit besonders dem Röntgenologen eindrücklich werden.

Die pathophysiologischen Auswirkungen der Bronchusläsionen
auf die Lungen

Röntgenologisch sind die Lokalveränderungen der Luftröhrentuberkulose wie Verengerungen und Deformierungen direkt verhältnismäßig schwer festzustellen. Diagnostisch viel wichtiger sind daher die leichter nachweisbaren indirekten Röntgensymptome der Tracheobronchialerkrankungen. Ob diese tuberkulöser oder nicht tuberkulöser Ätiologie sind, spielt für die folgenden Überlegungen keine Rolle. Wesentlich ist nur die mechanische Behinderung der Durchlüftung, deren Auswirkung auf die abhängigen Lungenabschnitte von CHEVALIER JACKSON und seiner Schule sowie von HASLINGER und HITZENBERGER geklärt worden sind.

Die *Ventilstenose* läßt die Lungenblähung entstehen. Das Hindernis verlegt das Lumen des Luftröhrenastes in der Exspiration vollständig, dagegen vermag während der inspiratorischen Erweiterung mehr Luft durchzutreten, als in der gleichen Zeiteinheit resorbiert wird (Abb. 4).

Die konsekutive Aufblähung der Lunge führt röntgenologisch

1. zu erhöhter Strahlendurchlässigkeit des abhängigen Lungenabschnittes,

2. zu Tiefstand und Bewegungsverminderung des Zwerchfells auf der erkrankten Seite,

3. infolge der Volumenvermehrung besonders exspiratorisch zu einer Verdrängung von Herz und Mediastinum nach der gesunden Seite und zum Mediastinalwandern (Abb. 5).

Die *Partial- und Totalstenose* kann unmittelbar oder im Anschluß an eine Ventilstenose entstehen.

Die Partialstenose erlaubt noch die Passage einer geringen Luftmenge durch den erkrankten Bronchusabschnitt. Diese Luftmenge ist aber (im Gegensatz zum Emphysem) in der Zeiteinheit kleiner als die resorbierte Luftmenge.

Die Totalstenose verhindert jeden normalen Gasaustausch über die Luftwege, die abhängigen Lungenabschnitte werden luftleer, falls nicht eine kollaterale Durchlüftung in die Lücke tritt (Abb. 6).

Die Verkleinerung der abhängigen Lungenabschnitte führt zu mehreren Symptomen, die röntgenologisch die Verdachtsdiagnose auf Partial- bzw. Totalstenose stellen lassen:

1. Hochstand des Zwerchfells auf der erkrankten Seite und Bewegungsverminderung;

2. verminderte Strahlendurchlässigkeit bestimmter (der abhängigen) Lungenabschnitte;

3. Verlagerung des Mediastinums auf die kranke Seite (infolge Verminderung des Lungenvolumens) besonders in tiefer Inspiration;

4. Verschmälerung der Intercostalräume besonders über dem atelektatischen Lungenabschnitt (Abb. 7).

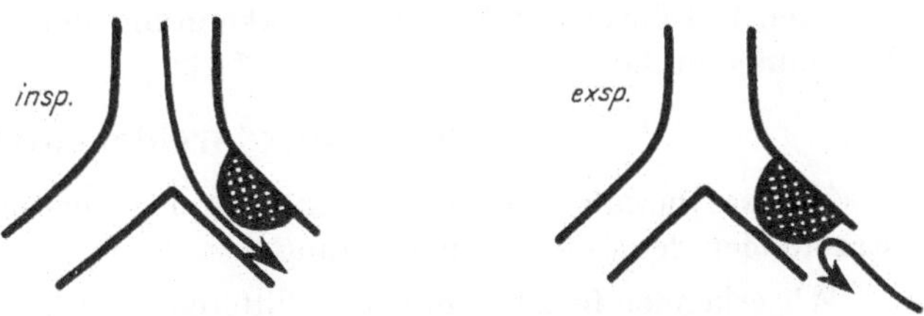

Abb. 4. Schematische Darstellung des Entstehungsmechanismus des Blähemphysems

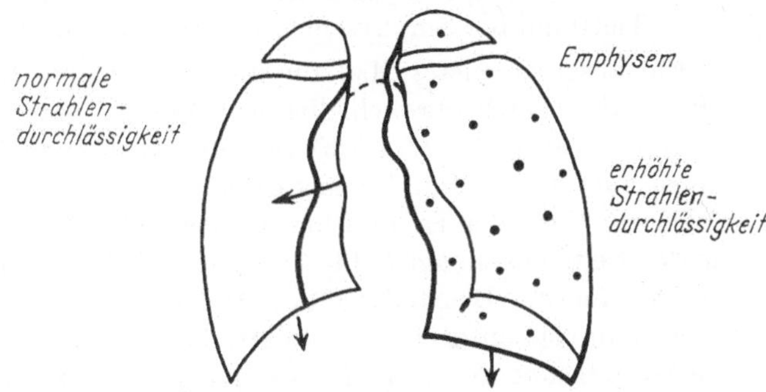

Abb. 5. Schematische Darstellung der Auswirkungen einer Ventilstenose bei Exspiration

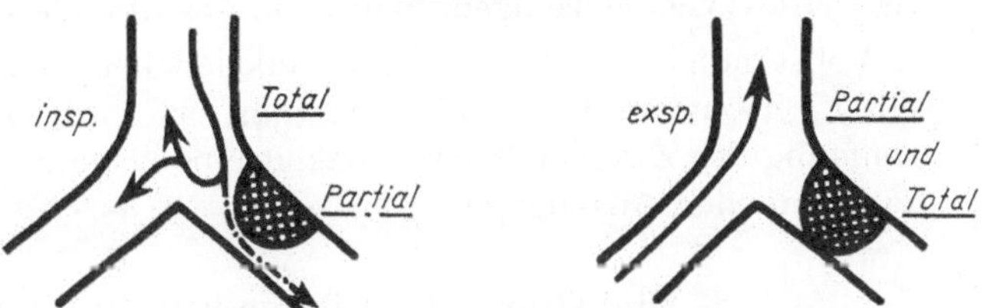

Abb. 6. Schematische Darstellung der Auswirkungen einer Partial- und einer Totalstenose auf den Luftstrom im Tracheobronchialbaum

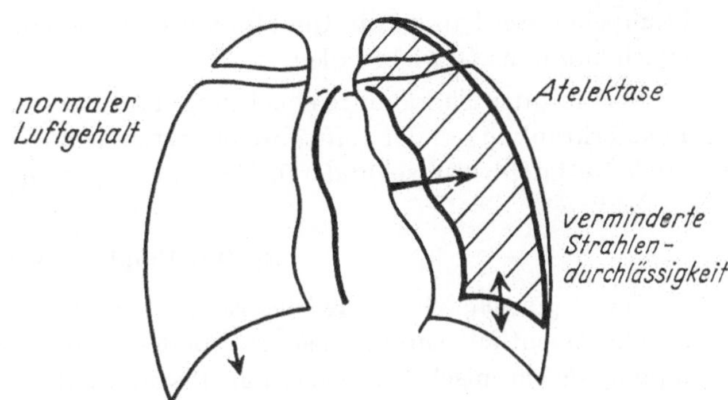

Abb. 7. Atelektase bei Inspiration. Schematische Darstellung der indirekten Röntgensymptome der Partial- und Totalstenose

Die Kenntnis dieser funktionellen Veränderungen infolge einer Tracheobronchialerkrankung ist notwendig, um die Möglichkeiten und Grenzen der verschiedenen Röntgenmethoden zur Erkennung der Tracheobronchialtuberkulose bestimmen zu können.

Die Thoraxdurchleuchtung

Mit der Durchleuchtung erfassen wir am sichersten die rein funktionellen Ausstrahlungen der Luftröhrenverlegung.

Wir erkennen feinste Bewegungsdifferenzen des knöchernen Thorax, die selbst sorgfältiger klinischer Inspektion entgehen können. Die Zwerchfellbeweglichkeit kann als Frühsymptom einer Bronchusläsion eingeschränkt sein, begleitet von einem Tiefstand bei Emphysem, Hochstand bei Atelektase.

Ein ausgezeichnetes Maß für die quantitative Beeinträchtigung der Durchlüftung des Tracheobronchialbaumes infolge Stenose ergibt die *respiratorische Lageverschiebung des Mediastinums* (HASLINGER und HITZENBERGER). Das Volumen auctum des Emphysems drängt das Mediastinum auf die gesunde Seite, wobei am Ende der Exspiration die Pendelbewegung am weitesten nach der gesunden Seite ausschlägt (Abb. 5). Noch wertvoller ist das Verhalten des Mediastinums für die Beurteilung der Atelektase. Bevor wir im Lungenfeld grobe Zeichen davon entdecken, wandert die Trachea inspiratorisch auf die kranke Lungenseite und findet in Ruhestellung die Mittellage nicht. Oft sind es auch nur Teile des Mediastinums, die pendeln, je nach der Lage der Atelektase und der Elastizität (Verwachsungen, Schwarte) des „Pendels" selber (Abb. 7).

Vollständigkeitshalber sei zur funktionellen Diagnostik auch das allerdings selten verwendete Röntgenkymogramm erwähnt. BIRATH benützt für die Bestimmung der Zwerchfellbeweglichkeit einen eigenen Spezialraster und registriert die maximalen Ausschläge.

Die Thoraxübersichtsaufnahme (Schirmbild)

Thoraxübersichtsaufnahme und Schirmbild-Mittelformat können gemeinsam besprochen werden, da die Qualitätsunterschiede für unsere Fragestellung diagnostisch kaum ins Gewicht fallen.

Wie mit der Thoraxdurchleuchtung dürfen wir damit nicht die Abklärung der Lokalerkrankung in der Luftröhre erwarten, sondern lediglich die Darstellung der direkt feststellbaren sekundären Veränderungen im Lungenfeld (Emphysem und Atelektase).

a) Das Emphysem

Die organische Grundlage des Emphysems kann sein:

ein eigentlich chronisch-substantielles Emphysem mit zerstörten Alveolarsepten, als chronische Parenchymgefäßkrankheit,

ein kompensatorisches Emphysem infolge Dehnung der Restlunge als Raumersatz, oder

ein Blähemphysem mit weiten, aufgeblähten Alveolen.

Um dieses letztgenannte, primär rein funktionelle und frühreversible Emphysem handelt es sich peripher der Ventilstenose.

Emphysematös nennen wir einen Lungenabschnitt mit erhöhter Strahlentransparenz. Im allgemeinen zeigt er eine unscharfe Begrenzung. Typisch ist die Rundform der „Aufhellung" (WESTERMARK). Segmente können kaum abgegrenzt werden. Liegt die Ventilstenose in einem großen Bronchus, so finden wir neben dem auffallend hellen geblähten abhängigen Lungenabschnitt eine Verdrängung des Mediastinums gegen die kontralaterale Seite.

Das umschriebene Blähemphysem kann selbst im technisch einwandfreien Bild leicht übersehen werden.

Üblicherweise ist das Emphysem nur vorübergehend deutlich ausgebildet, oft ist es ein Vorstadium der Partial- und Totalatelektase entsprechend der Umwandlung der zugrunde liegenden Ventilstenose in die Partial- und Totalstenose.

Analoge Vorgänge wie in der Alveole und im Lungenparenchym, jedoch in makroskopischen Dimensionen, lassen sich bei der Kaverne beobachten. Im Anschluß an eine Pneumothoraxanlage oder größere Luftnachfüllung oder spontan kann auf Grund einer vorbestehenden Bronchusläsion im Ableitungsbronchus oder größeren abhängigen Bronchusast eine Ventilstenose entstehen. Dann bläht sich die Kaverne. Sie kann schnell wieder kleiner werden oder aber zur straffwandigen Riesenkaverne anwachsen und schließlich durch Perforation in die Pleurahöhle (ähnlich wie die geplatzte Emphysemblase) zur lebensbedrohlichen Komplikation führen (s. Kapitel Kollapstherapie und Bronchustuberkulose).

Ein weiterer Hinweis auf eine intermittierende Bronchusverlegung ist der Kavernenspiegel: Das dickflüssige Kavernensekret wird zurückgestaut, während Luft inspiratorisch noch durchtreten kann. Der Kavernenspiegel kann eine zunehmende Stenose des „bronche de drainage" und damit die Kavernenheilung ankünden, oder er kann auf eine unheilvolle, ausgedehnte Tracheobronchialtuberkulose hindeuten.

b) Die Partial- und Totalatelektase

JACOBAEUS benennt Partialatelektase die Teilatelektase einer Lungenseite (Verlegung eines Bronchus 2. oder 3. Ordnung) im Unterschied zur Totalatelektase, der Atelektase einer ganzen Lunge.

Üblicherweise wird aber der Klassifizierung nicht die Ausdehnung der Aletektase zugrunde gelegt, sondern der Luftgehalt.

Wir sprechen von Partialatelektase, wenn im atelektatischen Bezirk noch ein Rest von Luft vorhanden ist, von Totalatelektase bei Apneumatose (CORYLLOS) (s. auch Kapitel „Stenose und Atelektase").

Als klassisches röntgenologisches Charakteristikum der Atelektase wird die milchglasartige Trübung bezeichnet. Besonders in der Entstehungsphase, wenn der Luftgehalt noch nicht entsprechend vermindert ist, beobachten wir dagegen eine typisch verwaschene, oft grobfleckige Zeichnung, unterbrochen von homogeneren, in Balken angeordneten Zonen (Abb. 11 a—c).

Besonders im Beginn der Atelektasenbildung kann als Ausnahme das Volumen der Lunge vorübergehend vergrößert sein (drowned lung Chevalier Jackson), nämlich dann, wenn die Stenose entzündliches Sekret zurückstaut.

Wird die Luft aber nicht durch Sekret ersetzt, dann geht mit zunehmender Luftleere das Volumen der Lunge zurück. Das Volumen diminuitum wird differentialdiagnostisch zu einem wichtigen Unterscheidungsmerkmal gegenüber entzündlich-infiltrativen Verdichtungen.

Je nach der Lokalisation der Stenose im Tracheobronchialbaum finden sich die Atelektasen in typischer Lage, Form und Ausdehnung. Aus diesen Merkmalen läßt sich die Lokalisation der stenosierenden Krankheit in der Luftröhre erschließen (Schema Cocchi, Abb. 8a—d).

Einige der charakteristischen Atelektasebilder sollen näher besprochen werden.

Die Atelektase einer ganzen Lungenseite. Ursache ist die Verlegung des Hauptbronchus oder aller Lappenbronchien. Dichte der Verschattung, Verlagerung des Mediastinums auf die kranke Seite, Hochstand des Zwerchfells und Engerstellung der Rippen sind verständlicherweise bei der Totalatelektase ausgesprochener als bei der Partialatelektase. Die Gegenseite ist vergrößert. Teile der gegenseitigen Lunge können besonders im vorderen Mediastinum an anatomisch vorgebildeten, schwachen Stellen auf die kranke Seite hinübertreten (A. Brunner).

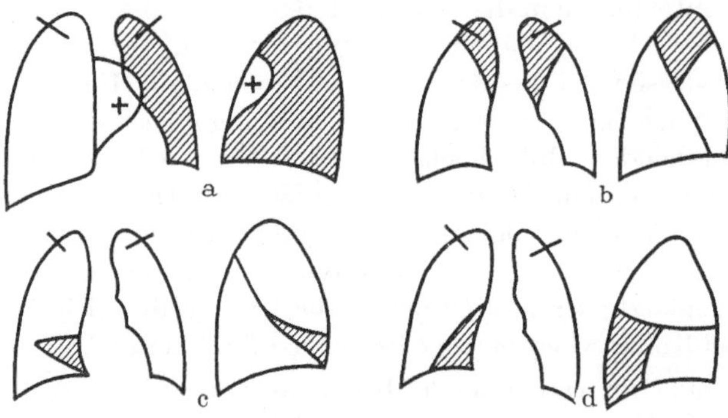

Abb. 8a—d. Schema der typischen röntgenologischen Erscheinungsformen der Halbseiten- und Lappenatelektasen (nach Cocchi). a Totalatelektase der linken Lunge; b Oberlappenatelektase; c Mittellappenatelektase; d Unterlappenatelektase

Die Oberlappenatelektase führt zu einem charakteristischen Bild mit Schrumpfung der Basis zur Lungenspitze, wobei rechts schon sehr früh die Grenze zum Mittellappen im Sinne des Uhrzeigers kranialwärts wandert.

Die Mittellappenatelektase wird öfters falsch interpretiert. Als Teil des Mittellappensyndroms erregt sie heute vermehrtes Interesse (Brock). Das Bild ist typisch, ähnlich wie beim Oberlappen verlagert sich die basale (zwerchfellnahe) Begrenzung kranialwärts und führt zu einem Dreieckschatten, dessen Basis am Mediastinum liegt (s. Mittellappensyndrom, Abb. 37).

Die Unterlappenatelektase erinnert an ein Zelt mit Spitze im Hilus. Links ist die Atelektase oft schwer zu erkennen (s. Hartstrahlaufnahmen, Abb. 10a—d), die laterale Begrenzung kann mit der linken Herzkontur konkurrieren.

Die bisher gepflogene, rein mechanische Betrachtungsweise (Chevalier Jackson, Soulas-Mounier Kuhn) hilft uns diagnostisch am besten. Sie stellt aber eine gewisse Vereinfachung der Sachlage dar, denn in der Regel treten noch „Stör"-Faktoren hinzu.

Als wichtigster Störfaktor ist die kollaterale Ventilation zu nennen. Besonders bei den kleinen Lappensegmenten verhindert die kollaterale Ventilation hinter der Stenose oft ein Erkennen der funktionell ausfallenden Bezirke. Durch die Kohnschen Poren tritt genügend Luft hindurch, um die Luftleere und damit die Atelektase zu verhindern. Bei fehlendem Interlobärspalt (Anomalien wie zwischen Ober- und Mittellappen bzw. Lingula) wird die kollaterale Ventilation auch ausnahmsweise für einen ganzen Lappen wirksam (s. Fall Sch. M., S. 89).

Als weitere Faktoren können in Frage kommen neurovegetative Reizkontraktionen ganzer Lungenlappen oder von Teilen derselben und unspezifische, entzündliche Infiltrationen. Auch können ausgedehnte pleurale Verwachsungen die gesetzmäßige Retraktion stören. Die Ausdehnung einer Totalatelektase hängt

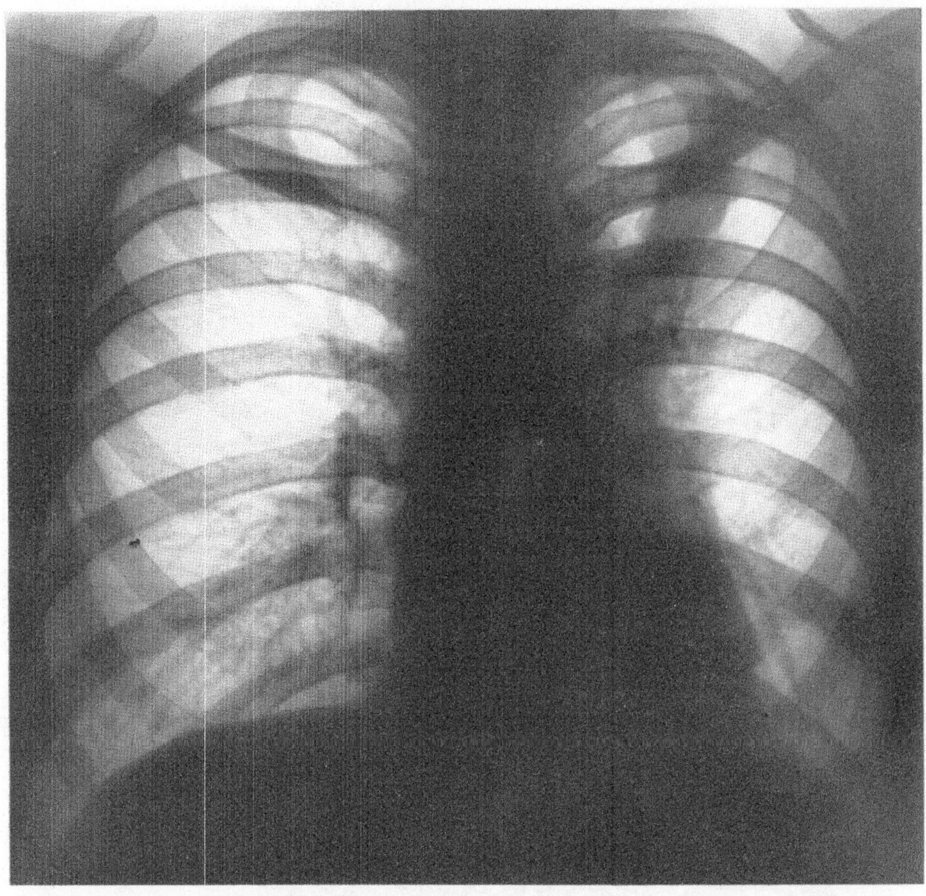

a

Abb. 9a—c. Pat. F. J. Atypischer Röntgenbefund bei Totalatelektase des linken Lungenoberlappens. a Thoraxübersicht: Verlagerung des Mediastinums nach links. Auffallend hohe Transparenz des ganzen rechten Hemithorax. Im linken Oberfeld 1 Querfinger breite, bandförmige, vom Hilus zur Lungenspitze aufsteigende Verschattung, die ihrer Form und Lage nach am ehesten als Atelektase des anterioren Oberlappensegmentes interpretiert werden könnte. Streifenförmige, dem Herzschatten dicht anliegende, intensive Verschattung, die vom Hilus bis auf Höhe des vorderen Endes der 5. Rippe reicht. Lateral davon parallel verlaufender, etwa bleistiftbreiter, ziemlich scharf begrenzter, strangförmiger Streifenschatten

weiterhin von der zusätzlichen, teils durch die Tuberkulose bedingten bindegewebigen Schrumpfungstendenz im Lungenparenchym ab, so daß sich flächenmäßig die Segment- von der Lappenatelektase oft nicht unterscheiden läßt.

F. J., 39 Jahre, ♀. Vor 3 Jahren anläßlich Schirmbildaktion wird eine Veränderung im linken Lungenoberfeld entdeckt, Sputum TB-positiv.

Die bandförmige Verschattung, ausgehend vom linken Hilus, wird als Atelektase des anterioren Oberlappensegmentes aufgefaßt, eine schmale parakardiale Verdichtung als Atelektase der Lingula.

Die Bronchoskopie zeigt eine narbige $^2/_3$-Partialstenose des linken Oberlappenbronchus, direkt am Abgang aus dem Hauptbronchus. Die Segmentäste können nicht differenziert werden.

Diagnose. Atelektase des anterioren Segmentes vom linken Oberlappen und der Lingula.

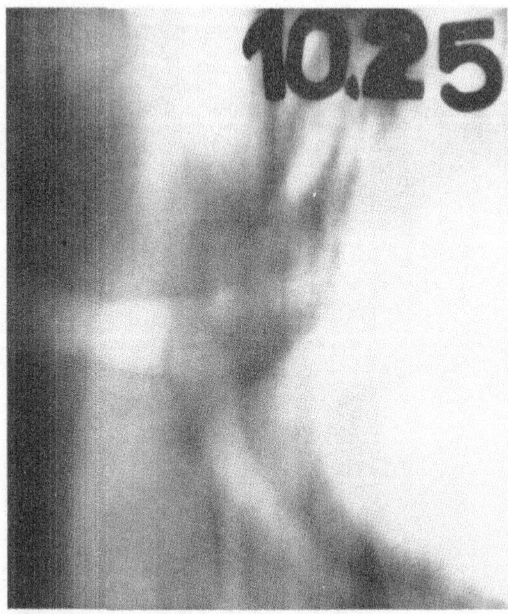

Abb. 9 b. Tomogramm der linken Hilusgegend (Schicht 10,5): Schnitt durch die Aufzweigungsstelle des linken Hauptbronchus. Eingang des Oberlappenbronchus durch membranartiges Gebilde verschlossen. Peripher davon unregelmäßig weites Lumen des Oberlappenbronchus

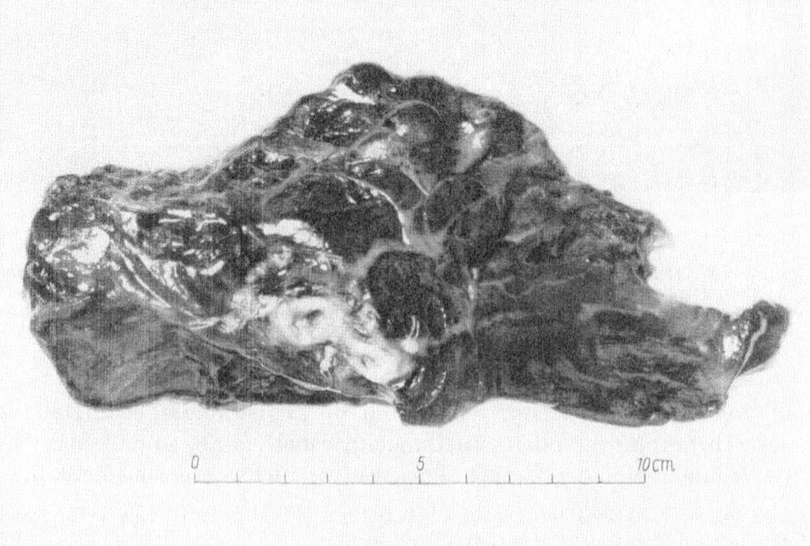

Abb. 9 c. Resektionspräparat: Ausgedehnte tuberkulöse Veränderungen an der Aufzweigungsstelle des Oberlappenbronchus. Die Totalatelektase des Oberlappens, die bei der Operation gefunden wurde, ist auf dem Bild nicht zu erkennen

Die Resektion, ausgeführt von Prof. A. BRUNNER, Zürich, ergibt eine Totalatelektase des ganzen linken Oberlappens (einschließlich Lingula). Die Lungenspitze entspricht dem vergrößerten apikalen Segment des linken Unterlappens (Abb. 9 a—c).

Wenn schon das Bild der Lobäratelektase durch zahlreiche Zusatzfaktoren kompliziert ist, so wird die röntgenologische Erscheinungsform der Segmentatelektase in der Übersichtsaufnahme nicht selten verwirrend und uncharakteristisch.

Die kollaterale Ventilation findet an den Segmentgrenzen, wie schon erwähnt, zumeist nur ein geringes Hindernis. Das von der Ventilation ausgeschlossene Lungengebiet bleibt infolgedessen voll oder doch teilweise lufthaltig und damit im Übersichtsbild kaum oder nicht sichtbar.

Infolge zahlreicher anatomischer Variationen ändert sich Form und Lokalisation der Segmentatelektase zwangsläufig. Dies ist für die Lokalisierung weiter erschwerend.

So glaube ich hier auf eine eingehende Schilderung der Segmentatelektase verzichten zu dürfen. Ich möchte aber auf die charakteristischen Atelektasen des apikalen Segmentes des Unterlappens und der Lingula im Kapitel „Stenose und Atelektase" ausdrücklich hinweisen.

Zusammenfassend müssen wir der Großaufnahme in der Diagnostik der Tracheobronchialtuberkulose den beschränkten Platz eines Indicators zuweisen. Sie vermittelt uns die Feststellung des Emphysems und der Atelektase, röntgenologischer Symptome, die mit ihrer hilusnahen Spitze wie ein Finger auf das stenosierende Hindernis hinweisen. Die Abklärung der eigentlichen Läsion bleibt demnach weiteren Untersuchungen vorbehalten.

Die gezielte Hartstrahlaufnahme

Gezielte Hartaufnahmen werden heute vor allem im seitlichen Strahlengang verordnet. Die dorsoventrale und ventrodorsale Hartaufnahme, wie sie vor allem von STÖCKLIN angegeben worden ist, kommt sehr zu Unrecht nur ausnahmsweise zur Anwendung.

Das *seitliche Hartbild* leistet sehr wertvolle Dienste bei der genaueren Lokalisierung einer in der üblichen Thoraxübersichtsaufnahme schon beobachteten Verschattung. Besonders die dichte Atelektase läßt sich in Lage und Form deutlich bestimmen, gleichfalls aber auch die weicheren Herdbildungen. Die Tomographie kann überflüssig werden, da die Verschattungen oft charakteristisch sind (s. Schema COCCHI, Abb. 8 a—d).

Die dorsoventrale und ventrodorsale Hartaufnahme

Besonders nützlich ist diese Hartaufnahme zur Erkennung der retrokardialen Atelektase des linken Unterlappens. Öfters lassen sich die lateralen Begrenzungen des Unterlappens bzw. des linken Herzens nur mit dem Hartbild differenzieren. Das Tomogramm zeigt zwar eine deutliche Zeichnung des „Herzschattens" bis in die dorsalsten Schichten, woraus der Geübte den atelektatischen Unterlappen erkennt.

B. H., 28 Jahre, ♀. Vor einem halben Jahr erkrankt mit Müdigkeit, starkem Husten, Stechen rechte Thoraxseite, Gewichtsabnahme.

Durchleuchtung und Übersichtsaufnahme: Verschattung des linken Lungenunterfeldes, retrokardial, mehrere Rundherde im restlichen linken Lungenfeld sowie rechts parahilär.

Hartaufnahme ventrodorsal: Dreieckschatten links mit Spitze im Hilus.

Bronchoskopie: Infiltrativ-stenosierende Bronchustuberkulose linker Lungenunterlappen direkt nach Abgang des Oberlappenbronchus.

Diagnose: Atelektase des linken Unterlappens (Abb. 10a—d).

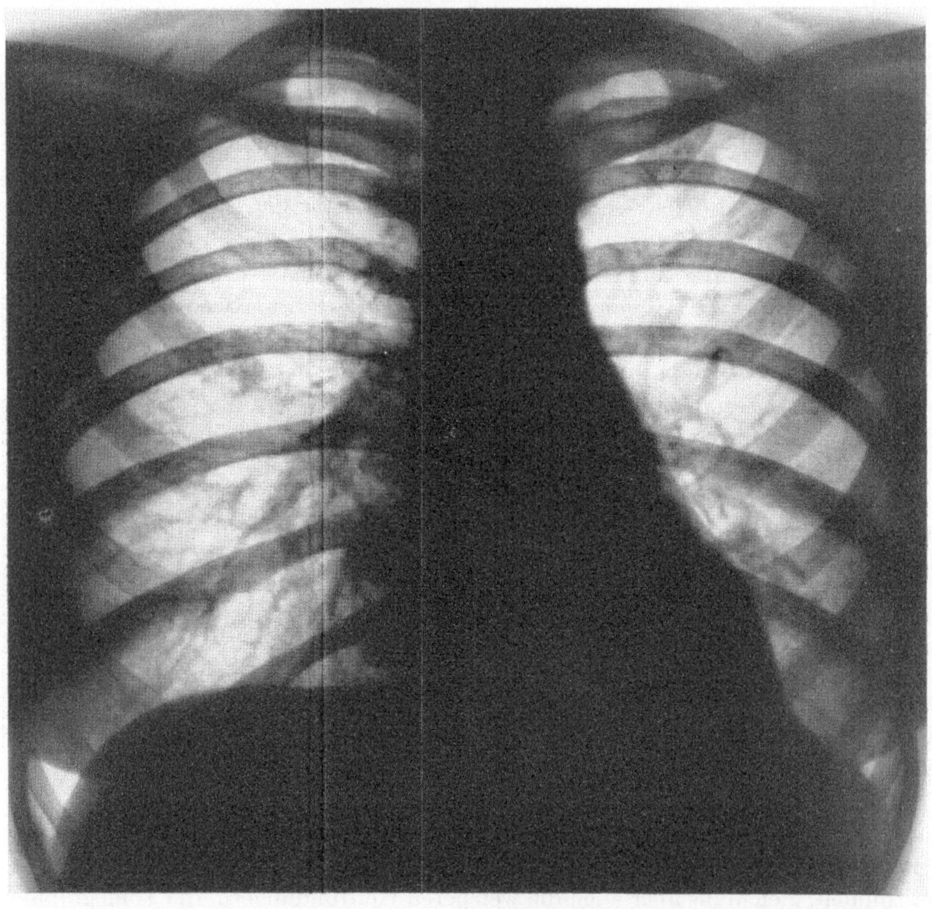

a

Abb. 10a—d. Pat. B. H. Totalatelektase des linken Unterlappens bei ausgedehnter Bronchustuberkulose. a Thoraxübersicht: Herzschatten wenig nach links verlagert. In der linken Lunge multiple, bis haselnußgroße, weichteildichte Rundherde. Im rechten Mittelfeld ein solitärer Rundherd. Status nach Fraktur der rechten 9. Rippe lateral, mit Callusbildung

Die Atelektase wurde hier weder in der Durchleuchtung noch Thoraxübersichtsaufnahme oder dem Tomogramm entdeckt. Zuerst ergab die klinische Untersuchung den Verdacht auf Atelektase des linken Unterlappens und die ventrodorsale Hartaufnahme lieferte die Bestätigung.

Wir glauben der Hartaufnahme im seitlichen wie dorsoventralen und ventrodorsalen Strahlengang einen breiteren Platz zuweisen zu dürfen, als es zumeist geschieht. Bezüglich der Aufnahme in Kreuzhohlstellung verweise ich auf das Kapitel „Das Mittellappensyndrom".

Die Tomographie

Die Tomographie tritt in den Kreis unserer diagnostischen Maßnahmen, wenn der Verdacht auf eine Tracheobronchialtuberkulose mit den routinemäßigen Röntgenuntersuchungen, der Durchleuchtung und Übersichtsaufnahme, erhoben worden ist.

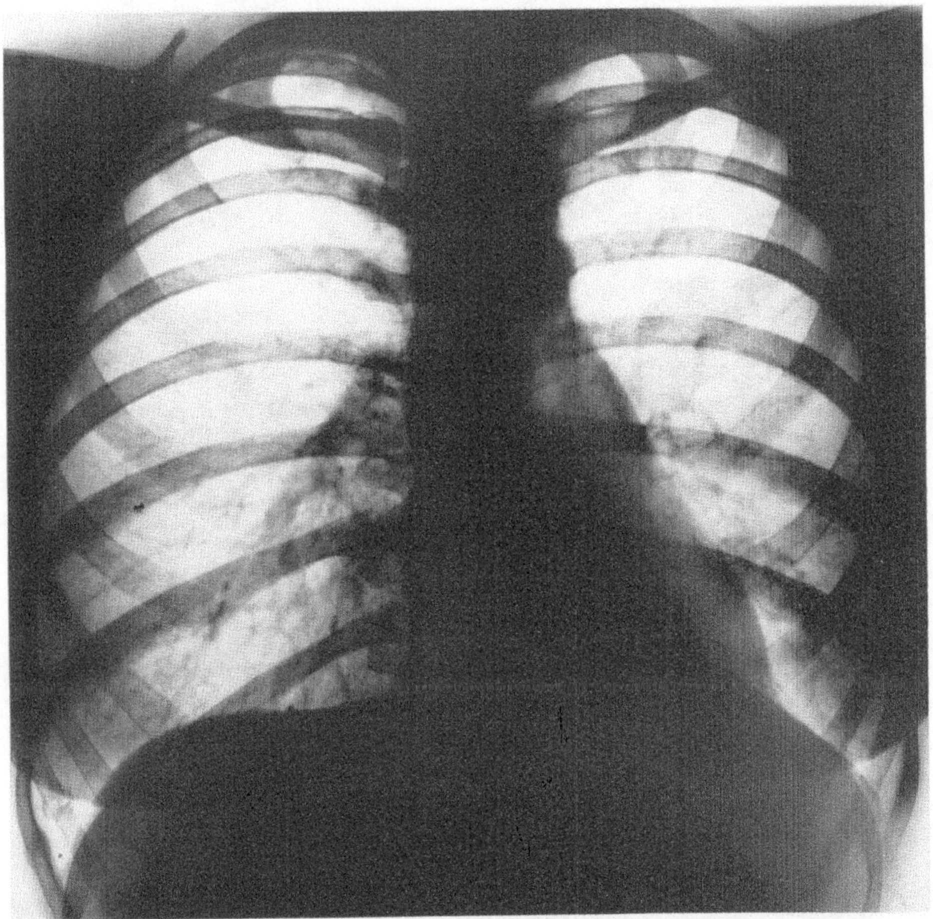

Abb. 10 b. Hartaufnahme $p-a$: Herzschatten durchschlagen. Dreieckförmige, dichte Verschattung im Winkel zwischen der Wirbelsäule und dem linken Zwerchfell, deren laterale Begrenzung etwa 1 Querfinger innerhalb des linken Herzrandes verläuft

Die Vorteile der Tomographie liegen in der Reproduzier- und Objektivierbarkeit, in der Gefahrenlosigkeit und geringen Belastung des Patienten. Als wertvolle Besonderheit erlaubt sie die Beurteilung der topographischen Beziehung zwischen der Luftröhre und den anliegenden Organen, vor allem den Lymphknoten und dem Lungenparenchym (GREINEDER, HERZOG).

Als Nachteil müssen wir die Schwierigkeiten nennen, denen die Beurteilung längerer Abschnitte, vor allem außerhalb von Verdichtungszonen, begegnet. Die Verlaufsrichtung des gesunden Tracheobronchialbaumes ist bekannt, so daß an sich eine individuelle Schnittrichtung je nach darzustellendem Abschnitt gewählt werden könnte. Pathologische Veränderungen im Thorax oder in der Luftröhre führen aber zu so starken Deformationen und Verlagerungen, die nicht voraus-

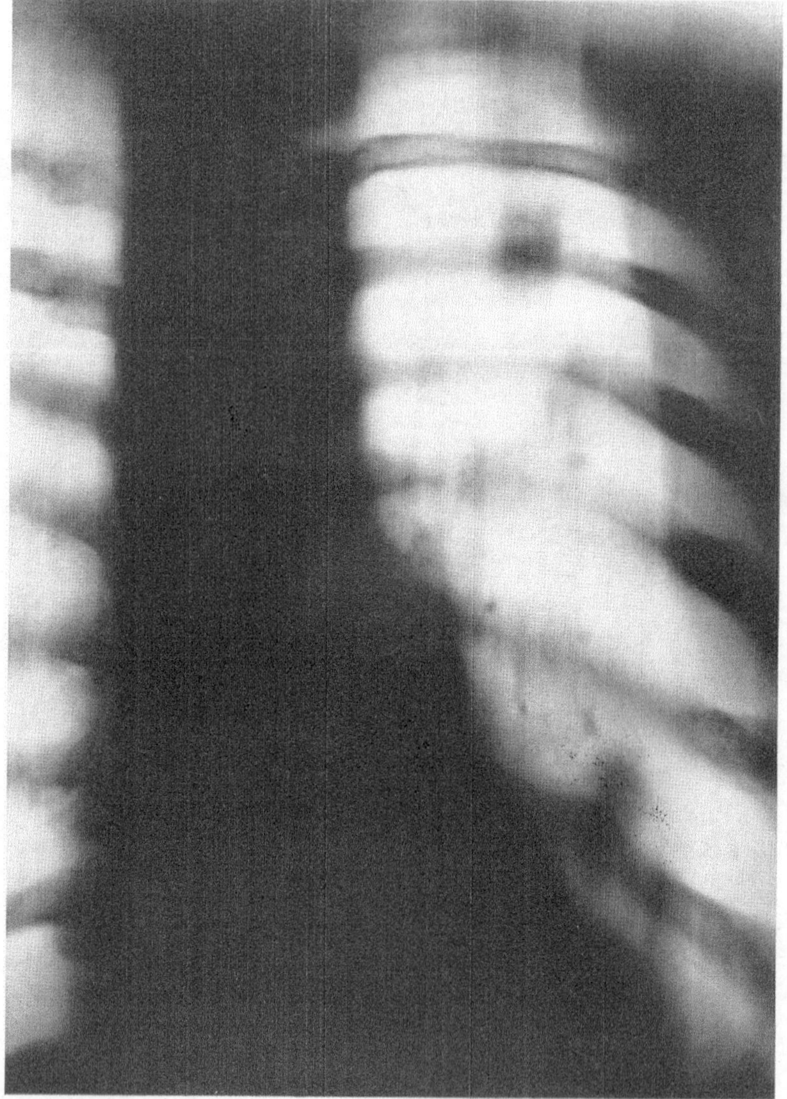

Abb. 10 c. Tomogramm des linken Hemithorax (Schicht 4): Dreieckförmige, sehr dichte Verschattung im Winkel zwischen Wirbelsäule und linkem Zwerchfell, die sicher nicht durch den Herzschatten bedingt sein kann, da dieser nicht so weit dorsalwärts reicht

zusehen sind, daß es zweckmäßiger ist, sich grundsätzlich auf die übliche frontale und sagittale Schnittebene zu beschränken.

Damit wird aber gewöhnlich nur ein kurzer Luftröhrenabschnitt deutlich gezeichnet. Sobald dieser aus der Schnittebene heraustritt, kann das Bild einer Abknickung, Stenose oder anderen Läsion entstehen, was leicht zu Fehlinterpreta-

tionen führt. Liegt zudem der zu untersuchende Luftröhrenteil außerhalb einer
röntgenologisch dichteren Umgebung (Hilus, Atelektasen, Infiltrationen), oder ist
seine Wand nicht verdickt, dann stellen sich kleinere Äste nur undeutlich dar.
Dies ist diagnostisch öfters besonders nachteilig.

Ziel der Tomographie ist die Darstellung des eigentlichen Krankheitsherdes,
der tracheobronchialen Läsion und deren sekundären, peripheren Komplikationen.

Entsprechend den Befunden der pathologischen Anatomie finden wir

1. am Ort der Krankheit:

Unregelmäßigkeiten und Deformierungen der Wand (Perlschnur oder Rosen-
kranzbildungen nach DIJKSTRA), Einengung des Lumens (funktionell oder orga-
nischer Natur) und alle Grade
der Stenosierung;

2. peripherer gelegen, als
sekundäre Veränderungen:

Zylindrische oder sackförmige Ausweitung des Bron-
chuslumens, Verödung des
Bronchuslumens, Fehlen einer
Bronchuszeichnung, Emphy-
sem, Atelektasen;

3. als Sonderformen:

Einbruch der Hilus- und
Paratracheallymphknoten ins
Lumen,

Defekte der Luftröhrenwand
und Aufhellungen im Hilus
(Hiluskaverne),

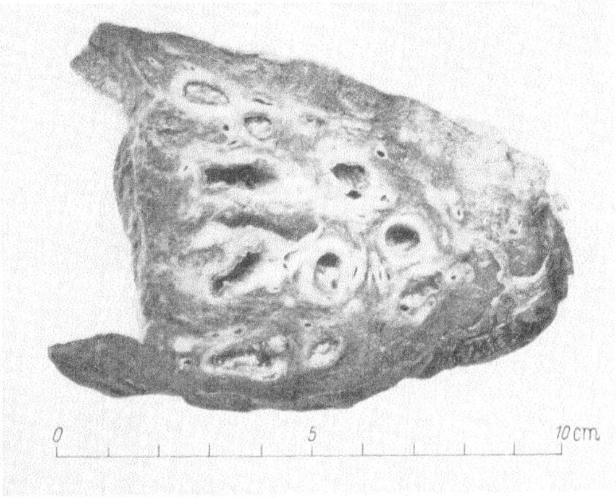

Endobronchitis, eventuell als verdickte Bronchuswand.

Die Tomographie wertvoll einesteils in der Diagnosestellung, andern-
teils für die Wahl der Therapie.

Abb. 10 d. Resektionspräparat: Multiple tuberkulöse Bronchektasien im total atelektatischen linken Lungenunterlappen

Die Tomographie zur Diagnose der Tracheobronchialtuberkulose

1 a. Die Schleimhauttuberkulose ohne Skeletdeformation

Die Tuberkulose ist im wesentlichen auf die Schleimhaut beschränkt, die
Knorpelspangen sind unversehrt, das Lumen, soweit es den knorpligen Anteil
betrifft, erhalten (s. Kapitel „Klinik", S. 29, Fall K. T.).

Trotz schweren ulcero-tuberkulösen Veränderungen der Bronchialschleimhaut
haben Übersichtsaufnahme und Tomogramm normale Befunde ergeben. Solange
das Bronchuslumen nicht weitgehend verlegt ist, kann die periphere Lunge als
völlig normal erscheinen und, sofern das Knorpelgerüst der Luftröhre keine Zerstörungen aufweist, wird im allgemeinen auch die Schichtaufnahme keine Hinweise auf die Erkrankung der Schleimhaut ergeben. Die reinen Schleimhautveränderungen sind röntgenologisch somit ungenügend darstellbar.

Für die Frühdiagnose der tuberkulösen Schleimhauterkrankung fällt die Tomographie praktisch aus.

1 b. Die stenosierende Form der Schleimhauttuberkulose

Ergreift die Krankheit tiefere Wandschichten, dann beobachten wir häufig, öfters allerdings erst in der Abheilungsphase, eine Deformierung der Wand oder Unregelmäßigkeiten, in fortgeschritteneren Stadien ausgedehnte Verengerungen oder Stenosen umschriebener Art.

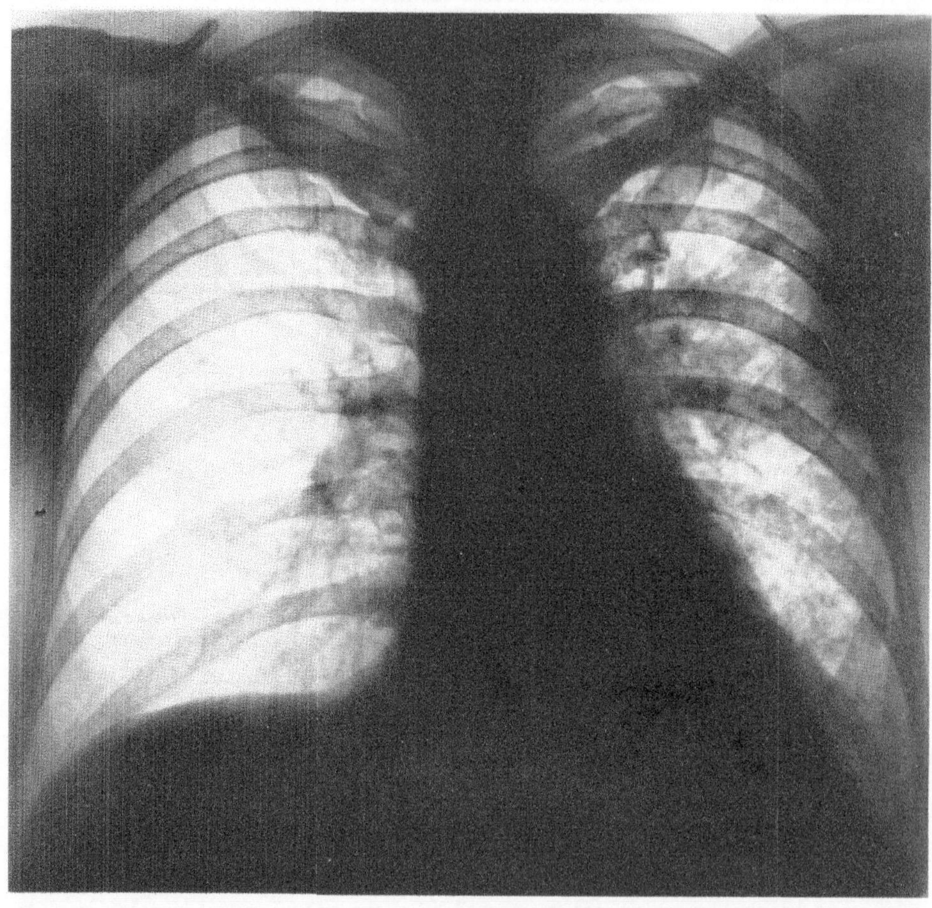

a

Abb. 11a—c. Pat. R. K. Hochgradige Stenose des linken Hauptbronchus mit multiplen tuberkulösen Bronchektasien in der linken Lunge. a Thoraxübersicht: Verlagerung des Mediastinums nach links, auffallend hohe Transparenz des ganzen rechten Hemithorax. Mittelgrobfleckige bis grobfleckige Verschattung der linken Lunge, besonders im Mittel- und Oberfeld

Diese Formveränderungen des Bronchialbaumes vermögen wir tomographisch darzustellen, weil sie das Knorpelgerüst einbeziehen. Sie bilden das für die Schichtaufnahme wichtigste Untersuchungsgebiet.

Einfach ist das Erkennen der Stenose in den großen, schwieriger in den mittleren Bronchien.

R. K., 40 Jahre, ♀. Erkrankt mit schwerem Husten, reichlich Auswurf, intermittierenden Temperaturen und auffallender Anstrengungsdyspnoe. Sputum schwach TB-positiv.

Röntgenologisch verwaschene, grobfleckige, teils streifige Zeichnung im linken Lungenfeld, inspiratorisch Verziehung der Trachea nach links, eingeschränkte Beweglichkeit des linken Zwerchfells.

Die Bronchoskopie ergibt eine ausgedehnte, ulcerierende und stenosierende Bronchustuberkulose im linken Hauptbronchus.

Unter Streptomycin Verschwinden der entzündlichen Erscheinungen, das Bougieren ergibt dennoch ein schweres Rezidiv.

Tomographisch kann die Stenose deutlich dargestellt werden. Der linke Hauptbronchus läßt auf eine lange Strecke nur noch ein geringes Restlumen erkennen. Die völlige Obliteration mit Totalatelektase der linken Lunge hat sich kurze Zeit später ausgebildet (s. Abb. 11a—c).

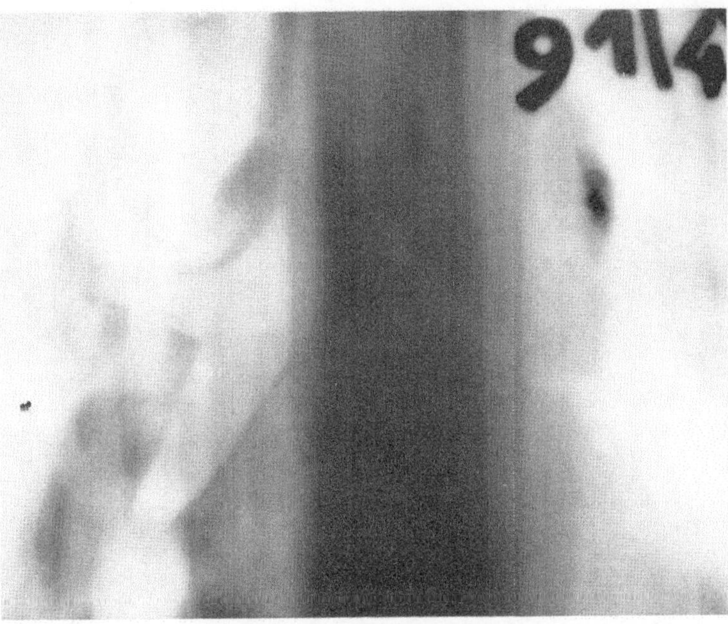

Abb. 11b. Tomogramm der Bifurkation (Schicht 9¹/₄): Hochgradige Verengerung des Lumens des linken Hauptbronchus von der Bifurkation bis etwa zur Aufzweigungsstelle, wo er sich spindelförmig erweitert

Die Tomographie der peripheren, kleinen Bronchien birgt größere Schwierigkeiten der Aufnahmetechnik wie Interpretation. KREMER weist zwar auf die erfolgreiche tomographische Darstellung besonders der tuberkulösen Spitzenbronchitis hin, wobei sich die verkästen Spitzenbronchien nach LÖSCHKE als parallele Schattenstreifen zeigen.

Deutlich können die verdickten Ableitungsbronchien der Kaverne gezeichnet sein (BERNOU). Deren Nachweis ist praktisch sehr wichtig, da ein starrer Ableitungsbronchus eine Kollapstherapie oft illusorisch macht.

U. A., 28 Jahre, ♀. Mit 20 Jahren wegen rechtskavernöser Lungentuberkulose Pneumothoraxanlage rechts. Nach Kaustik Exsudatbildung und Verschwartung.

Drei Jahre später schweres kavernöses Rezidiv links. Wegen breiter Synechien über dem Oberfeld wird durch PD Dr. W. BRUNNER ein ausgedehnter extrapleuraler Pneumothorax angelegt. Das Sputum wird nur vorübergehend bacillenfrei. Eine Restkaverne bleibt trotz gutem Kollaps bestehen. Seltenere Luftnachfüllungen mit geringerem Kollaps führen zu einem Ventilmechanismus, jetzt ist die Kaverne gebläht und wesentlich größer. Die Kollapstherapie hat infolge eines verdickten und starren Ableitungsbronchus versagt (s. Tomogramm).

Tomogramm: Abb. 12a vor Anlage des extrapleuralen Pneumothorax: Walnußgroße, dünnwandige Kaverne in der linken Lungenspitze. Der Ableitungsbronchus ist stark verdickt, besonders am Abgang aus der Kaverne. Das Lumen ist deutlich sichtbar.

Abb. 12b *4 Jahre später:* Trotz gutem Kollaps findet sich eine deutliche, dickwandige Restkaverne. Der Ableitungsbronchus ist als weite Röhre deutlich gezeichnet.

Abb. 12c *weitere 6 Monate später:* Es zeigt sich eine geblähte, dünnwandige Kaverne von ähnlicher Größe wie vor der Kollapstherapie (der extrapleurale Pneumothorax wurde jetzt weniger stark gefüllt). Der Ableitungsbronchus ist wie früher nachzuweisen.

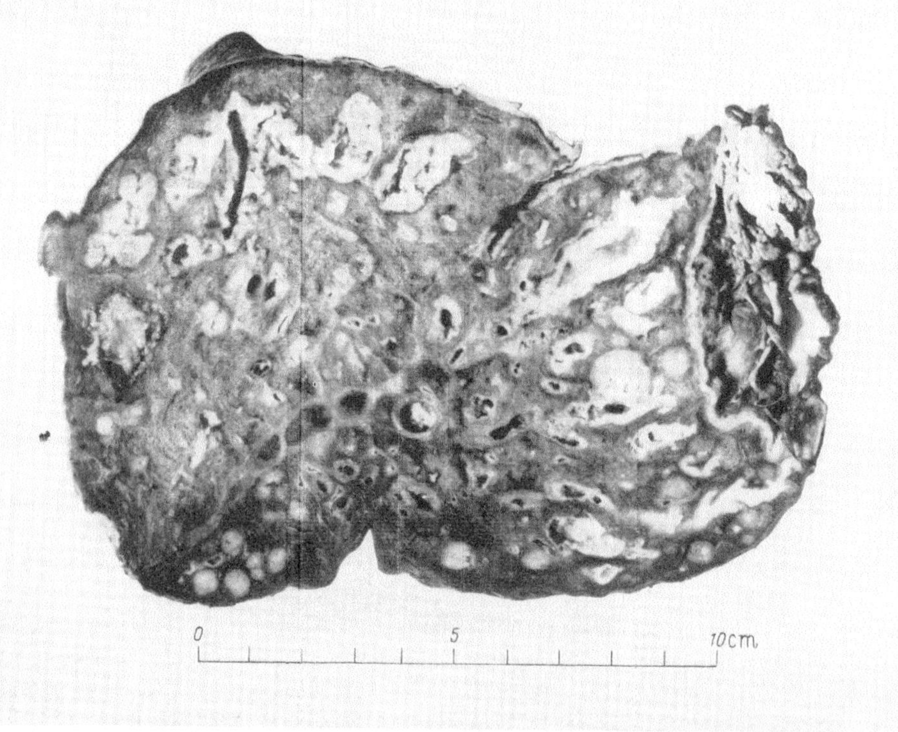

Abb. 11c. Resektionspräparat: Zahlreiche tuberkulöse Bronchektasien in der ganzen linken Lunge

Das Erkennen des dickwandigen, starren Ableitungsbronchus, eventuell mit kalkdichten Einlagerungen, ist dem Schichtbild vorbehalten. Ein Verschluß dieser Bronchien ist durch Kollapstherapie nur ausnahmsweise zu erwarten. Die Resektion ist angezeigt.

2a. Bronchiektasen, peripher der Bronchusläsion

Eine langdauernde Stenose führt besonders bei Mischinfektionen zu Bronchiektasen. Klinisch stellen wir die Verdachtsdiagnose, die oft nur tomographisch zu verifizieren ist.

B. M., 38 Jahre, ♀. Ersterkrankung mit 21 Jahren, damals Hämoptoe und linkskavernöse Lungentuberkulose. Dabei starker, unstillbarer Husten. Pneumothorax links nach kurzer Zeit aufgelassen.

Neuerkrankung im letzten Jahr: Wiederholt Sputumretention mit hohen Temperaturen, schwere Hustenanfälle.

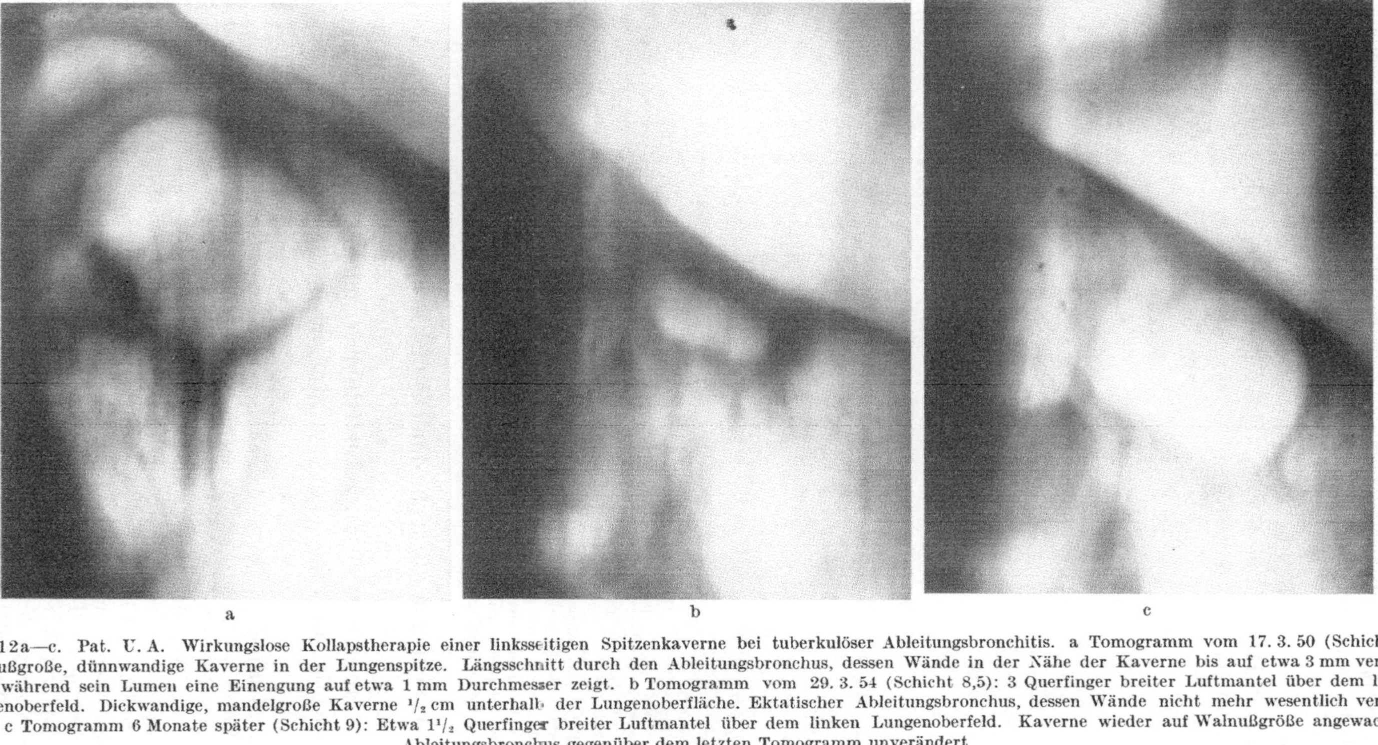

Abb. 12a—c. Pat. U. A. Wirkungslose Kollapstherapie einer linksseitigen Spitzenkaverne bei tuberkulöser Ableitungsbronchitis. a Tomogramm vom 17. 3. 50 (Schicht 9): Walnußgroße, dünnwandige Kaverne in der Lungenspitze. Längsschnitt durch den Ableitungsbronchus, dessen Wände in der Nähe der Kaverne bis auf etwa 3 mm verdickt sind, während sein Lumen eine Einengung auf etwa 1 mm Durchmesser zeigt. b Tomogramm vom 29. 3. 54 (Schicht 8,5): 3 Querfinger breiter Luftmantel über dem linken Lungenoberfeld. Dickwandige, mandelgroße Kaverne $^1/_2$ cm unterhalb der Lungenoberfläche. Ektatischer Ableitungsbronchus, dessen Wände nicht mehr wesentlich verdickt sind. c Tomogramm 6 Monate später (Schicht 9): Etwa $1^1/_2$ Querfinger breiter Luftmantel über dem linken Lungenoberfeld. Kaverne wieder auf Walnußgröße angewachsen. Ableitungsbronchus gegenüber dem letzten Tomogramm unverändert

Sputum: Reichlich Tuberkelbacillen und starke Mischinfektion.

Bronchoskopie: Ulcerös-stenosierende Tuberkulose des linken Unterlappenbronchus.

Tomogramm: Peripher des teilweise stenosierten Unterlappenbronchus links finden sich ausgedehnte, sackförmige Bronchiektasen. Diese nehmen einen Großteil des Unterlappens ein (Abb. 13).

Öfters versagen für die Darstellung der Bronchiektasen hinter einer Stenose alle anderen Röntgenmethoden, auch die Bronchographie, weil eine Füllung mit Kontrastmittel nicht möglich ist.

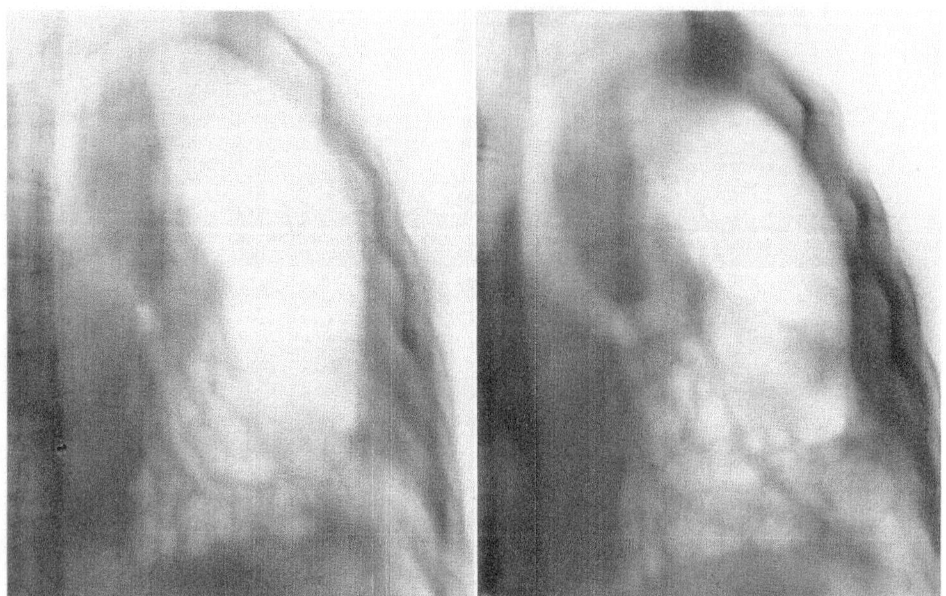

Abb. 13. Pat. B. M. Ausgedehnte Bronchektasien im ganzen linken Unterlappen bei Bronchusstenose. Tomogramme (Schichten 6,5 und 7,5): Linker Thoraxraum eingeengt. Zwerchfellkuppe auf Höhe des 8. Thoraxwirbels. Mediastinalschatten 2 Querfinger links vom linken Rande der Wirbelsäule. Auffallend hohe Transparenz des Oberfeldes und der lateralen Abschnitte des Mittelfeldes. Im medialen Abschnitt des Mittelfeldes sowie im ganzen Unterfeld im Zusammenhang mit dem Bronchialbaum grobwabige, zum Teil auch zylinderförmige Aufhellungen, die durch schmale, ziemlich dichte, septumartige Wandungen gegeneinander abgegrenzt werden

2b. Verödung des Bronchuslumens und Fehlen einer Bronchuszeichnung

Was hinter einer Totalstenose liegt, kann ausschließlich durch die Schichtaufnahme abgeklärt werden. Im Hinblick auf ein operatives Vorgehen ist es jedoch wichtig, auch die peripheren Bronchusverhältnisse so gut wie möglich zu kennen.

F. A., 26 Jahre, ♂. Vor 10 Jahren Beginn der heutigen Lungentuberkulose mit beidseitigen Spitzenherden und positivem Sputum. In den folgenden Jahren zunehmende Verlagerung des Mediastinums nach links mit gleichzeitig zunehmenden Veränderungen der linken Lunge. Vor 6 Jahren deutliche Kavernenbildung in der linken Lungenspitze mit Kavernenspiegel. Seit 3 Jahren auch klinisch die Zeichen der Bronchustuberkulose.

Bronchoskopie: Ulcerierende Schleimhauttuberkulose im linken Hauptbronchus mit Stenose desselben 4 cm nach Abgang von der Trachea.

Bronchoskopie 5 Monate später: Abheilung der ulcerösen Veränderungen, der Abgang des linken Hauptbronchus ist nicht mehr nachzuweisen.

Tomogramm zu diesem Zeitpunkt: Am Abgang des linken Hauptbronchus stellt sich ein septumähnliches Gebilde dar (verlängerte Carina?). Ein scharf umgrenztes Bronchiallumen entsprechend dem linken Hauptbronchus fehlt.

Anläßlich der später durchgeführten Pneumonektomie (PD Dr. W. Brunner) kann kein linker Hauptbronchus dargestellt werden. Ein entsprechendes Lumen fehlt (Abb. 14).

3a. Einbruch der Hilus- und Paratracheallymphknoten ins Luftröhrenlumen

Unregelmäßigkeiten der Luftröhrenwandung und damit auch Einbrüche der Lymphknoten kommen im Bereich der Hilusdrüsenpakete relativ früh zur Darstellung.

Die Größe der Lymphknotenpakete impliziert den Drüsendurchbruch nicht, entscheidend ist die Neigung zur Abscedierung und Arrosion.

B. B., 31 Jahre, ♂. Erkrankung mit Anstrengungsdyspnoe, Oppressionsgefühl, allgemeiner Müdigkeit. Kein Husten. Die Durchleuchtung ergibt einen massiven, beidseitigen Lungenhilus. Sputum immer TB-negativ.

Das Übersichtsbild zeigt entsprechend dem Durchleuchtungsbefund einen massiven, beidseitig knolligen Hilus. Die Felder frei.

Das Tomogramm läßt einen verengerten, in seinen Wandungen abnormalen Bronchialbaum nachweisen (s. Abb. 15a und b).

Trotz erheblicher Vergrößerung des beidseitigen Lungenhilus durch tuberkulöse Lymphknotenschwellung ergaben sich weder röntgenologisch noch klinisch je Hinweise auf eine Lymphknotenperforation.

Fall P. R., im Kapitel „Lymphknotentuberkulose und Lymphknotenperforation" S. 19 beschrieben, zeigte einen nur mäßig vergrößerten Hilus und dennoch eine massive Perforation. Entscheidend

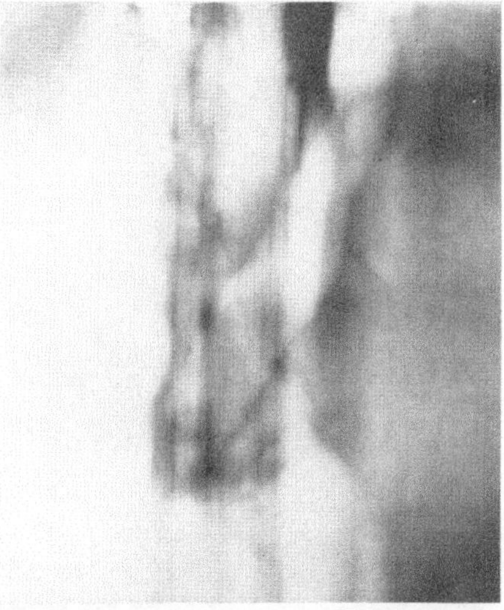

Abb. 14. Pat. F. A. Totale Obliteration des Eingangs des linken Hauptbronchus. Tomogramm (Schicht 9,5): Längsschnitt durch Trachea und rechten Hauptbronchus. Abgangsstelle des linken Hauptbronchus durch septumartiges Gebilde verschlossen. In der zu erwartenden Verlaufsrichtung des linken Hauptbronchus findet sich ein etwa bohnengroßer, in sich geschlossener Sack, der offenbar durch die ursprüngliche Bronchuswand begrenzt wird

für die Arrosion des Tracheobronchialbaumes ist demnach nicht das Maß der tuberkulösen Lymphknotenschwellung, sondern der Charakter der Lymphknotentuberkulose.

3b. Defekte der Luftröhrenwand und Aufhellungen im Hilus (Hiluskaverne)

Als Status nach Hiluslymphknotenperforation finden wir die Hiluskaverne (Uehlinger). Sie wird tomographisch zufällig erfaßt, weil der Defekt schnell durch neue Nekrosemassen ausgefüllt werden kann. Selten bleibt eine Nische über längere Zeit sichtbar. Ohne Tomographie ist die richtige Lokalisation und Diagnose eines Ringschattens im Hilusbereich kaum möglich (Brügger) und dann noch unsicher.

W. U., 30 Jahre, ♀. Vor einem Jahr erkrankt mit starkem Husten, Retrosternalschmerz, Oppressionsgefühl. Eine Kur von 6 Monaten im Mittelgebirge ergibt gewisse Besserung der Beschwerden, das Sputum ist immer TB-negativ. Auffällig ist ein dauernd verbreiteter linker Hilus.

Anläßlich der Nachkur wird ein Hilustomogramm angefertigt, das im linken Hilus, der als solcher verbreitert ist, vom Unterlappen ausgehend, medial eine erbsgroße Aufhellung aufweist. In dieser Zeit hatte die Patientin mäßigen Husten, Bröckel werden nicht ausgehustet.

Mit der Bronchographie (gezielt mit MÉTRAS-Katheter) konnte die Aufhellung nicht gefüllt werden. Eine Bronchoskopie, einen Monat später, ließ entsprechend dem jetzt negativen Tomogramm keine Perforationsöffnung nachweisen, hingegen eine Raffung der Knorpelringe. (s. Abb. 16).

3 c. Endobronchitis caseosa

Die ausschließlich peripher lokalisierte Endobronchitis caseosa (Deckflächennekrose nach UEHLINGER) oder ulcero-caseöse tuberkulöse Bronchitis (CLEGG) ist

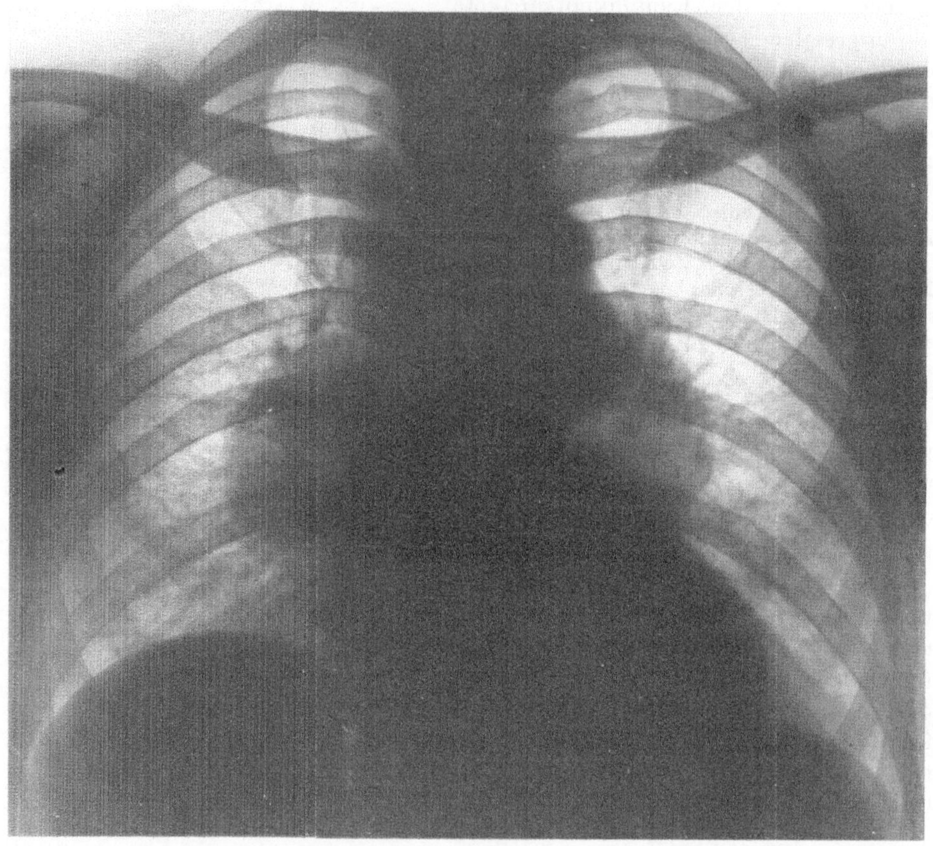

a

Abb. 15a und b. Pat. B. B. Schwere doppelseitige Hilusdrüsentuberkulose. a Thoraxübersicht: Mächtige, bogig begrenzte Hilusvergrößerung beidseits. Fein- bis mittelgrobfleckige Trübung beider Unterfelder, Interlobärlinie rechts

nur mit dem Tomogramm zu erfassen. Das Bronchuslumen kann vollständig fehlen, die Wand ist stark verdickt, und peribronchial lagern sich käsig-nekrotische Massen. Im Übersichtsbild läßt sich die bronchiale Grundstruktur nicht erkennen, da die peribronchialen Nekrosen sich stark ausweiten und zusammenfließen können (CLEGG). Ist die Krankheit umschrieben, so wird sie zur chronischen, bacillären Streuquelle; bei ausgedehnter Erkrankung sehen wir Atelektasen und peribronchiale tuberkulöse Abscesse.

H. B., 43 Jahre, ♀. Vor 15 Jahren Kur wegen einer doppelseitigen offenen Lungentuberkulose ohne kavernösen Zerfall. Rezidiv vor 7 Jahren und Neuerkrankung vor 6 Monaten.

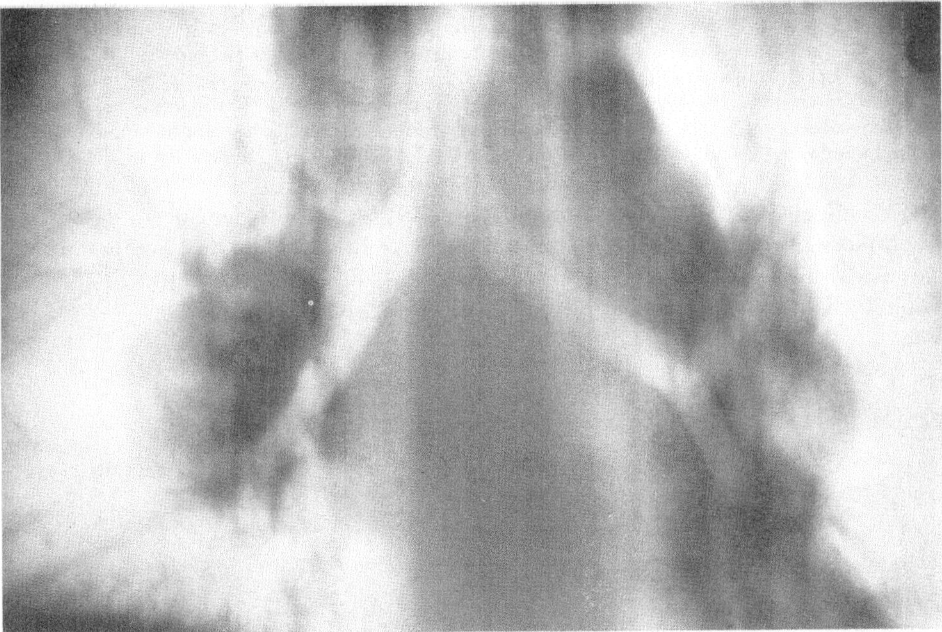

Abb. 15b. Tomogramm beider Hili (Schicht 10): Längsschnitt durch Trachea, große Bronchien, deren Lumina nicht verengt sind. Multiple bis hühnereigroße Tumorknoten in beiden Hili

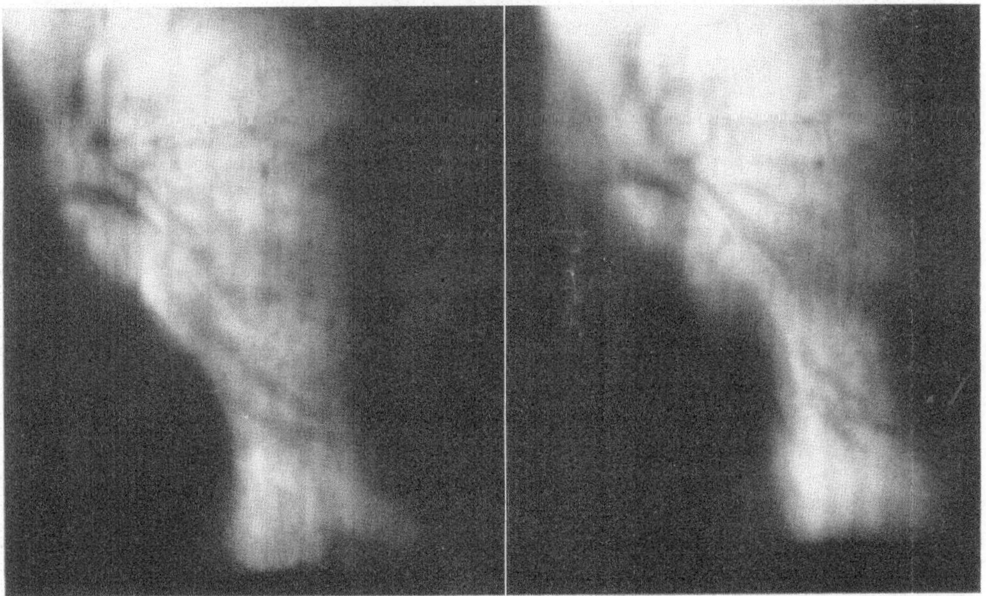

Abb. 16. Pat. W. U. Linksseitige Hiluskaverne. Tomogramme (Schichten 10,25 und 10,5): Schnitt durch die Aufzweigungsstelle des linken Hauptbronchus. In Schicht 10,5 haselnußgroße, rundliche Aufhellung im Winkel zwischen dem Oberlappenbronchus und dem Lingulabronchus. In Schicht 10,25 etwa 3 mm breite Kommunikation zwischen der Kaverne und dem Stammbronchus

Jetzt findet sich ein doppelseitiger, links ausgedehnterer infiltrativer Prozeß ohne groben Zerfall. Nur nach der Bronchoskopie, die im übrigen einen normalen Befund ergab, wurden einmal Tuberkelbacillen im Sputum gefunden.

Das Tomogramm ergibt im linken Lungenoberlappen eine mäßige Verdickung des gesamten apicoposterioren Segmentastes mit distal angeordneten, einer Traube ähnlichen, ovalären Auftreibungen, d. h. Infiltrationen (am deutlichsten in Schicht 10,5, aber auch in Schicht 8 sichtbar, hier teilweise mit zentraler Aufhellung) (s. Abb. 17).

Es handelt sich um das röntgenologisch typische Bild der ulcero-caseösen tuberkulösen Bronchitis nach Clegg. Das negative Röntgenbild und Tomogramm, wie es die Endobronchitis caseosa (Uehlinger) oft aufweist, wurde S. 29, im Kapitel „Klinik der Tracheobronchialtuberkulose", beschrieben.

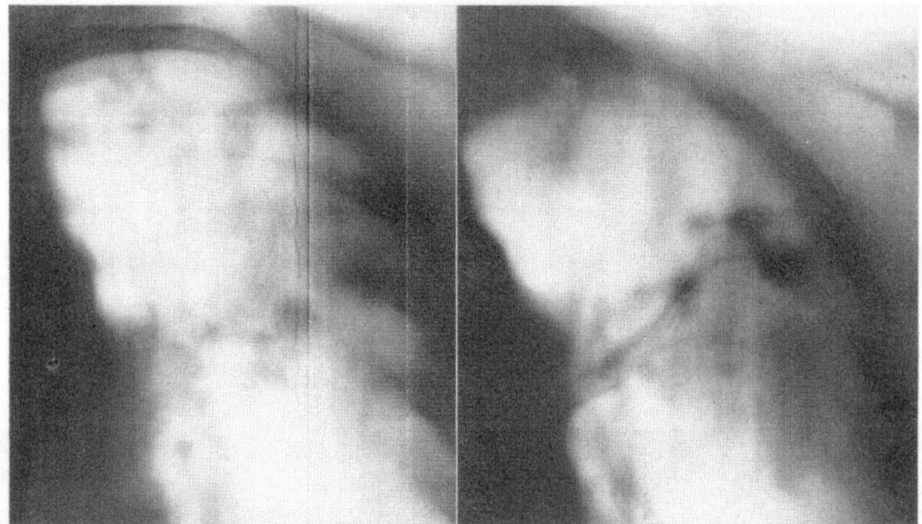

Abb. 17. Pat. H. B. Periphere Endobronchitis caseosa. Tomogramme des linken Ober- und Spitzenfeldes (Schichten 8 und 10,5): Zahlreiche rundliche oder ovaläre, bis haselnußgroße Verschattungen, teilweise mit zentraler Aufhellung. Entlang dem apicoposterioren Segmentbronchus mehrere solche Herde in traubenförmiger Anordnung. Wandung des apikalen Segmentbronchus bis weit in die Peripherie hinaus deutlich verdickt

Die Tomographie in der Therapie

Das Erheben eines genauen Status der Luftröhre ist wichtig für die Wahl unserer Therapie.

Bronchiektasen bei Kavernisierung und florider Bronchustuberkulose sind als schwerwiegende Komplikation zu betrachten. Chemotherapeutisch ist möglicherweise die Kaverne zum Verschwinden zu bringen und die Bronchustuberkulose endoskopisch ebenfalls. Die Bronchiektasen bleiben aber als ein gefährlicher Focus erhalten, der, wenn möglich, entfernt werden sollte (s. Fall F.R., Kapitel „Lymphknotentuberkulose und Lymphknotenperforation", S. 15).

Die Kaverne mit dickwandigem Ableitungsbronchus ist für eine Kollapstherapie ungeeignet. Eine Beeinflussung durch die Engerstellung ist nicht zu erwarten. Die Resektion ist das Mittel der Wahl (Overholt) (s. Fall U.A., S. 49).

Die Tomographie gehört zu unseren besten diagnostischen Hilfsmitteln zur Untersuchung der Tracheobronchialtuberkulose. Für die Frühdiagnose der oberflächlichen Schleimhauttuberkulose ist sie zwar ungeeignet. Sie wird aber bei aller Vorsicht der Interpretation unentbehrlich zur Beurteilung von Deformationen und Stenosen der großen Bronchialäste und zur Beobachtung des Heilungsablaufes. Für die Indikationsstellung zur chirurgischen Therapie gibt sie wertvolle Hinweise.

Die Bronchographie

1922 haben SICARD und FORESTIER das Lipiodol eingeführt und erstmals zur Darstellung des Bronchialbaumes verwendet. Die Indikation zur Bronchographie bei Lungentuberkulose zeigte starke Differenzen. HUIZINGA, ZUIDEMA u. a. haben bei aller Vorsicht schon früh die Bronchusfüllung auch bei Lungentuberkulose als wertvoll befürwortet. STÖCKLIN und seine Schule waren in der Anwendung dieser Untersuchungsmethode äußerst zurückhaltend und lehnten sie bei offener Tuberkulose als kontraindiziert ab.

Gefahren. Drei Gefahren stehen im wesentlichen zur Diskussion:

1. Die bronchogene Aussaat, wobei das Kontrastmittel als Vehikel in Frage kommt.

2. Das Auftreten von Jodismus und dadurch die Möglichkeit einer Aktivierung von Lungenherden.

3. Dauerdepots von Kontrastmittel im Lungenparenchym mit konsekutiver Fibrosierung (ZOLLINGER, WERTHEMANN und VISCHER).

Neue Anwendungsformen des Lipiodols (Beimischung von Sulfonamidpulver usw.) (LEMOINE, HUIZINGA) und vor allem die Einführung wasserlöslicher Kontrastmittel wie Joduron B (SCHINZ, F. K. FISCHER), Perabrodil B, Dionosil usw. haben die letztgenannten Gefahrenmomente wesentlich vermindert. Das Lipiodol-Sulfonamidgemisch gelangt nicht mehr in die Alveolen und wird bei lege artis durchgeführter Untersuchung prompt ausgehustet, die wasserlöslichen Kontrastmittel werden in kurzer Zeit resorbiert und durch die Nieren ausgeschieden. Granulombildungen sollen nach Joduron B-Bronchographie nur dann auftreten, wenn es infolge einer Überspritzung zu einer Alveolarfullung gekommen ist. Die trotz dieser Fortschritte noch mögliche bronchogene Streuung (unspezifisch wie spezifisch) wird durch die Abschirmung mit den modernen medikamentösen Wirkstoffen zur Ausnahme und gefahrloser.

Gleichzeitig mit diesen technischen Verbesserungen der Bronchographie kam das Verlangen der modernen Thoraxchirurgie nach einer eingehenderen Abklärung des Tracheobronchialbaumes (A. BRUNNER, W. BRUNNER, EERLAND, GORDON, SCHINZ usw.).

So dürfen und müssen wir die Indikation zur Bronchographie insbesondere bei der Lungentuberkulose wesentlich weiter spannen, als dies früher der Fall gewesen ist.

Die Bronchographie tritt dabei nicht in Konkurrenz zur Bronchoskopie, sondern wird zur Ergänzung. Während die Bronchoskopie die Feststellung der Natur der Stenose erlaubt, zeigt uns die Bronchographie deren Form und Ausdehnung.

Die diagnostischen Möglichkeiten des Bronchogramms sind für alle Affektionen der Luftröhre prinzipiell die gleichen. Es gestattet die Darstellung

1. von Erweiterungen des Tracheobronchialbaumes oder eventuell Hohlräumen der Lunge,

2. von Verengerungen oder Stenosen,

3. von Verlagerungen (HUIZINGA).

Indikation. Eine Großzahl der tuberkulösen Bronchuserkrankungen muß somit erkennbar werden, und darauf basieren wir unsere Indikation:

Wir wenden überall dort eine Bronchographie an, wo ein präziser Gesamtbronchialstatus erhoben werden soll:

1. Vor zahlreichen Lungenresektionen und der Mehrzahl der Dekortikationen, eventuell vor einer Kollapstherapie.

Es soll dabei nicht nur der Bronchus im engeren Operationsgebiet, sondern auch in der übrigen Lunge dargestellt werden. Oft sind ausgedehnte Veränderungen in früher erkrankten Lungenabschnitten zu erkennen, die im Übersichtsbild nicht zur Darstellung kommen (GORDON). Stenosen in kollateral durchlüfteten Lungensegmenten (besonders wichtig in der Nachbarschaft eines zu resezierenden Lungenabschnittes) oder sog. „stumme" Bronchiektasen.

Die zu resezierende Herdbildung wird gleichzeitig genauer, lokalisiert, sowohl in bezug auf die Nachbarsegmente, wie auf den Bronchialbaum, was dem Chirurgen den Operationsplan wesentlich erleichtern kann.

Die Bronchographie zeigt am besten Veränderungen des Bronchialbaumes in der Kollapslunge, was über die Aussichten einer Dekortikation weitgehend entscheidet (GORDON).

Erhebliche Bronchusstenosen, selbst in Subsegmentästen, sprechen gegen eine Kollapstherapie.

2. Nach Resektion oder kollapstherapeutischen Eingriffen mit Mißerfolg, wo die Komplikation außerhalb des Sichtbereiches des Bronchoskops gelegen ist. Wir entdeckten periphere Bronchustuberkulosen, Stenosen oder Fisteln, die nicht erfaßt werden konnten.

3. Ebenso erwägen wir die Bronchographie bei der Endobronchitis tuberculosa (E. J. FISCHER, F. K. FISCHER), um die oft multiplen Lokalisationen festzustellen, sowie zur Ergänzung der Endoskopie bei Stenosen und Bronchiektasen.

4. Praktisch wichtig wird die Bronchographie bei wiederholt positivem Sputum ohne erkennbare Quelle und ebenso nach rezidivierenden Hämoptoen.

5. Auf die zahlreichen Indikationen bei nichttuberkulöser Ätiologie kann *hier* nur summarisch hingewiesen werden (STILLER):

Bronchektasien,

chronische Bronchitiden,

Tumoren,

Lungenabsceß,

eventuelle Fremdkörper.

Gegenindikationen sind ein schlechter Allgemeinzustand, ein feuchter Bronchialbaum mit reichlich Auswurf, große Bacillenmengen und hochaktive Tuberkuloseherde.

Bei wesentlich verminderter Vitalkapazität sollen nur Teilgebiete bronchographiert werden, eventuell in mehreren Sitzungen.

Jodallergie bei Joduron, Allergie gegen das Lokalanaestheticum, Asthma und Emphysem, schlechte Nierenfunktion sind weitere teils relative Gegenindikationen.

Komplikationen. Bei Verwendung der Kontrastmittel Joduron B und Dionosil ist das Risiko der Untersuchung als gering zu bezeichnen. Hie und da kommen zwar Temperaturschübe von einem bis mehreren Tagen zur Beobachtung, wohl herrührend von nicht expektoriertem Kontrastmittelträger (Cellulose). Vorübergehend können auch vermehrter Husten und Auswurf auftreten. Herdaktivierungen haben wir dagegen nicht gesehen (Zuidema hatte selbst mit Lipiodol bei 100 Bronchogrammen keine Verschlechterung Lungenbefunde beobachtet).

Technik. Auf die Technik der Bronchographie wie der Röntgenaufnahmen soll hier nicht eingegangen werden. Es sei aber unterstrichen, daß nur einwandfreie Bilder in mehreren Strahlenrichtungen (dorsoventral, seitlich und schräg) uns vor Fehlinterpretationen zu schützen vermögen.

Das Lesen der Bronchogramme verlangt viel Erfahrung und systematisches Vorgehen. Wir empfehlen deshalb das folgende Beurteilungsschema:

1. Wir suchen nach allen Ästen des Bronchialbaumes, eventuell überzähligen.

2. Wir vergleichen die Lage im Raum und bestimmen die Ramifikationswinkel.

3. Wir messen das Lumen und suchen die typische Verjüngung zur Peripherie.

4. Wir beurteilen die Wandbeschaffenheit.

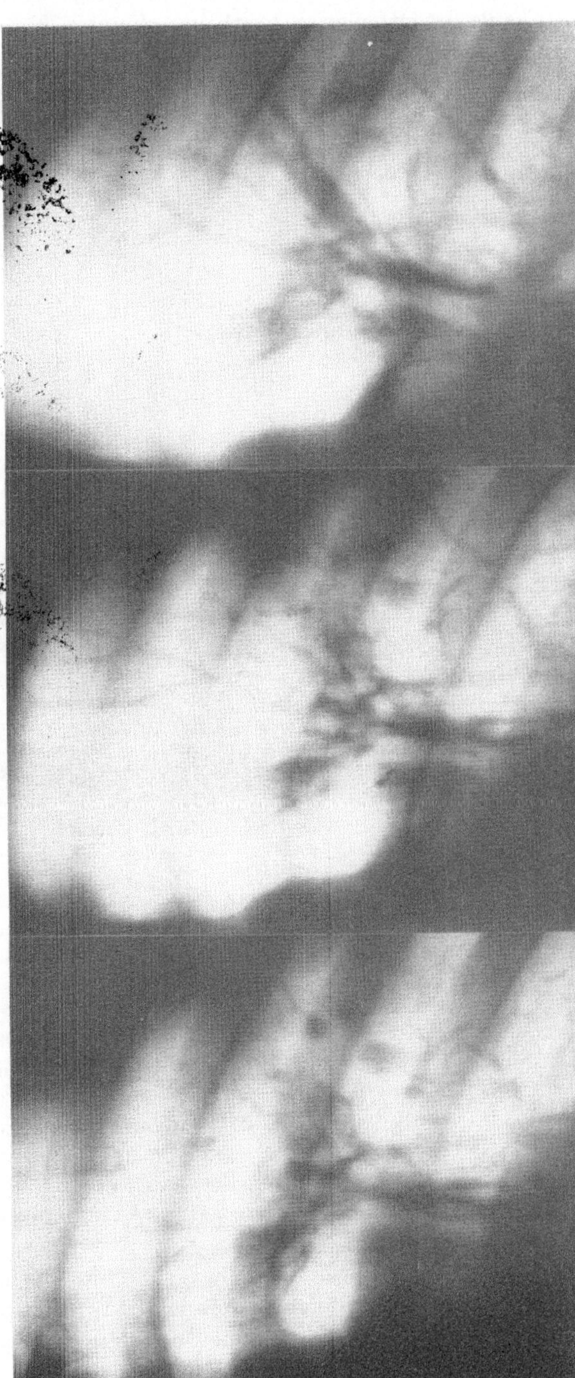

Abb. 18a—c. Pat. M. A. Periphere Bronchustuberkulose im posterioren Segmentast des linken Oberlappenbronchus. a Tomogramme: In Schicht 5 etwa bleistiftbreite, streifenförmige Verschattung, die vom Hilus aus lateralwärts ansteigt. Verlaufsrichtung etwa dem posterioren Segmentbronchus entsprechend

Zu berücksichtigen ist die Atemphase, besonders in der Beurteilung der Lumina und der Aufzweigungswinkel. Engerstellung kann einem technisch bedingten oder unspezifisch entzündlichen Spasmus entsprechen, die Unterbrechung der Kontrastmittelsäule eventuellen Sekretbeimischungen (bronches cassées, bronches

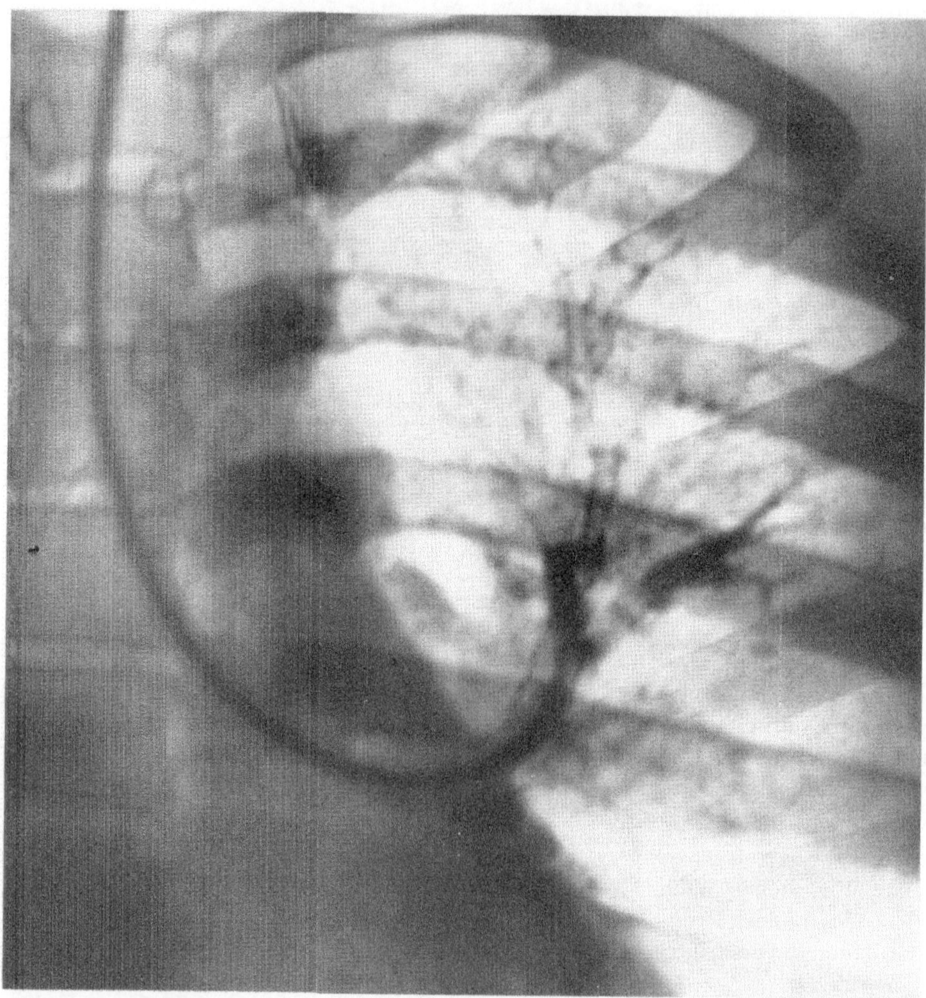

Abb. 18b. Gezielte Bronchographie: Etwa 1½ cm distal von der ersten Aufzweigung des linken Oberlappenbronchus zweigt sich der apicoposteriore Bronchus in seine Segmentäste auf. Einschnürung an der Abgangsstelle des posterioren Segmentastes, dann etwa 1 cm lange, spindelförmige Erweiterung und erneute Verengerung. Keine Füllung seiner peripheren Aufzweigungen

fragmentées). Die zu starke Füllung, besonders mit dem MÉTRAS-Katheter, führt zu den lacs d'opacification. Die vorzeitige Aufnahme oder die geringe Füllung kann Defekte vortäuschen.

In ausgedehnt erkrankten Lungenabschnitten werden die Bronchialäste oft ungenügend dargestellt. Infolge verminderter Ventilation ist der inspiratorische Sog kleiner, das Kontrastmittel vermag nicht bis in die Peripherie zu gelangen, trotzdem die Luftwege durchgängig sind.

Einige typische bronchographische Befunde mögen unsere Ausführungen er-
gänzen.

1. Periphere Bronchustuberkulose (Tuberkulose in einem kleinen Bronchusast).
Bronchoskopisch können nur die proximalen Bronchusabschnitte übersehen

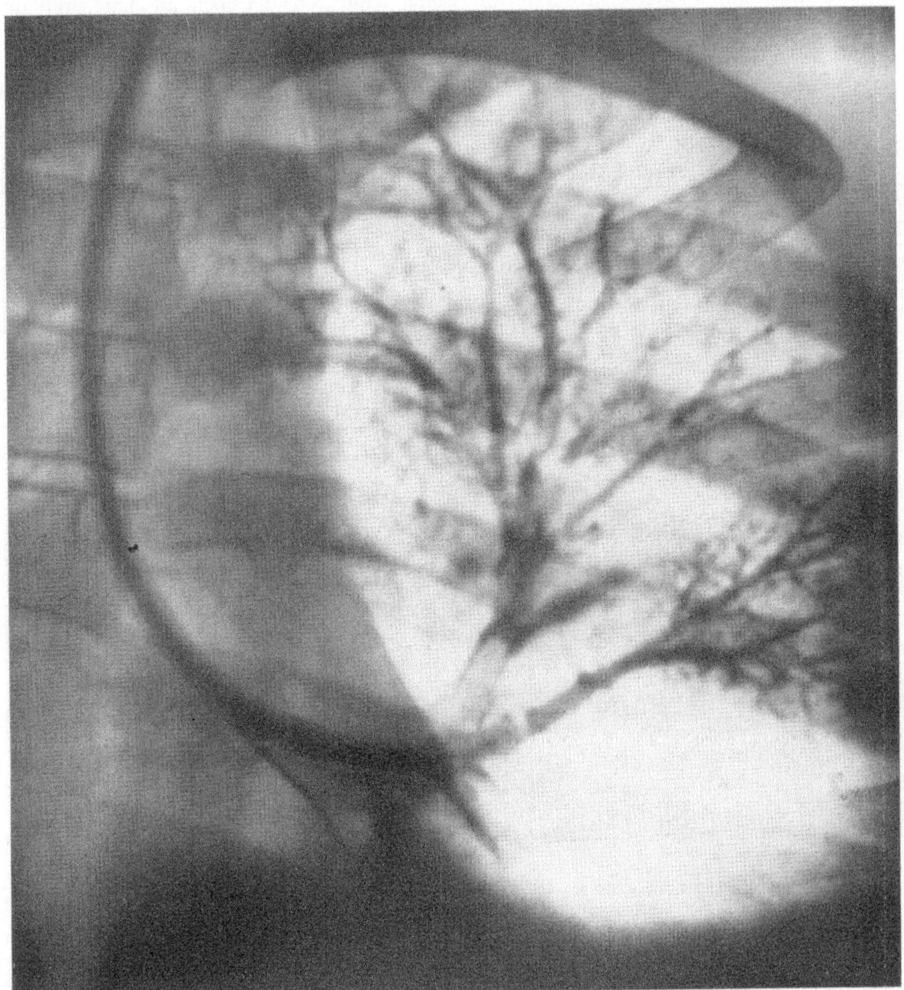

Abb. 18 c. Gezielte Bronchographie 5 Monate später: Normalweite Abgangsstelle des posterioren Segmentastes.
Gute Kontrastdarstellung seiner peripheren Aufzweigungen

werden, die Peripherie ist direkter Sicht nicht zugänglich. Wir benötigen die
Kontrastmitteldarstellung.

M. A., 20 Jahre, ♀. Vor 8 und 5 Jahren kurze Kuren wegen Halsdrüsentuberkulose. Vor
einem halben Jahre erkrankt an linksseitiger offener Lungentuberkulose. Auch im Tomogramm wird kein Zerfallsherd festgestellt, dagegen in den Schichten 6—8 vom oberen Hiluspol ausgehend eine streifige Verschattung.

Bronchoskopie: Normaler endoskopischer Befund.

Bronchographie: Der posteriore Segmentast des linken Oberlappenbronchus geht nach
$1^1/_2$ cm aus dem gemeinsamen apicoposterioren Stamm hervor und füllt sich nur auf 2—2,5 cm

mit unscharfen Konturen und mit deutlicher Verengerung am Abgang und fehlender Darstellung der Peripherie.

Nach 5 Monaten intensiver Chemotherapie wird das Sputum definitiv TB-negativ und die Verschattung im Übersichtsbild ist verschwunden.

Neue Bronchographie: Der posteriore Ast des apicoposterioren Segmentastes ist durchgängig, peripher gibt er deutlich 3 Äste ab. Seine Konturen sind noch unscharf, und die Lichtung vor der Aufzweigung erweitert (s. Abb. 18a—c).

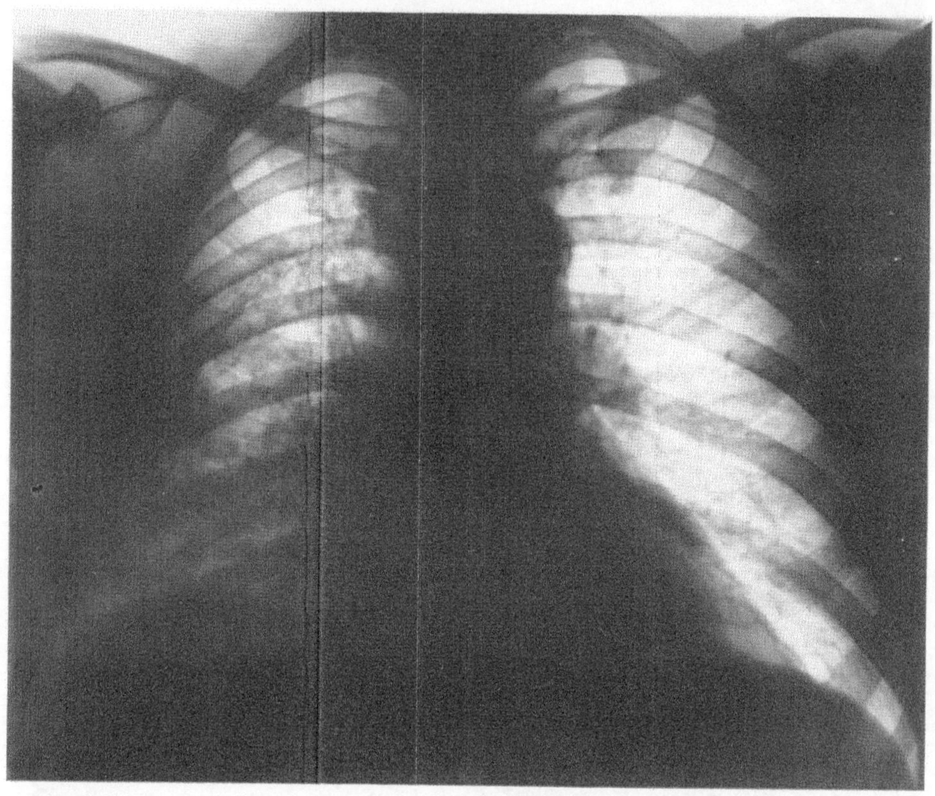

a

Abb. 19a—c. Pat. I. T. Tuberkulöse Bronchektasien des rechten Lungenunterlappens nach wahrscheinlichem Lymphknotendurchbruch. a Thoraxübersicht: Relativer Zwerchfellhochstand rechts, deutlich verminderte Transparenz der ganzen rechten Lunge mit Ausnahme der lateralen Teile des rechten Oberfeldes. Im rechten Mittel- und Unterfeld zahlreiche, reiskorn- bis erbsgroße, ziemlich dichte Schattenherde und vermehrte Streifenzeichnung

Durch die Bronchographie war es möglich, die Bacillenquelle im peripheren Bronchus zu eruieren und ihre Umwandlung unter der tuberkulostatischen Therapie zu verfolgen.

2. Tuberkulöse Bronchektasien. Bronchektasien sind ganz allgemein ein Hauptindikationsgebiet für die Bronchographie. Im Gegensatz zum schmalen Ableitungsbronchus der Kaverne füllen sich die Bronchektasien viel leichter. Die Lage der Bronchektasien kann nach GORDON differentialdiagnostisch ausgewertet werden: Tuberkulöse Bronchektasien liegen vorwiegend in den posterioren und apikalen Lappenbezirken. Rein morphologisch können die tuberkulösen Bronchektasien bronchographisch kaum von den nichttuberkulösen unterschieden werden.

I. T., 43 Jahre, ♂. Vor einem Jahr erste Krankheitssymptome, besonders Husten und eitriger Auswurf. 6 Monate später wird ein ausgedehnter Prozeß im rechten Lungenunterfeld festgestellt. Sputum TB-positiv.

Die wiederholte Bronchoskopie ergibt einen normalen endoskopischen Befund.

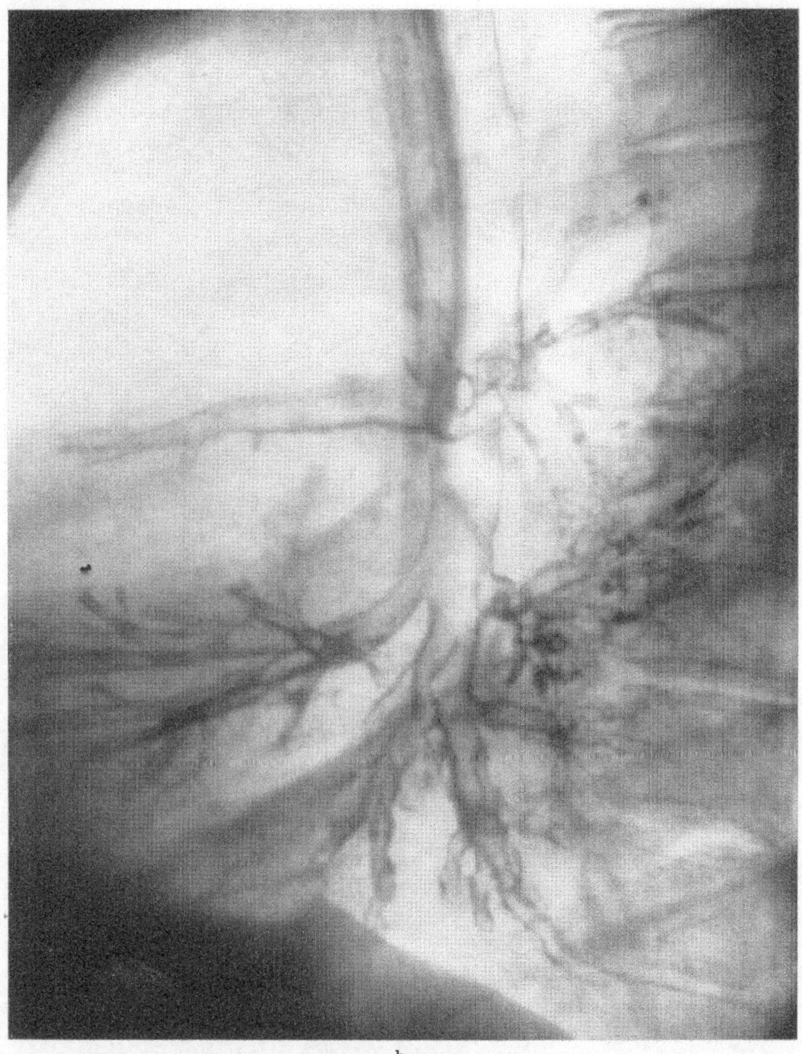

Abb. 19 b₁ und b₂. Bronchogramm der rechten Seite, a.-p. und seitlich: Unterlappenäste entsprechend dem Zwerchfellhochstand etwas nach oben verdrängt, zum Teil büschelförmig angeordnet. Lumina der Segment- und Subsegmentäste durchwegs ektatisch, stellenweise mit Einschnürungen und buchtigen Erweiterungen

Die Bronchographie zeigt deutliche zylindrische Bronchiektasen, besonders im rechten Lungenunterlappen, infolge Hochstand des Zwerchfells sind die Brochialäste zusammengedrängt.

Die Resektion des rechten Lungenunterlappens (PD Dr. W. BRUNNER) war durch die intensive Verwachsung des Unterlappenbronchus mit den Hiluslymphknoten sehr erschwert. Zum Teil mußten die Lymphknoten scharf vom Bronchus abgesetzt werden. „Ohne Zweifel hatte früher eine Lymphknotenperforation in den Unterlappenbronchus stattgefunden."

Seit der Resektion des Unterlappens ist der Patient im Sputum immer TB-negativ.

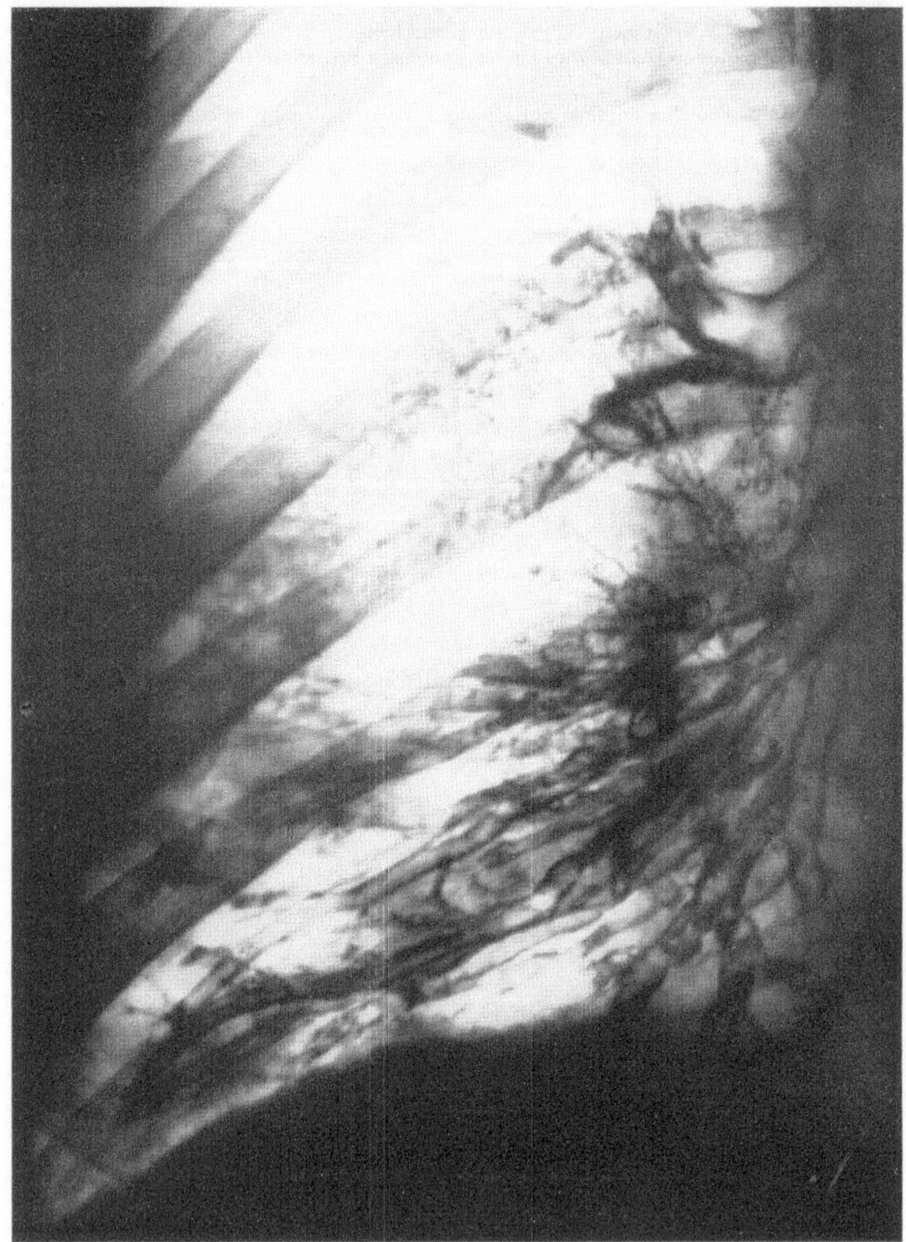

Abb. 19 b$_2$

Das Resektionspräparat (Prof. UEHLINGER, Zürich) ergab: Chronisch-produktive Tuberkulose des rechten Unterlappens. Teilweise narbige Umwandlung der Bronchialwände. Eindeutiger Lymphknotendurchbruch nicht mehr erkennbar (s. Abb. 19a—c).

3. **Bronchusfistel.** In den proximalen Bronchusabschnitten ist die Bronchographie wertvoll zur Abklärung der Lage, Breite und Ausmündung der Fistel,
in der Peripherie zur Diagnose der Fistel als solcher.

B. R., 31 Jahre, ♂. Vor 8 Jahren wird eine offene, links kavernöse Lungentuberkulose festgestellt, die konservativ vorübergehend abheilte. Vor 5 Jahren Rezidiv, weshalb eine 5-Rippenplastik und 1 Jahr später auswärts die Lobektomie des linken Oberlappens durchgeführt wurde. Wegen neuerdings positiven Sputums Einweisung in unsere Heilstätte.

Tomographie: Unter der Plastik ganz vorn in Schicht 11, 25— 12 kleinkirschgroße, scharf begrenzte Aufhellung. Fragliche Kaverne, eventuell umschriebene Empyemhöhle (Abb. 20a und b).

Bronchoskopie: Reizloser Oberlappenbronchusstumpf nach Lobektomie. Keine sichere Fistelbildung nachweisbar.

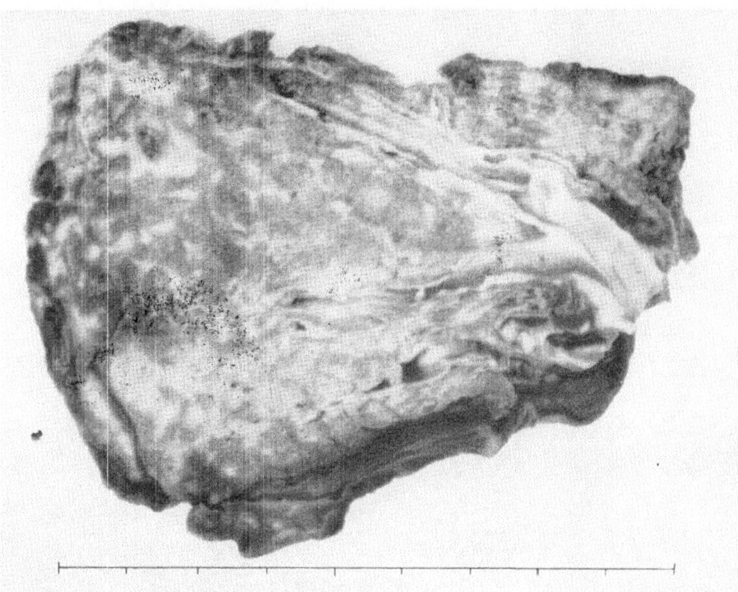

Abb. 19 c. Resektionspräparat des rechten Lungenunterlappens: Bronchuslumen stellenweise buchtig ausgeweitet (auf der Photographie nicht deutlich zu sehen)

Bronchographie: Einwandfreie Fisteldarstellung, ausgehend vom Oberlappenstumpf mit Füllung einer peripher gelegenen kirschgroßen Höhle (Abb. 20c und d).

Operation am 14. 11. 55 (PD Dr. W. BRUNNER): Nachweis einer kirschgroßen Empyemhöhle, verbunden durch Fistelgang mit dem Oberlappenbronchusstumpf. Verschluß der Fistel. Seither ist der Patient im Sputum TB-negativ.

4. Bronchusstenose. Bronchographisch versuchen wir vor allem das Hindernis zu lokalisieren. Die Abklärung der Natur des Hindernisses ist die 2. Aufgabe. Von einem echten Stop und damit Hindernis sprechen wir nur, wenn er in mehreren Bronchogrammen immer an derselben Stelle gefunden wird.

Die Form des Stops kann über seine Natur manches aussagen: Die glatte, konvexe Begrenzung zum Lumen spricht für Tumor, die mehr trichterförmige für Kompression, eine rauhe, unregelmäßige Oberfläche für Exulceration. Die endgültige Entscheidung bringt aber nur die histologische Untersuchung.

A. F., 26 Jahre, ♂. Vor 2 Jahren Lungenentzündung in der rechten Spitze. Kurzfristige Abheilung. Vor 3 Monaten neuerdings „Lungenentzündung" im rechten Lungenspitzenfeld mit intensiver Verschattung. Einweisung in unsere Heilstätte.

Keilförmige Verschattung des rechten Lungenoberlappens, vorwiegend im pectoralen Segment. Übriger Lungenoberlappen kaum verändert. Sputum TB-negativ.

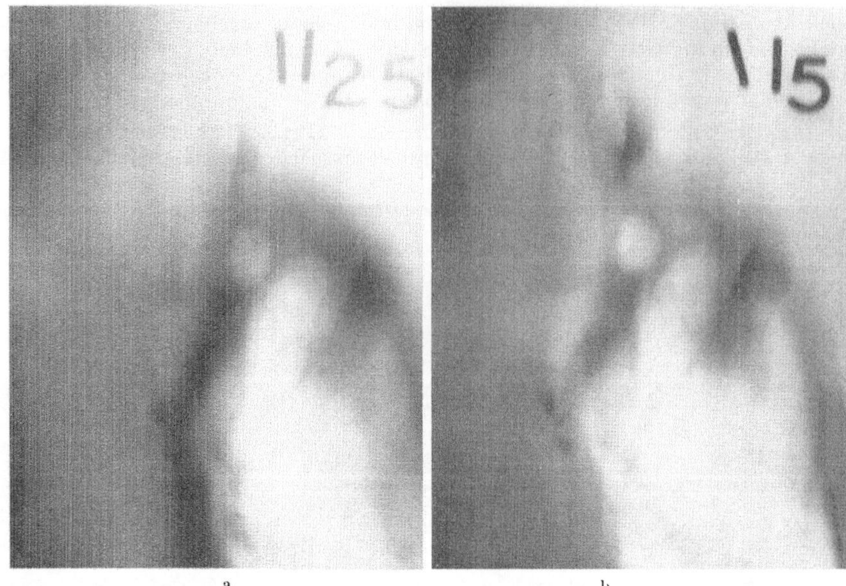

a   b

Abb. 20a—d. Pat. B. R. Bronchusfistel nach Lobektomie. Umschriebenes Empyem röntgenologisch ähnlich Kaverne. a u. b Tomogramme linke Lungenspitze: In Schicht 11,25—12,0 scharf begrenzte Aufhellung: Kaverne oder umschriebene Pleurahöhle

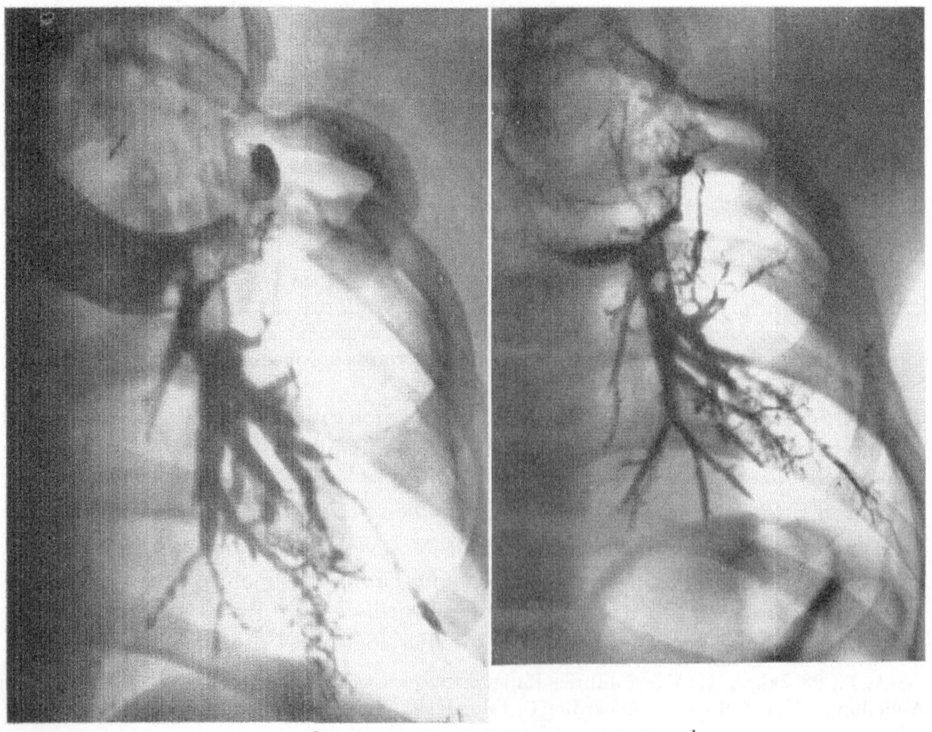

c   d

Abb. 20c u. d. Bronchogramm: Stumpf des Oberlappenbronchus mit schmalem Fistelgang zu kirschgroßer extrapulmonaler Höhle

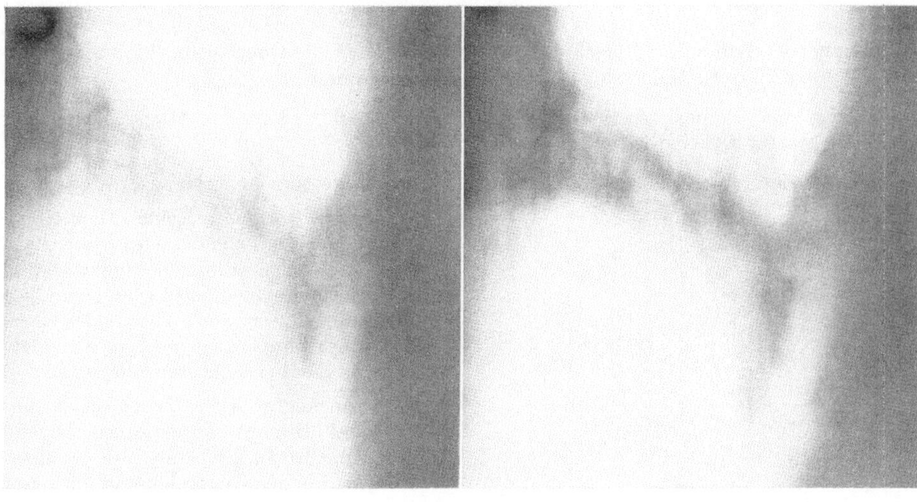

a   b

Abb. 21a—f. Pat. A. F. Adenom (mucoepidermoide Variante) des rechten Oberlappenbronchus. Stenose des Ramus anterior vom rechten Oberlappen. Atelektase des pektoralen Oberlappensegments. a u. b Tomogramme Schicht 11,5 und 12. Rechter Oberlappenbronchus mit scharf begrenztem Verschluß 1 cm nach Abgang. Intensive fleckige Verschattung der Basis des rechten Oberlappens

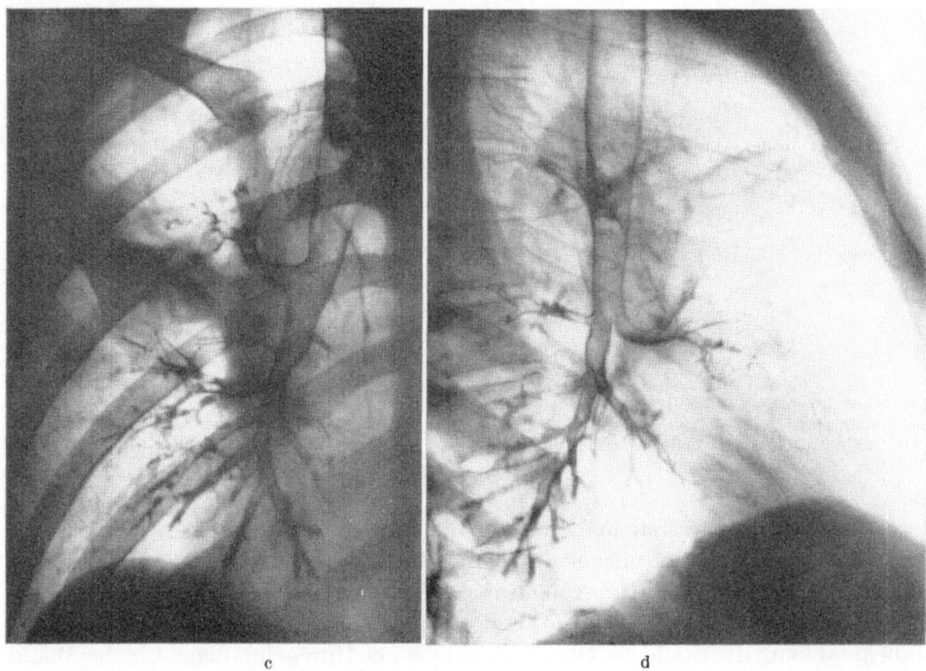

c   d

Abb. 21c u. d. Bronchogramm Oberlappen rechts: Normale Füllung bis 1 cm nach Abgang. Unregelmäßige Darstellung vom apikalen und posterioren Segmentbronchus. Fehlende Darstellung des pectoralen Segmentastes

Tomogramm: Schicht 11¹/₂ und 12: Nur der Abgang des Oberlappenbronchus ist dargestellt, 1 cm peripherer vollständiger Verschluß desselben. Die Basis des Oberlappens bis zur Lappengrenze ist intensiv, zum Teil fleckig verschattet (Abb. 21a und b).

Bronchoskopie: Stenosierendes tumoriges Gebilde im rechten Lungenoberlappen. Es kann kein Segmentast mit Sicherheit erkannt werden.

Probeexcision. Mucoepidermoides Adenom vom rechten Lungenoberlappen.

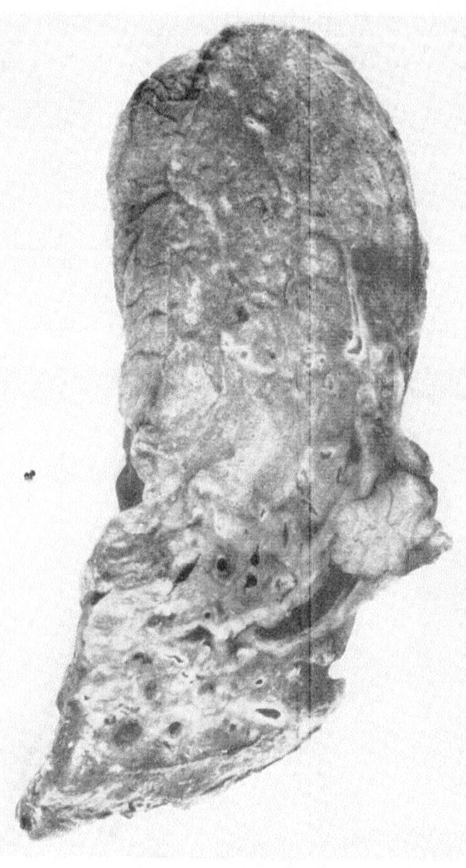

e

Abb. 21e u. f. Rechter Oberlappen (Resektionspräparat) mit invasiv wachsendem Adenom des Lappenbronchus. Verlagerung des pectoralen Segmentastes. Peripher: Atelektase, Bronchiektase und chronisch-xanthomatöse Pneumonie

Bronchographie: Keine Darstellung des pectoralen Segmentastes vom Oberlappen. Geringe Füllung des apikalen und posterioren Segmentastes (unregelmäßige Zeichnung). 1 cm nach Abgang des Oberlappenbronchus unregelmäßige Wanddarstellung mit Verdacht auf Hindernis.

Bronchographische Diagnose. Stenosierendes Hindernis 1 cm nach Abgang des Oberlappenbronchus mit völliger Obliteration des pectoralen und teilweiser Verlegung des apikalen und posterioren Segmentastes (Abb. 21c und d).

Lobektomie (PD Dr. W. BRUNNER): Lobektomie des rechten Lungenoberlappens mit vollständiger Entfernung des 1 cm nach Abgang des Oberlappenbronchus festzustellenden Tumors (Abb. 21e und f).

Pathologisch-anatomische Untersuchung des Resektionspräparates (Prof. UEHLINGER, Zürich): Haselnußgroßes, breitgestieltes, zum Teil invasiv wachsendes Adenom (mucoepidermoide Variante) des rechten Oberlappenbronchus mit völliger Obstruktion des anterioren Segmentbronchus. Atelektase, Bronchektasien und chronisch xanthomatöse Pneumonie des anterioren Oberlappensegmentes rechts.

Die Bronchographie war hier sehr wertvoll in Ergänzung des bronchoskopischen Befundes, indem die Lokalisation noch besser präzisiert und auch nachgewiesen werden konnte, daß nur einer und nicht alle Äste des Oberlappens verlegt gewesen sind.

5. Bronchusobliteration und Verlagerung des Bronchialbaumes. Der „absent bronchus" (fehlender Bronchus in Tomographie und Bronchoskopie) ist eine typische Indikation zur Bronchographie. Nur durch Darstellung des übrigen Bronchialbaumes können wir die Verlegung von der Anomalie unterscheiden. Manchmal kann die Stelle der Obliteration an einer Unregelmäßigkeit in der Wand erkannt werden, eindrucksvoller ist aber die fächerförmige Öffnung des restlichen Bronchialbaumes.

H. E., 32 Jahre, ♀. Vor einem Jahr wird eine fakultativ offene, linksseitige Lungentuberkulose festgestellt. Eine paramediastinale Verschattung im Oberfeld ergibt Verdacht auf Lappenatelektase, eventuell Erguß bzw. Senkungsabsceß.

Bronchoskopie: Infiltrierende Schleimhauttuberkulose mit Partialstenose des linken Oberlappenbronchus. Nach Abheilung der Bronchustuberkulose ist der Oberlappenbronchus vollständig narbig verlegt. Orificium ist nicht mehr zu erkennen.

Tomographie: Ein typischer Oberlappenbronchus ist nicht darstellbar, kein Lumen.

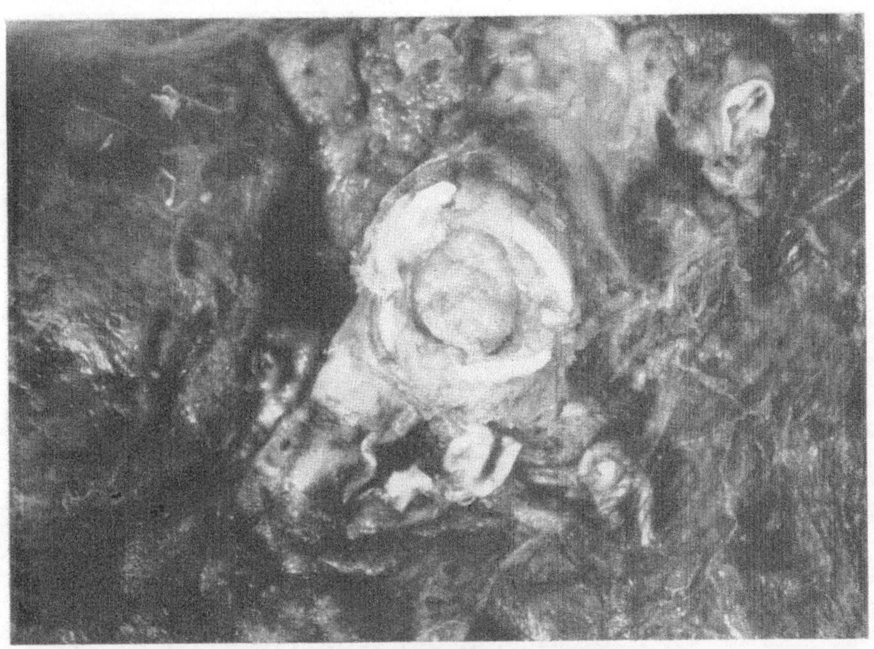

Abb. 21f

Bronchographie: Füllung des linksseitigen Bronchialbaumes. Der Oberlappenbronchus ist nicht dargestellt. Am Ort eines zu erwartenden Abgangs ist der Hauptbronchus verengt und geknickt. Der restliche Bronchialbaum ist fächerförmig geöffnet. Der Ramus apicalis des Unterlappens ist nach apikal verlagert. Mit seinen Subsegmenten versorgt er den Großteil des linken Lungenoberfeldes. Das apikale Segment ist deutlich größer als normal und dementsprechend die Bronchusäste kräftig.

Lobektomie linker Lungenoberlappen (PD Dr. W. BRUNNER): Oberlappen etwa gänseeigroß. Das apikale Segment des Unterlappens füllt die obere Thoraxapertur aus. Das Segment ist bedeutend größer als normal. Auf Grund des Operationsbefundes scheint es sich um eine Lymphknotenperforation in den Oberlappenbronchus gehandelt zu haben, der jetzt völlig obliteriert ist.

Pathologisch-anatomischer Befund (Prof. UEHLINGER): Kuchenförmig deformierter linker Oberlappen, 7:7:1,5 cm messend. Innerhalb desselben abgekapselt acinöse und lobuläre Käseherde. Zylindrische Bronchektasien mit katarrhalischer Bronchitis. Atrophie der Bronchialschleimhaut ohne spezifische Veränderungen (s. Abb. 22a und b).

Die Bronchographie erlaubte die Diagnose: ,,Obliteration des linken Oberlappenbronchus und kompensatorisches Emphysem der Restlunge''. Der ,,absent bronchus'' ließ auf eine Oberlappenatelektase rückschließen. Damit konnte auch die Atelektase von einer extrapulmonalen Verschattung unterschieden werden.

Nach Lobektomie ergibt sich verständlicherweise ein ähnliches bronchographisches Bild.

M. S., 31 Jahre, ♂. Wegen Atelektase des linken Lungenunterlappens bei Stenose des linken Unterlappenbronchus Resektion desselben am 19.5.54 (Dr. MÜLLY, Zürich).

Die Bronchographie zeigt eine Vergrößerung der Restlunge, eine Ausweitung des Bronchialbaumes und ergibt den Verdacht auf eine umschriebene Bronchusfistel im Operationsgebiet. Klinisch keine Hinweise auf Fistelbildung. Sputum TB-negativ.

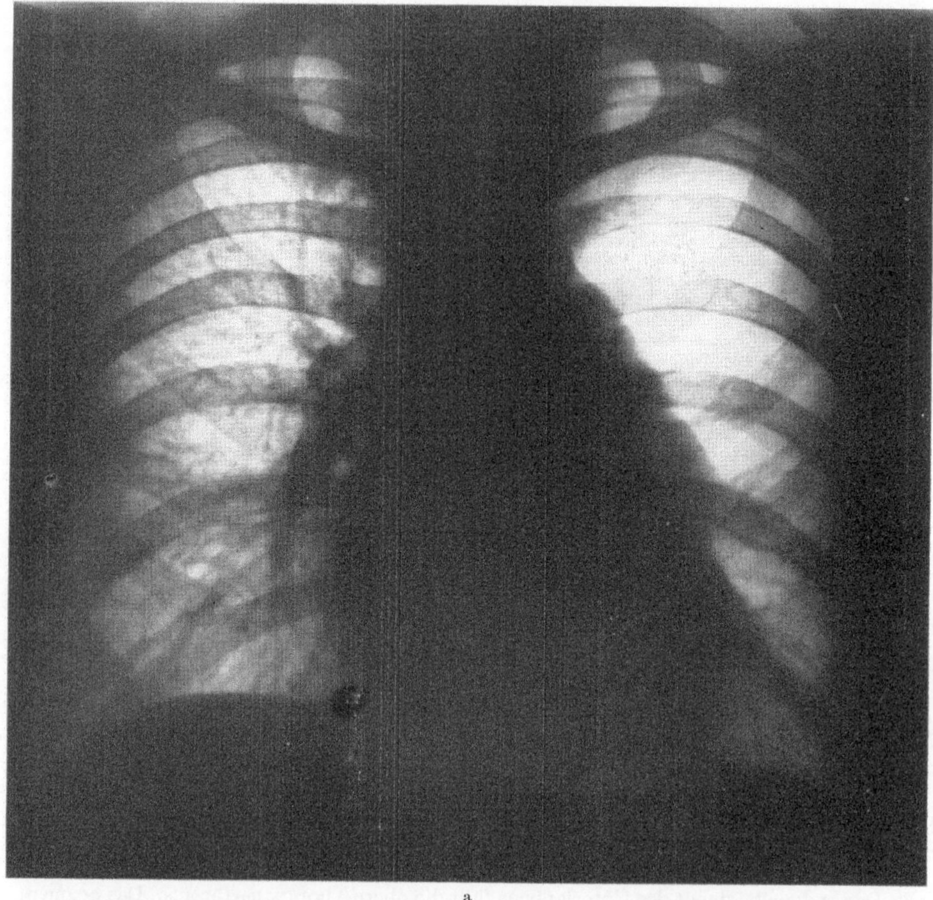

Abb. 22a u. b. Pat. H. E. Totalstenose des linken Oberlappenbronchus einschließlich des Lingulabronchus, mit totaler Atelektase des ganzen linken Oberlappens. a Thoraxübersicht: Auffallend hohe Transparenz des linken Ober- und Mittelfeldes. Verbreiterung des Mediastinalschattens im linken Spitzenfeld. Daumenbreite, dichte, lateralwärts scharf begrenzte Verschattung, die vom Aortenknopf bis auf Höhe der 4. Rippe vorn reicht und dem Herzschatten dicht anliegt

Die Bronchoskopie zeigt keinerlei Ventilation in der Ausstülpung des ehemaligen Unterlappenbronchus, keine Sekretion.

Es handelt sich um einen reizlosen Stumpf des Bronchus nach Unterlappenresektion (s. Abb. 23).

Zum Schluß sei das „residual bronchogram" HUIZINGAS erwähnt. Durch andauernde Tieflagerung der zu untersuchenden Region, sogar über das erste Aushusten hinaus, kann ein Pseudostop verschwinden, und es lassen sich oft noch überraschende Füllungen feststellen. Spasmen können sich in der Zwischenzeit gelöst haben oder Sekret ausgehustet worden sein.

Wir haben versucht, einige der diagnostischen Möglichkeiten, die das Bronchogramm der Tuberkulose eröffnet hat, aufzuzeigen.

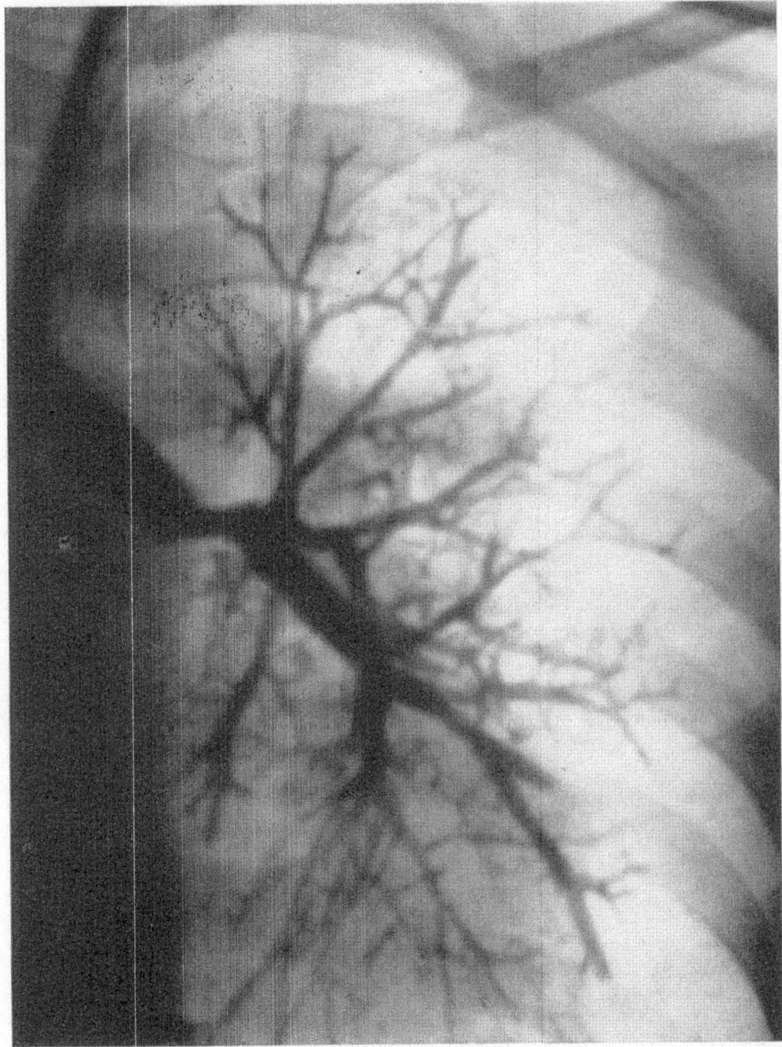

Abb. 22 b. Bronchographie des linken Bronchialbaumes: Partialstenose am Übergang zwischen Hauptbronchus und Unterlappenbronchus. Keine Füllung des Oberlappenbronchus. Äste des Unterlappenbronchus zum Teil nach oben geschlagen, fächerförmig über den ganzen linken Thoraxraum ausgebreitet

Zusammenfassend glauben wir, daß bei sorgfältiger Auswahl die Indikation zur Bronchographie auch bei der offenen Tuberkulose weiter gestellt werden darf als bis jetzt. Wir werden durch die Erfordernisse der modernen Thoraxchirurgie zudem zu einer immer präziseren Abklärung des Tracheobronchialbaumes gedrängt.

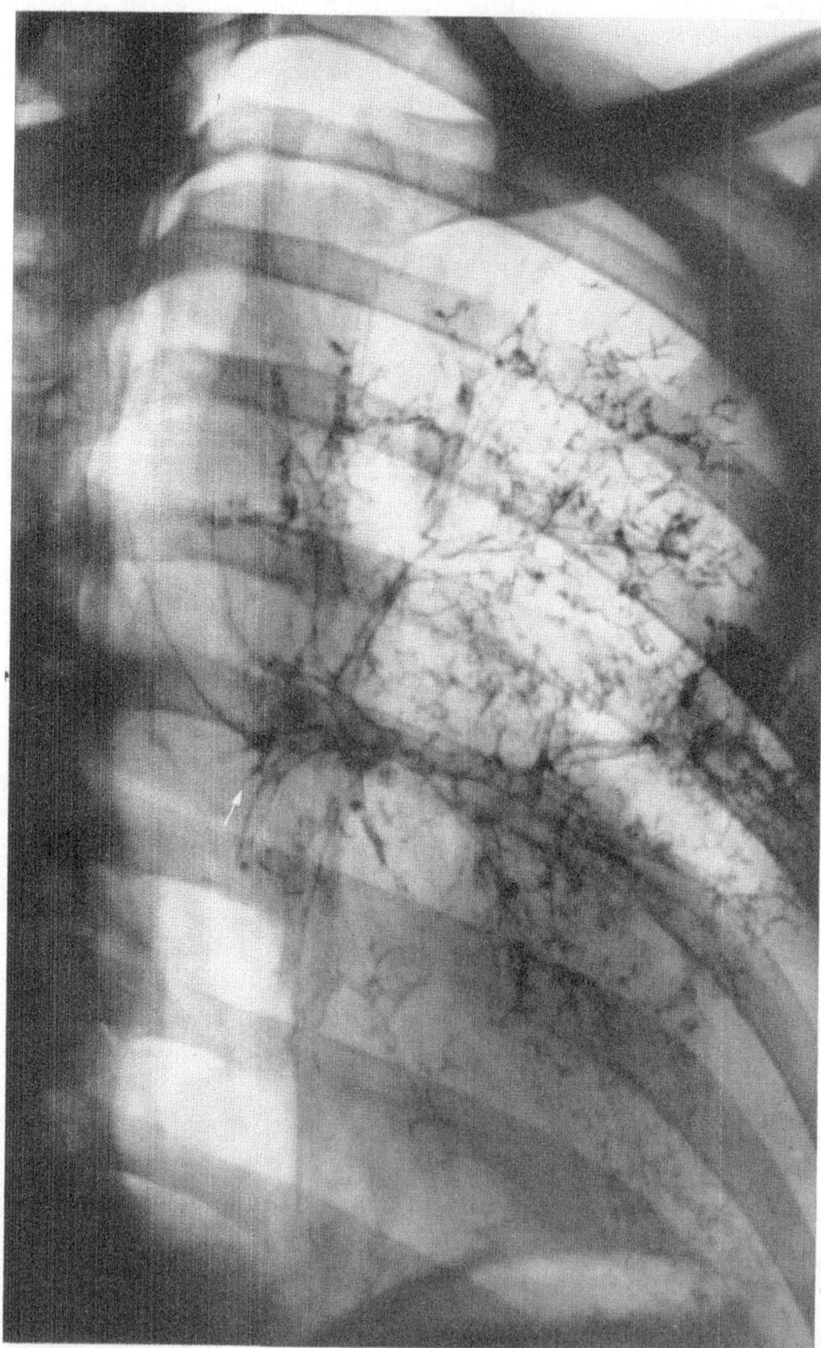

Abb. 23. Pat. M. S. Darstellung eines Bronchusstumpfes nach Resektion des linken Unterlappens, röntgenologisch eine Fistelbildung vortäuschend. Bronchographie: Füllung eines kleinen, unregelmäßig begrenzten Säckchens an der Abtragungsstelle des Unterlappenbronchus (→). Äste des Oberlappenbronchus und der Lingula fächerförmig ausgebreitet

Die Bronchoskopie und ihre Indikation

Bronchoskopie und Bronchographie haben durch die Fülle ihrer diagnostischen Möglichkeiten völlig neue Aspekte der Tracheobronchialtuberkulose eröffnet. Sie gründeten die Pfeiler der Bronchologie, der sie zu Gevatter standen (Rüedi.)

Die Bronchologie als vertikal verbindende Disziplin zwischen Laryngologie und Pneumologie (Rüedi) war, besonders in ihrer Diagnostik, entsprechend der geschichtlichen Entwicklung vorerst allein dem Laryngologen überlassen. 1897 hat Killian als erster mit Hilfe des Oesophagoskopes einen Fremdkörper aus der Luftröhre entfernt. Brünings und Haslinger haben die erste endoskopische Untersuchung einer Tracheobronchialtuberkulose durchgeführt und 1906 eine Klinik der Bronchoskopie verfaßt.

Neue Erkenntnisse und Erfordernisse haben erst bedeutend später den Pneumologen ebenfalls zum Bronchoskop greifen lassen, besonders Lemoine. Vorübergehend wurde das im patho-physiologischen Sinne verbindende Gebiet der Bronchologie zum umkämpften Niemandsland.

Heute wissen wir, daß nur die Verbindung der Kenntnisse des Laryngologen mit denjenigen des Pneumologen das für den Patienten zu erstrebende Optimum darstellen kann.

Für die Phthisiologie ist das Bronchoskop diagnostisch wie therapeutisch zum unentbehrlichen Helfer geworden. Im modernen Sanatorium gehört die Bronchoskopie zu den regelmäßig, teils routinemäßig durchgeführten Untersuchungen.

Die Möglichkeiten der Bronchoskopie sind sehr zahlreich:

1. direkte Inspektion der Luftröhrenschleimhaut und Beurteilung von Form und Weite des Bronchialbaumes,

2. Beobachtung der Bewegungen der Luftröhrenwand und Carinen (respiratorisch, nach Husten),

3. Probeexcision, Curettage, Probepunktion,

4. Zell- und Bakterienabstriche,

5. Lokaltherapie (nettoyage des bronches, bougieren, Applikation von Medikamenten usw.)

Als Nachteil müssen wir die Unmöglichkeit anerkennen, periphere und kleine Luftröhrenabschnitte zu untersuchen. Der anatomische Aufbau des Tracheobronchialbaumes gibt uns nur ein beschränktes Gesichtsfeld frei, das sich durch Verlagerung einzelner Äste erweitern oder verengern kann. Am weitesten sind die Unterlappen zu übersehen (einschließlich Bronchien 3. und 4. Ordnung), während die Oberlappen infolge des gewinkelten Abgangs meist nur bis zur Segmentaufteilung zu beurteilen sind (Abb. 24).

Die Indikation zur Bronchoskopie dürfen wir heute breit stellen. Ihre Gefahren sind gering, ihr klinischer Wert dagegen sehr groß.

Der Wert nimmt zu mit häufiger Anwendung. Wir entdecken stumme Bronchustuberkulosen, die frühzeitig und deshalb mit günstiger Prognose der Therapie zugeführt werden können.

McIndoe, Steele, Samson, Anderson und Leslie berichteten 1939 über 272 aktive Lungentuberkulosen, die routinemäßig bronchoskopiert worden sind. In 11% fanden sie eine Tracheobronchialtuberkulose. Ähnliche, etwas höhere Befallsziffern konnten Salkin, Cadden und Edson, Warren u. a. erheben (s. Tabelle 7).

Wir fanden in den Jahren 1947—1954 unter 560 erstmalig bronchoskopierten Patienten bei 408 einen pathologischen Befund; 228mal war die Veränderung sicher tuberkulös (55,8%).

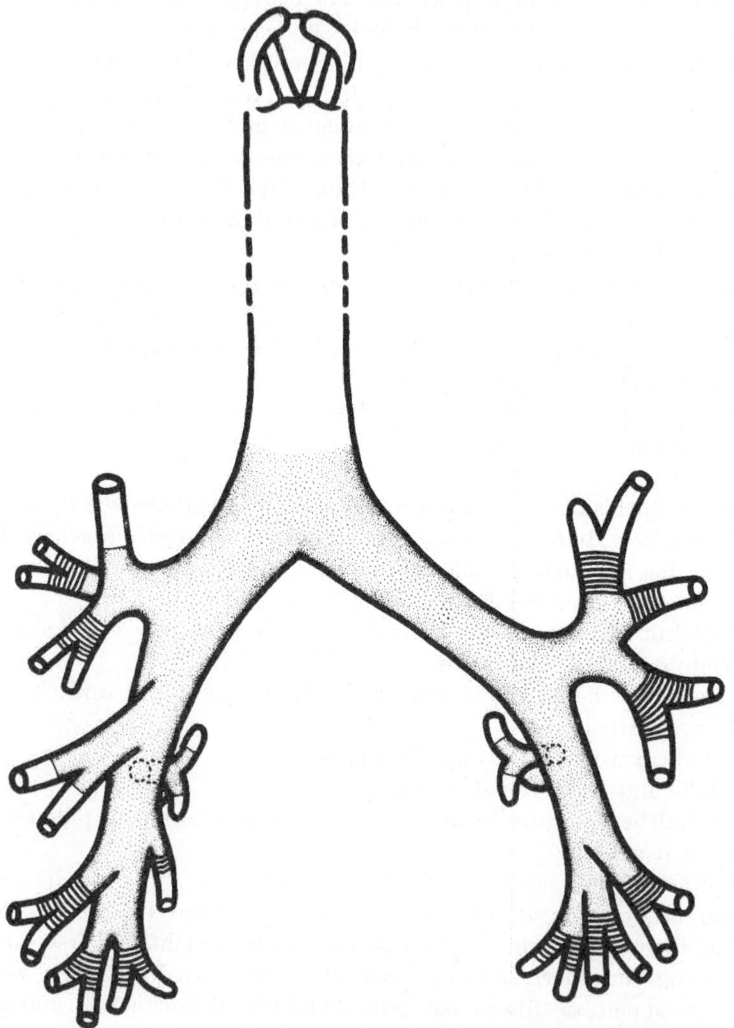

Abb. 24. Schematische Darstellung des Sichtbereiches bei der Bronchoskopie. Punktiert: Bronchusabschnitte, die bei normalem Bronchialbaum regelmäßig überblickt werden können. Schraffiert: Bronchusabschnitte, die nur gelegentlich eingesehen werden können

Die Patienten mit der klinischen Verdachtsdiagnose spezifischer Bronchusläsion weisen verständlicherweise hohe Befallsprozentzahlen auf.

Diese Untersuchungen sind besonders wertvoll, da sie größtenteils vor Einführung der Tuberculostatica durchgeführt worden sind. Heute werden wir zahlreiche Fälle nicht mehr erkennen können, da die oberflächliche Schleimhauttuberkulose sehr schnell auf die medikamentöse Therapie ansprechen kann.

Wir betrachten die Bronchoskopie überall da als indiziert, wo es darauf ankommt, eine Läsion der Trachea oder der großen Bronchusäste sicher zu erkennen oder auszuschließen.

Dem Lungenfacharzt müssen die Indikationen für die nichttuberkulösen Krankheiten wie für die verschiedenen Tuberkulosen bekannt sein.

Tabelle 7. *Befallsquoten aktiver Lungentuberkulosen mit Tracheobronchialtuberkulose*

Autor	Zahl der untersuchten Patienten mit aktiver Lungentuberkulose	Spezifische Veränderungen	%
Routinebronchoskopien			
WARREN und Mitarbeiter (1938) . . .	90	12	13
McINDOE und Mitarbeiter (1939) . . .	272	30	11
SALKIN und Mitarbeiter (1943)	622	97	15,5
CHADOURNE und Mitarbeiter (1953) . .	476 (nur Frauen)		36,8

Bronchoskopien bei Patienten mit der klinischen *Verdachtsdiagnose* einer spezifischen Veränderung im Bereich des Tracheobronchialbaumes

WARREN und Mitarbeiter (1938) . . .	108	62	57
HAWKINS (1939)	516	132	25
MYERSON (1941)	580	160	27,6
DAVENPORT (1941)	105	25	24
McRAE und Mitarbeiter (1950)	355	62	18,5
FROSTE (1950)	420	128	30,5

a) Indikationen für nichttuberkulöse Erkrankungen

1. Fremdkörper (endogene [Blut, Sekret usw.] und exogene). Absorbiert ein Fremdkörper nur wenig Röntgenstrahlen, dann ist die Bronchoskopie die sicherste Maßnahme, Art und Ort zu erkennen. Gleichzeitig kann der Fremdkörper entfernt werden.

2. Tumoren. Mit allen unseren übrigen diagnostischen Hilfsmitteln kommen wir nur zu oft über eine Verdachtsdiagnose nicht hinaus. Erst die Bronchoskopie erlaubt, den Tumor in Sitz, Art und Form zu erkennen, wobei der Biopsie eventuell Currettage die endgültige Entscheidung über die Natur des Neoplasmas vorbehalten ist. Der endoskopische Befund kann auch über die Wahl der Therapie entscheiden (Lokaltherapie, Resektionstherapie, Abtragungsstelle).

3. Stenosen. Es mag gelingen, mit anderen diagnostischen Hilfsmitteln eine Stenose genau zu lokalisieren sowie ihre funktionellen Ausstrahlungen zu erkennen. Die Natur der Stenose bleibt verborgen (Tumor, Tuberkulose, unspezifisch entzündlich). Wiederum benötigen wir den endoskopischen Befund und die Biopsie.

4. Unspezifische Entzündungen bei offener Lungentuberkulose können klinisch das Bild der spezifischen Erkrankung vortäuschen, umgekehrt vermag ein tuberkelbacillenfreies Sputum eine Tracheobronchialtuberkulose zu kaschieren. Zahlreiche hartnäckige, unspezifische Tracheobronchitiden werden ebenfalls nur durch die direkte Inspektion als solche erkannt.

b) Indikationen bei Tuberkulose

Schuberth glaubte noch 1941 für die Diagnose der Tracheobronchialtuberkulose weitgehend auf die Bronchoskopie verzichten zu können. Es gibt heute aber keine Zweifel mehr: Die Bronchoskopie ist zur sicheren Diagnose unentbehrlich (Secrétan).

Alle diagnostischen Zeichen, die wir in den vorangehenden Kapiteln besprochen haben, ergeben nur Hinweise auf Tracheobronchialtuberkulose, es sind Indizien, aber keine echten Beweise. Überspitzt können wir formulieren: Alle grob morphologischen Luftröhrenveränderungen, die wir besonders röntgenologisch beobachten, sind auf verschiedener ätiologischer Grundlage in identischer Form möglich. Das Fehlen von Tuberkelbacillen im Sputum schließt einerseits die Tuberkulose nicht aus, anderseits ist ihr Vorhandensein für die Ätiologie der in Frage stehenden Läsion nicht beweisend.

Oft bringt die Bronchoskopie nur die Bestätigung der klinischen und röntgenologischen Diagnose, oft aber auch das unwidersprechbare Gegenteil.

1. Klinisch-röntgenologische Indikationen

Wo klinisch oder röntgenologisch eine Tracheobronchialtuberkulose in Erwägung zu ziehen ist, muß bronchoskopiert werden:

Bei hartnäckigem Husten, atypischem Asthma mit Tuberkelbacillen im Sputum, Dyspnoe ohne sichere Grundlage, rezidivierenden Sputumretentionen, Wheezing, unklaren Fieberschüben, intermittierendem Tuberkelbacillennachweis im Auswurf, unvermittelt auftretendem, stark negativem Druck im Pneumothorax, rezidivierenden Pleuritiden mit auffallender Verschwartung (Landolt); bei Verdacht auf Lymphknotenperforation, bei der Atelektase als signe d'alarme (Soulas-Mounier Kuhn), bei umschriebenem Blähemphysem, Blähkaverne.

2. Vor therapeutischen Lungeneingriffen

a) Vor Einleitung einer Kollapstherapie. Der Lungenkollaps ist begleitet von einer Verkürzung und Engerstellung des Bronchialbaumes. Die Lumenverminderung kann bei vorbestehender Partialstenose zu einer funktionell manifest werdenden Stenosierung führen (Samson, Barnwell, Littig und Bugher, Warren, Hammond und Tuttle, Rafferty und Shields, Sharp und Gorham). Deshalb ist immer die bronchoskopische Exploration zu fordern. Siehe auch Kapitel Kollapstherapie und Tracheobronchialtuberkulose.

b) Vor der Lungenresektion. Ohne bronchoskopische Kontrolle wird die Lungenresektion zum großen Wagnis. Eine aktive Bronchustuberkulose im Abtragungsgebiet ist eine Gegenindikation zur Operation, die Gefahr der Bronchusfistelbildung ist zu groß. Bei genauer Kenntnis des Lokalbefundes kann zudem der Ort der Resektion optimal gewählt werden.

c) Vor der Lungendekortikation. Ohne genügendes Lumen der Luftröhre wird der Erfolg einer Dekortikation fraglich. Die Entfaltung der Lunge bringt nur in einem Teil der Fälle eine Erweiterung des Luftröhrenlumens mit sich.

3. Nach therapeutischen Eingriffen

Bei Verdacht auf Bronchusfistel, Persistieren des positiven Sputums nach der Resektion ohne entsprechende röntgenologische Veränderung (Spanjaard und

NAVIS), Stumpfgranulom (TANNER), bei schwerem, eventuell anfallsmäßigem Husten ohne erkennbare Ursache, Verdacht auf Fadenirritation aus dem Bronchusstumpf.

4. Bronchoskopie zur Therapie

Nettoyage des bronches, Absaugen und Reinigen erkrankter Bronchusabschnitte von Blut und Sekret (eventuell nach Operation, Hämoptoe). Instillation oder Betupfen mit Medikamenten. Ätzen, Elektrocoagulieren, Elektrokaustik. Bougieren.

5. Zur Beurteilung der Heilung

Das Verschwinden aller klinischen und röntgenologischen Aktivitätszeichen kann zur Beurteilung des Heilungsstadiums nicht genügen, die regelmäßige endoskopische Kontrolle ist notwendig.

Die breite Indikationsstellung ist nur möglich, weil die Bronchoskopie bei einwandfreier Technik für den Patienten eine nur geringe Belastung darstellt und die Gefahr von Komplikationen nicht bedeutend ist.

Unsere Technik entspricht weitgehend den Vorschriften von LEMOINE:

Vorbereitung mit Morphium und Atropin.

Dosierung: Für 10 kg Körpergewicht 0,001 Morphium, hinzu 0,00025—0,0005 Atropin.

Lokalanaesthesie mit Novesin (WANDER).

Zur Anaesthesie von Zungengrund, Gaumen, Rachen, Epiglottis und Stimmbändern verwendeten wir bisher Novesin 1%, max. 4 cm³ (mit Kehlkopfspritze), zur Anaesthesie der Trachea Novesin $^1/_2$%, 4 cm³. In letzter Zeit benützten wir hingegen nur noch Novesin mit einem Tween-Zusatz von 0,1%, angeregt durch BÖHM. Der Tween-Zusatz erlaubt, mit der halben bisherigen Novesinmenge die gleich intensive Anaesthesie zu erreichen.

Bei anatomisch besonders schwierigen Verhältnissen kann anstatt der Lokalanaesthesie die Narkose angezeigt sein. Da aber in Narkose die physiologischen Bedingungen nicht erfüllt sind, sollte sie nur ausnahmsweise gewählt werden.

Nach Einführung des Bronchoskopes bis zur Bifurkation wird der Bronchialbaum nach Bedarf mit Novesin-Spray $^1/_2$% nachanaesthesiert.

Unter 2214 Bronchoskopien beobachteten wir folgende Zwischenfälle:

Infolge Anaesthesie (als Überempfindlichkeitsreaktion): 3mal ausgesprochener generalisierter Bronchospasmus, 1mal mit bedrohlicher Cyanose.

Infolge Traumatisierung: Nicht selten vorübergehend Blutbeimischung im Sputum, die aber nie bedrohlich war, wiederholt kurzfristige Temperaturerhöhung und vermehrt Hustenreiz; 1mal eine wahrscheinliche Aktivierung des tuberkulösen Lungenprozesses.

Als Kontraindikationen sind zu betrachten:

1. Schwere Erkrankungen des Larynx wie Tuberkulose, stenosierendes Neoplasma oder Lues.

2. Phlegmonen, Senkungsabscesse im Bereich des Kehlkopfes.

3. In der Regel hochaktive, febrile Lungentuberkulosen.

4. Aneurysma der Aorta. Bei Verkennung kann bei unvorsichtiger Intubation die Wand verletzt werden.

5. Alle Formen kardialer Insuffizienz können zu Lungenödem führen.

6. Bei chronischer Nephritis besteht die Gefahr des Glottisödems.

7. Bei akuter Rhinopharyngitis können Keime in den traumatisierten Tracheobronchialbaum verschleppt werden.

8. Debilität.

Speziell bei ausgedehnter tuberkulöser Erkrankung des Tracheobronchialbaumes muß behutsam und mit großer Vorsicht vorgegangen werden, eine er-
krankte Region soll, falls ulceriert, nur wenn dringend notwendig passiert, besser
überhaupt nicht berührt werden. Aktive, murale Stenosen, auch intramurale
nach Drüseneinbruch, sollen nicht forciert werden.

Das bronchoskopische Bild der Tracheobronchialtuberkulose

Es sollen einige der typischen Veränderungen beschrieben und illustriert
werden. Davon ausgehend läßt sich eine Großzahl der Zwischenstadien erkennen.

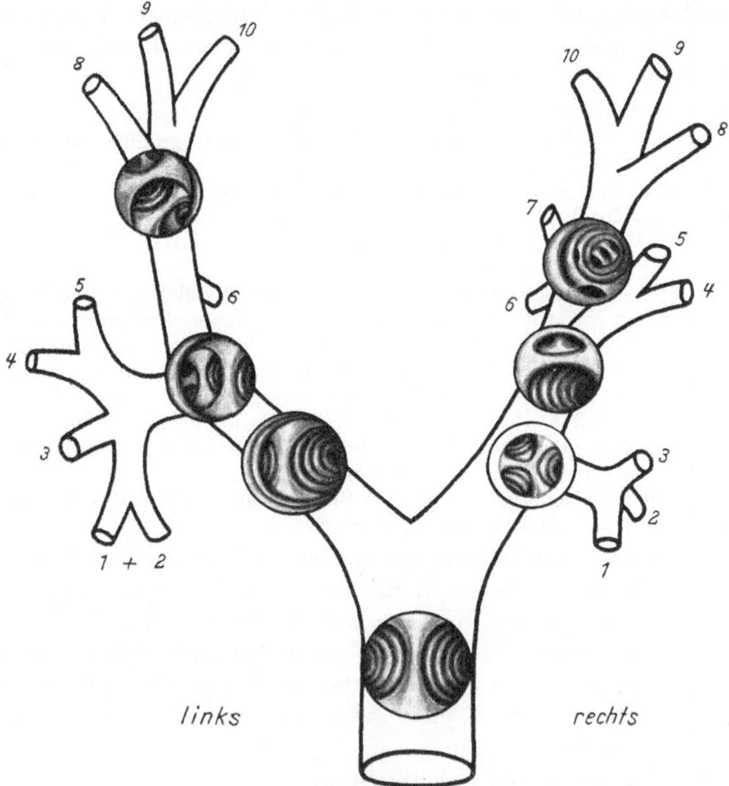

Abb. 25. Schema des endoskopischen Befundes des normalen Tracheobronchialbaumes.
Ziffern nach der internationalen Nomenklatur (London 1949)

Aber erst die große Erfahrung erlaubt die richtige, oft einfache, oft sehr schwierige
Diagnosestellung.

Wichtige Voraussetzung bleibt die genaue anatomische Kenntnis des Tracheo-
bronchialbaumes, dessen normal endoskopisches Bild und dessen Variationen
(Abb. 25). Ebenso müssen die pathologisch-anatomischen Veränderungen der
Tuberkulose bekannt sein.

Mit GAMMAROTTA unterscheiden wir fünf typische, endoskopische Tuberkulose-
veränderungen der Schleimhaut (s. auch Kapitel Morphologie und Pathogenese
der Tracheobronchialtuberkulose).

1. Die spezifische, katarrhalische Entzündung der Schleimhaut (Ableitungsbronchitis). Im bronchialen Ableitungsgebiet kavernöser Prozesse beobachten wir sehr oft umschriebene entzündliche Veränderungen der Schleimhaut. Die endoskopische Differenzierung zur banalen katarrhalischen Tracheobronchitis ergibt sich vor allem aus der Anordnung, die regionär und nur selten diffus ist, öfters aber noch abhängige Bronchusäste wie den Ramus apicalis der Unterlappens einbeziehen kann. Die Schleimhaut ist entzündlich-ödematös verdickt, die Oberfläche aber glatt bis körnig und zuweilen von schleimigen Massen bedeckt. Die Struktur des Tracheobronchialbaumes ist nicht verändert, doch kann das Lumen des betroffenen Bronchus etwas eingeengt sein (was bei der unspezifischen Bron-

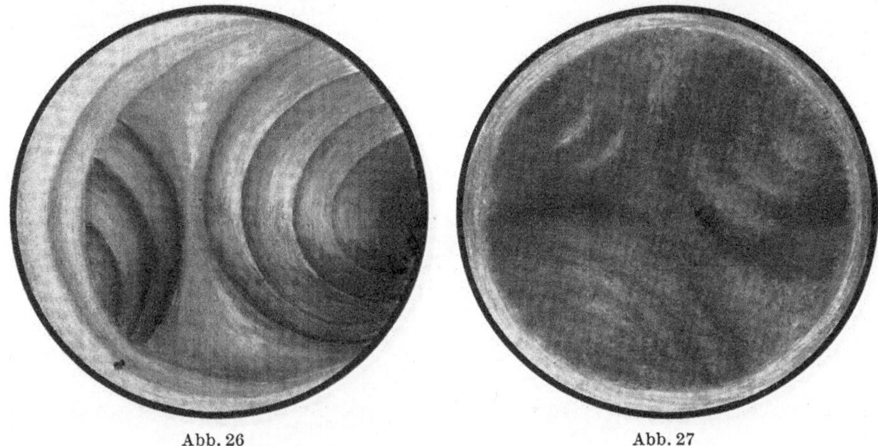

Abb. 26Abb. 27

Abb. 26. Gesunder Bronchus: Schleimhaut zart glatt, durchsichtig. Knorpelringe deutlich erkennbar. Distanz zwischen ihnen regelmäßig. Carinen schmal

Abb. 27. Spezifische Ableitungsbronchitis bei kavernöser Tuberkulose des rechten Oberlappens: Bronchuslumen normal. Verdickte, weniger durchsichtige, aber glatte Schleimhaut im Oberlappenbronchus und seinen Segmentästen. Knorpelringe verschwommen, Carinen etwas verbreitert

chitis selten nur umschrieben der Fall ist). Die Knorpelringe sind nur verwischt erkennbar, im deutlichen Gegensatz zur normalen Schleimhaut; dort ist die Knorpelspange in ihren Einzelheiten scharf und deutlich gezeichnet.

Zahlenmäßig ist diese Form der Bronchustuberkulose am häufigsten (Abb. 26, 27 und 28).

2. Die produktiv-nodöse Schleimhauttuberkulose. In Übereinstimmung zum pathologisch-anatomischen Befund (s. GAMMAROTTA) erkennt man in Form und Ausdehnung variierende Verdickungen der Schleimhaut. Entsprechend kann das Bronchuslumen eingeengt werden. Die Schleimhaut ist häufiger entzündlich verändert als reizlos, besonders in der Umgebung der Herdbildung. Die Oberfläche ist makroskopisch intakt (Abb. 29).

Diese Form der Schleimhauttuberkulose ist häufig vergesellschaftet oder ein kurzfristiges Übergangsstadium zur hyperplastischen oder ulcerösen Form der Schleimhauttuberkulose, sie kann aber auch fibrös ohne endoskopisch sichtbare Residuen abheilen.

3. Die hyperplastische Form der Schleimhauttuberkulose. Von der produktiv-nodösen Schleimhauttuberkulose zur hyperplastischen Form ergeben sich alle

Übergänge. Sie erhält ihre Bedeutung wie die erstere als Übergangsform zur ulcerierenden Schleimhauttuberkulose, aber auch als selbständige tumoröse Tuberkulose, die dem echten Tumor ähnlich sehen kann. Funktionell, in den Ausstrahlungen auf die Lungenfelder, ergeben sich keine differentialdiagnostisch verwertbaren Unterschiede, so daß erst die Probeexcision die endgültige Diagnose sichern kann.

Endoskopisch kann die Unterscheidung zum Lymphknotendurchbruch unmöglich werden, ein positiver Bacillennachweis spricht eher für das letztere, starke Blutungsneigung für die stark vascularisierte, hyperplastische Schleimhauttuberkulose (Abb. 30).

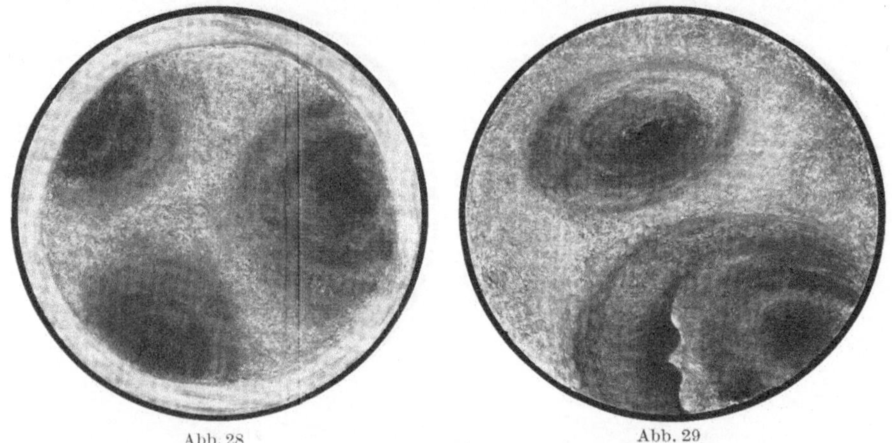

Abb. 28   Abb. 29

Abb. 28. Spezifische Ableitungsbronchitis mit Schleimhautödem bei schwer bacillärer, multikavernöser Oberlappentuberkulose rechts: Bronchuslumen eingeengt. Schleimhaut des Oberlappenbronchus und der Segmentäste deutlich verdickt, ödematös, stellenweise infiltriert, Oberfläche streckenweise fein-höckerig. Knorpelringe undeutlich oder gar nicht erkennbar. Carinen verdickt

Abb. 29. Produktiv-nodöse Schleimhauttuberkulose des rechten Unterlappenbronchus. Lumen eingeengt. Schleimhaut deutlich verdickt. Oberfläche feinhöckerig. Knorpelringe nicht sichtbar. Carinen verbreitert

4. Die miliare Aussaat. Wie in den übrigen Organen können miliare Herdsetzungen in der Tracheobronchialschleimhaut gefunden werden. Die Tuberkel sind zu klein, um einzeln endoskopisch nachgewiesen zu werden, hingegen sind Konglomerate gut festzustellen.

Diese miliare Schleimhauttuberkulose haben wir noch nie beobachten können, sie ist selten und sei nur vollständigkeitshalber erwähnt.

5. Die ulceröse Schleimhauttuberkulose. Entzündliches, nekrotisches Endstadium jeder Schleimhauttuberkulose kann die Ulceration sein. Ähnlich dem Reinigungsstadium der Diphtherie folgt der Demarkation des oberflächlichen tuberkulo-nekrotischen Deckepithels das spezifische Ulcus. Der Defekt ist circumscript als Folge der eben beschriebenen Formen der Schleimhauttuberkulose, ausgedehnt nach der pseudomembranösen Deckflächennekrose UEHLINGERs.

Das tuberkulöse Ulcus behält auch in der Luftröhre alle seine Charakteristika. Die Ränder sind wallartig aufgeworfen, der Grund ist graurötlich oder weißgelblich und schmutzig, wobei wir nur selten ausgedehnte, frische Geschwürbildungen ohne Reste nekrotischen pseudo-membranösen Epithels vorfinden. Bei Berührungen blutet besonders das randbildende Granulationsgewebe leicht.

Unheilvoll ist das tiefgreifende Geschwür mit Zerstörung des Knorpelgerüstes. Zuweilen lassen sich nekrotische Teile der Ringknorpel endoskopisch beobachten (Abb. 31).

6. Die fibröse Narbe und die Fibrostenose. Endstadium der Schleimhauttuberkulose ist die fibröse Narbe und nach tiefgreifender Wandzerstörung die Fibrostenose. Eine Restitutio ad integrum erreichen wir in der Regel nur bei infiltrativen Schleimhautprozessen oberflächlicher Läsionen.

Die fibröse Narbe zeigt sich endoskopisch als weißer, seltener pigmentierter Fleck in einer im übrigen normalen Schleimhaut. Bindegewebe ist an Stelle der

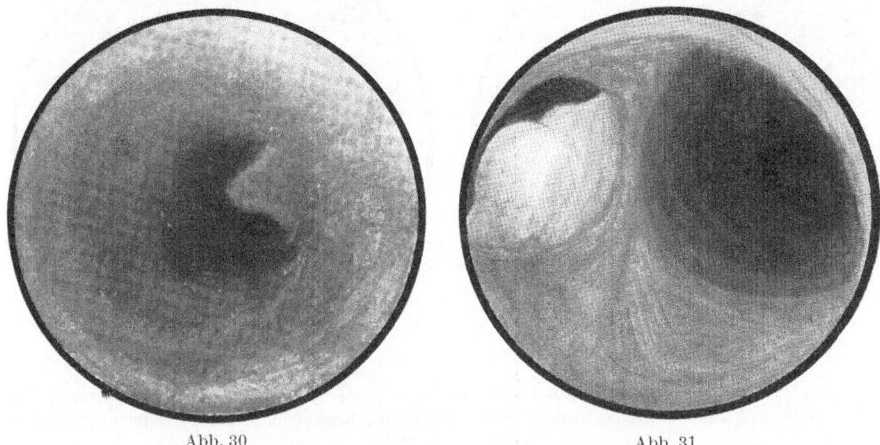

Abb. 30   Abb. 31

Abb. 30. Hyperplastische Form der Schleimhauttuberkulose im linken Bronchialbaum. Reiskorngroßer, weißlich-gelber Höcker an der medialen Wand des linken Unterlappenbronchus. Schleimhaut in der Umgebung desselben deutlich verdickt und injiziert. Knorpelringe verwaschen

Abb. 31. Ulceröse Schleimhauttuberkulose im linken Oberlappenbronchus bei offener, linksseitiger Lungentuberkulose, unter Pneumothoraxbehandlung: Diffuse, entzündliche Veränderungen im ganzen linken Bronchialbaum. Lumen des Oberlappenbronchus eingeengt, entrundet. Weißliche Pseudomembranen an der medialen Bronchuswand

Schleimhaut getreten, Deck- und besonders Flimmerepithel fehlen. Struktur und Lumen der Luftröhre wie ihrer Verzweigungen sind normal erhalten. Die pathophysiologische Bedeutung umschriebener Narben ist gering (Abb.32).

Die Fibrostenose, häufig Endstadium einer tiefgreifenden Zerstörung unter Einbeziehung des Knorpelgerüstes, seltener Folge oberflächlicher Tuberkulosen, zeigt die beschriebenen, narbigen Veränderungen der Schleimhaut und zusätzlich durch intramurale wie intracanaliculäre Bindegewebszüge eine Engerstellung des Lumens. Diese kann umschrieben oder pseudomembranös sein, aber auch ausgedehnt und völlig obstruierend. Die deformierten Knorpelringe können durch die atrophische Schleimhaut hindurch deutlich gezeichnet sein; öfters verwischt aber die Injektion einer zusätzlichen, unspezifischen Entzündung das klassische Bild. Quillt aus der Tiefe des stenosierten Bronchusastes mucopurulentes Sekret, dann wird die zweite Krankheit der Bronchustuberkulose zur Gewißheit: Atelektase, Bronchiektase und Retention (Abb. 33).

Häufiger im Tuberkulosekrankenhaus als in der täglichen Praxis begegnen wir den beschriebenen typischen Bildern. Fehlen die Zeichen von Tuberkulose klinisch, bakteriologisch wie röntgenologisch, oder stimmen sie, falls teilweise vorhanden, nur unbefriedigend mit dem Lokalbefund überein, dann bleibt die letzte Entscheidung der histologischen Untersuchung von Biopsie- oder Curettagematerial vorbehalten. Wir möchten schon in geringen Zweifelsfällen besonders die Probeexcision empfehlen. Unter Abschirmung durch Tuberculostatica wird sie relativ gefahrlos. Nur so entdecken wir rechtzeitig das überall drohende Carcinom (s. auch Differentialdiagnose der Tracheobronchialtuberkulose).

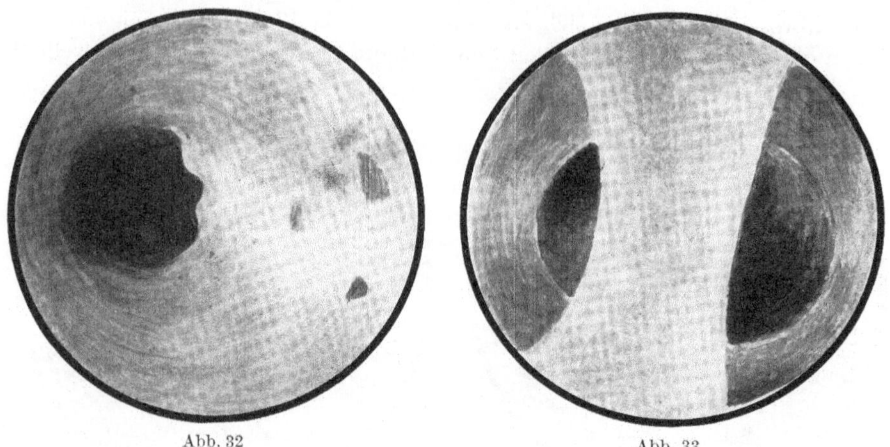

Abb. 32   Abb. 33

Abb. 32. Fibröse Narbe nach Bronchustuberkulose. Weißlicher Fleck an der medialen Wand des linken Hauptbronchus unmittelbar vor dem Abgang des Oberlappenbronchus. Rote Stippchen im proximalen Bronchusabschnitt = Artefakte

Abb. 33. Fibrostenose bei klinisch geschlossener, linksseitiger Lungentuberkulose und Atelektase des Oberlappens. Abgang des Oberlappenbronchus deformiert und eingeengt. Weißliches Segel quer durch das Bronchuslumen gespannt, Schleimhaut reizlos, Knorpelringe deformiert, jedoch gut sichtbar, Segmentäste des Oberlappenbronchus nicht zu übersehen

Stenose und Atelektase

"Stenosis of the larger air-passages has been a step-child of clinical medicine." Wenn ELOESSER vor 20 Jahren noch von der stiefmütterlichen Behandlung der Stenose der großen Luftwege in der Klinik gesprochen hat, dann trifft sein Einwand auch heute noch zu, wenn auch nicht mehr in gleichem Maße.

Die zusammenfassenden Arbeiten von JACOBAEUS und WESTERMARK (1930) in der europäischen und von STIVELMAN 1932 in der amerikanischen Literatur haben die Bedeutung der stenosierenden Bronchustuberkulose für die Entstehung der Lungenatelektase ausdrücklich nachgewiesen. Verbesserte Untersuchungsmethoden haben unsere Kenntnisse vertieft und verallgemeinert. Trotzdem mag heute noch gelten, daß die Bedeutung von Stenose und Atelektase besonders im Ablauf der Lungentuberkulose nur zu oft verkannt wird.

Die Ätiologie der Stenosen

Wie schon angedeutet, ist die überwiegende Zahl der Tracheobronchialstenosen tuberkulösen Ursprungs. Differentialdiagnostisch kommen vor allem Fremdkörper und Tumoren in Frage.

Eine Fremdkörperstenose muß auch bei fehlenden anamnestischen Angaben immer in Betracht gezogen werden.

Das Bronchusadenom kommt namentlich bei jüngeren Patienten beiderlei Geschlechts vor, das Bronchuscarcinom besonders bei Männern über 40 Jahren, mitunter schon früher und auch in Europa immer häufiger bei Frauen.

Stenosen auf unspezifischer entzündlicher Grundlage sind nach WESTERMARK nicht ganz selten. Sie treten auf im Rahmen chronisch-entzündlicher Lungenaffektionen, so bei Bronchiektasen oder bei jahrelang bestehenden Lungenabscessen (LEMOINE und ROSE).

In diesen Zusammenhang gehören auch die Stenosen bei Asthma bronchiale (TURIAF und Mitarbeiter, MEARS und Mitarbeiter), nach Lungeninfarkt (LUTON und MORY) und nach Schädigung durch ätzende Gase wie Yperit (LEMOINE; FRAENKEL zit. nach ELOESSER).

Mehr zur Deformation als zur eigentlichen Striktur führt die heute selten gewordene luetische Peribronchitis sowie die Bronchitis anthracotica deformans bei penetrierender Anthrakose hilärer Lymphknoten.

Spezifische und unspezifische Entzündungen können als narbige Strikturen ausheilen, die sich endoskopisch und häufig auch histologisch nicht mehr differenzieren lassen. Wir nehmen jedoch heute an, daß die überwiegende Mehrzahl narbiger Bronchusstenosen tuberkulösen Ursprungs ist, sei es als Folge einer Lymphknotenperforation oder einer Schleimhauttuberkulose.

Die Stenoseformen

VON SCHRÖTTER (1896) unterscheidet 3 Stenoseformen in einer Klassifizierung, die im wesentlichen heute noch Gültigkeit hat.

1. Die extramurale Form = extratracheale bzw. extrabronchiale Form: Kompression durch tuberkulöse oder andere Hiluslymphome, seltener durch eine sklerosierende Peribronchitis. — Kompression, Traktion und Abknickung durch schrumpfende Prozesse der Umgebung, durch Pleuraerguß, Pleuraschwarte und artifiziellen Lungenkollaps.

2. Die murale Form:

a) Einengung des Lumens durch eine Tracheobronchitis tuberculosa als katarrhalische oder ulceröse Entzündung, als produktiv-nodöse oder hyperplastische Entzündung, als narbige Striktur.

b) Tumoren.

c) Lues.

d) Unspezifisch-entzündliche Narbenstenosen.

3. Die intramurale = intratracheo-bronchiale Form: Obturation des Lumens durch endogene oder exogene Fremdkörper, besonders beim Kind durch die nekrotischen Massen perforierender Lymphknoten.

4. Mit ELOESSER möchte ich als 4. Form die periphere Stenose (einzeln oder multipel) besonders nach Endobronchitis caseosa necroticans hinzufügen.

Entsprechend dem Krankheitsablauf, am häufigsten bei Tuberkulose, beobachten wir zwischen diesen Grenzformen oft Übergänge. So können die tuberkulös vergrößerten Hiluslymphknoten in einer ersten Phase zur Deformation, Kompression und Abknickung der Luftröhre führen (extramurale Stenose) und im späteren Verlauf durch Infiltrierung der Wand und schließlich Perforation ins Luftröhrenlumen sukzessive zu einer kombinierten muralen und intratracheobronchialen Stenose (Abb. 34).

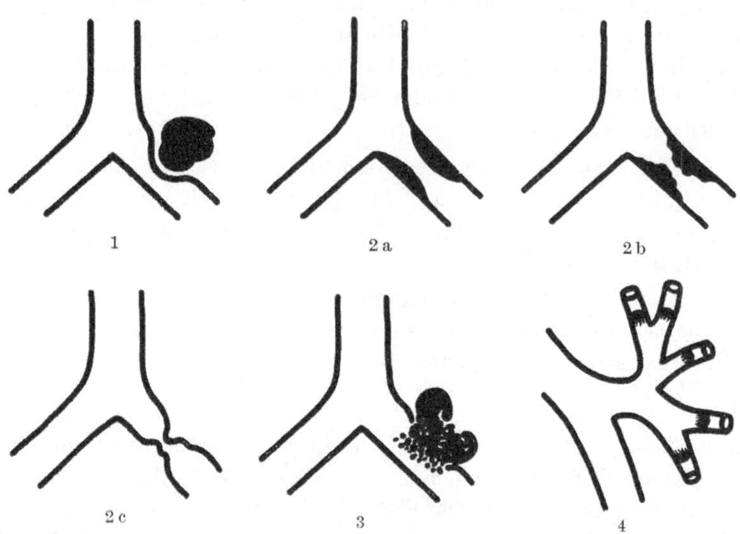

Abb. 34. Schema der Stenoseformen nach von Schroetter-Eloesser. *1* Extramurale Stenoseformen. *2* Murale Stenoseformen: *a* Produktiv-nodöse oder hyperplastische Entzündung, eventuell mit Ulceration. *b* Tumoren. *c* Unspezifisch- oder spezifisch- entzündliche Narbenstenose. *3* Intramurale = intratracheo-bronchiale Stenoseformen (Obturation durch endogene oder exogene Fremdkörper). *4* Periphere Stenosen.

Ablauf und Prognose der aktiv-tuberkulösen Stenosen

Auf Grund unserer Beobachtungen ergeben sich für die verschiedenen Formen tuberkulös-stenosierender Prozesse sehr ungleiche Prognosen.

Günstig sind die Aussichten für eine Stenose nach *Durchbruch käsig-nekrotischer Lymphknotenpakete.* Bei unseren elf erwachsenen Patienten mit nicht-massivem Durchbruch beobachteten wir regelmäßig eine vollständige Abheilung ohne Einengung des Lumens; als einziges Residuum konnten wir zweimal einen Pigmentfleck feststellen und mehrmals eine umschriebene Raffung der Knorpel-ringe. Die spontane Heilungstendenz ist so groß, daß die zahlreichen, meist in der Primärphase vorkommenden Einbrüche früher öfters verkannt worden sind (Steiner, Schwartz, Uehlinger).

Nur bei breiten Einbrüchen mit ausgedehnter Zerstörung der Knorpelspangen ist eine narbige Striktur zu erwarten. An anatomischen Präparaten solcher Strikturen läßt sich retrospektiv der Ablauf einer breiten Lymphknotenperforation vermuten, dann, wenn der stenosierte Bronchus eng mit kreidigen und verkalkten Lymphknoten ausgedehnt verbacken ist (s. Fall F. R., S. 15). Diese Fälle sind nicht so häufig. Wir beobachteten auch nach vorübergehend vollständiger Obturation des Bronchiallumens nur zweimal bleibende Stenosenbildung, einmal mäßigen Grades und einmal vollständige Obliteration, wobei hier die Perforation mit einer hyperplastischen Schleimhautwucherung um die Perforationsöffnung herum einherging.

Ebenfalls günstig ist die Prognose der stenosierenden *Ableitungsbronchitis*, d. h. einer tuberkulösen Schleimhautentzündung, die sich per continuitatem von einer Lungenkaverne aus entwickelt hat. Im floriden Stadium waren in etwa der Hälfte der Fälle von Ableitungsbronchitis mäßige, seltener hochgradige Stenosen durch entzündliche Schleimhautschwellung festzustellen. Von solchen stenosierenden Prozessen an 82 Bronchusästen heilten nur 8 mit narbiger Striktur ab (vgl. Tabelle 8). Alle übrigen kamen ohne Residuen zur Heilung; vereinzelte Patienten, deren Lungenbefund sehr schnell zur Rückbildung gekommen ist, und die keine klinischen oder röntgenologischen Zeichen einer Bronchusläsion mehr gezeigt haben, wurden allerdings nicht mehr kontrollbronchoskopiert.

Tabelle 8. *Stenosegrad von 233 tuberkulösen Bronchusläsionen bei 195 Patienten*

1. a) Bei 166 aktiven tuberkulösen Prozessen im Moment der bronchoskopischen Diagnose

	Klinische Diagnose	mäßig	hoch-gradig	voll-ständig	
Murale Stenose	Eigentliche Bronchustbc.	31	29		60
(Floride Bronchustbc.)	Ableitungsbronchitis	62	20		82
Intramurale Stenose	Lymphknotenperforation . . .	5	5	3	13
(Intrabronchial)	Lymphknotenpenetration ohne Perforation	5			5
Extramurale Stenose	Hiluslymphome	3			3
(Kompression)	Pleuritis exsudativa	3			3
	Total	109	54	3	166

b) Nach Abheilung von 160 aktiven tuberkulösen Bronchusveränderungen

	Keine Stenose	Narben-stenose	mäßig	hoch-gradig	voll-ständig
von 60 eigentlichen Bronchustuberkulosen .	18	42	25	12	5
von 82 Ableitungsbronchitiden	74	8	6	2	—
von 2 massiven Lymphknotenperforationen	0	2	1	—	1
von 11 umschriebenen Lymphknoten-perforationen	11	0	—	—	—
von 5 Lymphknotenpenetrationen	5	0	—	—	—
Total	108	52	32	14	6

2. Bei 67 primär entdeckten Endformen

			Mäßig	hoch-gradig	voll-ständig	
Fibrostenosen	wahrscheinlich nach Bronchialtuberkulose oder Lymphknoten-perforation 36	mit entsprechen-dem klinischen Krankheitsbild	10	9	1	20
		Zufallsbefund .	15	1	—	16
(Strikturen) 50	wahrscheinlich nach Ableitungsbronchitis 14	mit entsprechen-dem klinischen Krankheitsbild.	—	—	—	—
		Zufallsbefund .	12	2	—	14
Kompression oder Traktion	künstlicher Kollaps, gleichzeitig oder vorbestehend		5	3	—	8
	Pleuraschwarte		2	—	—	2
	schrumpfender Prozeß der Umgebung . . .		5	2	—	7
	Total		49	17	1	67

Prognostisch ungünstiger liegen die Verhältnisse bei der eigentlichen, *autochthonen Bronchustuberkulose*. Sowohl die rein infiltrative wie die ulceröse Form ist von Anfang an in der Mehrzahl der Fälle mit Einengung der Brochiallichtung verbunden (60 von 96 affizierten Bronchusästen bei 37 von 58 Patienten). Der Verlauf sämtlicher Befunde wurde, wenigstens bis zum Beginn der narbigen Abheilung, endoskopisch kontrolliert (mit Ausnahme eines Falles mit frühzeitiger Resektion wegen Tumorverdachtes). Nur in 3 Fällen sahen wir bei ursprünglich mäßiger bis hochgradiger Einengung des Bronchiallumens eine Abheilung ohne Residuen. Offenbar handelte es sich hier um rein oberflächliche Schleimhaut-

Tabelle 9. *Geschlechtliche Verteilung der tuberkulösen Stenosen*

	Bei Frauen	Bei Männern	Total
Ableitungsbronchitis			
akut	35	47	82
narbige Ausheilung	2	6	8
Primär entdeckte Narbenstenose, wahrscheinlich nach Ableitungsbronchitis	2	12	14
Eigentliche Bronchustuberkulose			
akut	45	15	60
narbige Ausheilung	33	9	42
Primär entdeckte Narbenstenose, wahrscheinlich nach eigentlicher Bronchustuberkulose (evtl. Lymphknotenperforation)	31	5	36

prozesse. Bei allen übrigen Patienten ergaben sich Defektheilungen mit mehr oder weniger ausgeprägter Striktur, wenn auch die Anzahl der betroffenen Äste geringer war als im akuten Stadium (42 gegenüber 60).

Neben den Fällen, die wir von der floriden Entzündung bis zur Abheilung verfolgen konnten, haben wir eine große Anzahl *primär entdeckter Narbenstenosen*. Die Genese läßt sich oft nur vermuten. Residuen nach Lymphknotenperforation und nach Bronchustuberkulose können häufig endoskopisch nicht unterschieden werden. Eine Bronchitis anthracotica deformans sieht bisweilen einem abgelaufenen Durchbruch tuberkulöser Lymphome ebenfalls sehr ähnlich. Auch kann es schwer sein, zu entscheiden, ob es sich um intramurale oder extrabronchiale Stenosen handelt.

Trotz dieser Schwierigkeiten versuchten wir unsere 50 primär entdeckten Narbenstenosen einzuteilen in solche, die im Abflußgebiet einer Kaverne liegen, d. h. überwiegend einer abgeheilten Ableitungsbronchitis entsprechen dürften, und in solche, die zu keinem lokalisierten Lungenprozeß eine Beziehung haben und wahrscheinlicher auf eine eigentliche Bronchustuberkulose oder auf eine alte Lymphknotenperforation zurückgehen.

Diese Unterscheidung rechtfertigt sich um so mehr, als die geschlechtliche Verteilung der beiden Formen recht gut mit derjenigen der sicher tuberkulösen stenosierenden Prozesse übereinstimmt (vgl. Tabelle 9). Sowohl bei den gesicherten wie bei den mutmaßlichen Ableitungsbronchitiden überwiegt das männliche Geschlecht. Dagegen betreffen die eigentlichen Bronchustuberkulosen wie auch die vermutlich auf sie zurückgehenden Narbenstenosen zu ungefähr 3 Vierteln das weibliche Geschlecht. LEMOINE sah bei narbigen Bronchusstenosen dieselbe Verteilung auf die beiden Geschlechter.

Lokalisation der tuberkulösen Narbenstenosen

Gewisse Bronchusäste werden von den stenosierenden Prozessen auffallend bevorzugt. Es ergeben sich Gesetzmäßigkeiten, die sich in verschiedenen Statistiken wiederholen (vgl. Tabelle 10).

Tabelle 10. *Lokalisation der narbigen Bronchusstenosen*

	Rechts	Links	Total
1. LEMOINE			
Hauptbronchus	etwa 27	etwa 60	etwa 87
Oberlappenbronchus . . .	7	2	9
Unterlappenbronchus . .	?	?	6
Total			102
2. SOULAS und MOUNIER-KUHN			
Trachea	—	—	1
Trachea u. Hauptbronchus	1	2	3
Hauptbronchus	3	24	27
Oberlappenbronchus . . .	15	4	19
Mittellappenbronchus . .	2	—	2
Unterlappenbronchus . .	3	—	3
Multipel			3
Total			58
3. *Eigene Beobachtungen*			
Hauptbronchus	6	13	19
Oberlappenbronchus . . .	30	14	44
Mittellappen und Lingulabronchus	6	1	7
Stammbronchus und Unterlappenbronchus .	4	7	11
Ramus apicalis inferior . .	2	9	11
Basale Segmentäste . . .	2	—	2
Total	50	44	94

Im linken Hauptbronchus werden viel häufiger narbige Strikturen gefunden als im rechten. Entsprechend treten Totalatelektasen bei Tuberkulose vorwiegend links auf. Dagegen wird der rechte Oberlappenbronchus häufiger von Stenosen betroffen als der linke. Die übrigen Lappen- und Segmentbronchien treten ganz allgemein in den Hintergrund.

Spontanheilung und Chemotherapie

LEMOINE und CHAUVET haben an Patienten, die zum erstenmal bronchoskopisch untersucht wurden, fast ebensooft eine narbige Stenose wie eine frische stenosierende Bronchustuberkulose entdeckt. In unserer Zusammenstellung (s. Tabelle 8) kommen 50 primär entdeckte narbige Strikturen auf 166 floride tuberkulöse Stenosen. Wenn man berücksichtigt, daß es sich hier um Heilstättenpatienten handelt, ist auch diese Zahl der primär entdeckten Narbenstenosen auffallend groß. Allein schon diese Gegenüberstellungen sprechen für eine große spontane Heilungstendenz der tuberkulösen Bronchitis.

Ob die Heilung praktisch ohne Residuen abläuft oder mit einer erheblichen Einengung der Bronchiallichtung einhergeht, hängt zur Hauptsache von der Ausdehnung des tuberkulösen Prozesses ab. Oberflächliche Schleimhautulcerationen heilen mit geringeren Defekten ab als Zerstörungen der tieferen Wandschichten und der Knorpelspangen.

Es ist schwer zu beurteilen, wieweit die Anwendung von Tuberculostatica den Charakter der Heilung beeinflußt. Sicher wird der Ablauf der akuten Entzündung beschleunigt und die narbige Umwandlung erleichtert. Progrediente Verläufe sind heute zur Seltenheit geworden (5 von 108 Patienten mit florider Bronchustuberkulose). Unter Chemotherapie kann die Vernarbung so rasch eintreten, daß SOULAS glaubte, Streptomycin fördere die Stenosenbildung. Beschleunigte Entstehung narbiger Strikturen wird aber nicht nur in den Bronchien, sondern auch im Darm- und Urogenitaltrakt beobachtet und ebenfalls unter den anderen Tuberculostica.

Es scheint uns deshalb wahrscheinlicher, daß die zeitliche Raffung der Heilungsvorgänge eine Begünstigung von Strikturbildungen nur vortäuscht.

Folgen der Bronchusstenose

Die Bronchuslichtung kann bis auf ein Drittel eingeengt sein, ohne daß periphere Durchlüftungsstörungen festzustellen wären (HASLINGER). Die in- und exspiratorische Luftpassage ist mitunter noch bei eigentlichen Knopflochstenosen möglich. Allerdings ist dann die Ventilation des entsprechenden Lungenabschnittes herabgesetzt, durch Saugwirkung auf die Capillaren tritt eine Hyperämie ein, und der erschwerte Sekretabfluß disponiert zu Bronchopneumonien.

Bei hochgradiger Stenose kann das Exspirium gedrosselt und ein Ventilmechanismus erzeugt werden. Die Folge ist ein *Blähungsemphysem* des betreffenden Lungenabschnittes, eventuell mit Verdrängung der übrigen Lunge und des Mediastinums (vgl. Kapitel Röntgenologie). Dieses Emphysem hat im allgemeinen transitorischen Charakter. Als Vorbote der Atelektase ist es von großer diagnostischer Bedeutung und verlangt sorgfältige Überwachung. Bei längerem Bestehen kann das Emphysem bullöse Form annehmen und zum Spontanpneumothorax führen. WESTERMARK bezieht sämtliche Fälle von spontanem Kollaps bei Emphysemblasen auf Bronchusstenosen. Wie das Lungengewebe werden Kavernen ebenfalls gebläht. Auch hier besteht die Gefahr der Perforation mit ihren schweren Komplikationen (s. Kapitel Kollapstherapie bei Bronchustuberkulose).

Die Atelektase

Die Atelektase ist häufig das erste warnende Symptom eines Bronchusverschlusses. Daraus erhält sie ihre Bedeutung als diagnostisch klinisches Zeichen. Im röntgenologischen Teil bin ich darauf näher eingetreten. Die Atelektase als „entité clinique" soll in diesem Kapitel besprochen werden.

Atelektase war ursprünglich die Bezeichnung für die unvollständig erweiterte, foetale Lunge. Die Lunge, die post partum nicht zur Entfaltung gekommen ist, entspricht der kongenitalen Atelektase. Heute übertragen wir den Begriff Atelektase auf die Luftleere einer früher entfalteten Lunge, auf einen sekundären Vorgang von ungenügender Luftzufuhr zur Alveole bei erhaltener Gasresorption durch den Blutstrom (erworbene Atelektase).

Die Atelektase, insbesondere das völlige Fehlen der Luft in der Alveole (Apneumatose Coryllos) führt zu einer Verkleinerung der Alveolen, zu einem Zusammenrücken der Wände und damit zu einer Verminderung des Lungenvolumens. Der negative Druck innerhalb der Alveolen bewirkt eine Hyperämie der Lunge (WESTERMARK) und e vacuo Ödembildung. Bei überschießender Ödembildung und Rückstauung durch das Hindernis kann das Lungenvolumen größer als normal werden (drowned lung Chevalier Jackson). Dieses hinzutretende Sekret und die Hyperämie machen die atelektatische Lunge flüssigkeitsreicher und schwerer als normal (HANSSON und SJÖSTRAND). Ebenso verdichten sie den Röntgenschatten des atelektatischen Bezirkes.

Beziehung der Atelektase zur mechanischen Obstruktion

Die Beziehung zwischen dem mechanischen Bronchusverschluß und der Atelektase wurde experimentell schon von MENDELSOHN (1845), TRAUBE (1846) und LICHTHEIM (1875) demonstriert. Sie verlegten das Lumen durch Papierpfröpfe, Gummi arabicum oder Laminariastifte und erzeugten so Lungenatelektasen.

LEGENDRE und BAILLY haben 1844 bei Kindern einen Zusammenhang zwischen verlegten Bronchialästen und luftleeren Lungenabschnitten beschrieben. Eingehende Arbeiten stammen von CHEVALIER JACKSON, CORYLLOS u. a.

Nach der Obstruktion des Bronchiallumens wird die Luft der Alveolen ins Blut resorbiert, am raschesten der Sauerstoff, dann CO_2, am langsamsten der Stickstoff; daher die synonymen Begriffe der Obstruktions- oder Resorptionsatelektase bzw. des aktiven Kollapses.

Indessen ergaben zahlreiche Beobachtungen, daß mechanischer Bronchusverschluß und Atelektase nicht immer gekoppelt sind.

a) Kollaterale Belüftung

Im Tierexperiment haben VAN ALLEN und Mitarbeiter gezeigt, daß trotz Bronchusligatur die betreffenden Lungenabschnitte normal lufthaltig bleiben können. Die Belüftung erfolgt offenbar von benachbarten Bronchusästen aus über den Umweg der KOHNschen Poren in den Alveolarsepten. Die Atelektase tritt erst dann ein, wenn der direkt ventilierte benachbarte Bronchusast durch eine Pneumokokkenkultur infiziert wird. Das entzündliche Ödem scheint die Poren zu verlegen und die kollaterale Belüftung zu unterbinden.

Auch beim Menschen besteht die Möglichkeit kollateraler Luftversorgung innerhalb eines Lungenlappens. Wir konnten 3mal beobachten, wie trotz eindeutiger Obliteration von mehreren Segmentbronchien nach abgeheilter Bronchustuberkulose keine Atelektase eintrat. Der eine Fall zeigte im linken Oberlappen einen mehrfachen Verschluß des gemeinsamen Stammes der drei ersten Segmentbronchien. Die Belüftung des ganzen Oberlappens erfolgte von der Lingula aus.

Sch. M., 41 Jahre, ♀. Schon dreimalige Kur wegen einer linksseitig stenosierenden Bronchustuberkulose vom linken Haupt- und Oberlappenbronchus.

Röntgenologisch ergibt sich in der Übersichtsaufnahme eine Verlagerung des Mediastinums nach links, besonders in den apikalen Abschnitten. Anschließend vom oberen Hiluspol ausgehend, eine dichte, bis 2 Querfinger breite Verschattung. Auf der Höhe der 2. Rippe und im 1. Intercostalraum wenig vermehrte Streifenzeichnung. Im übrigen ist das Lungenoberfeld ohne Befund, normaler Luftgehalt (Abb. 35a).

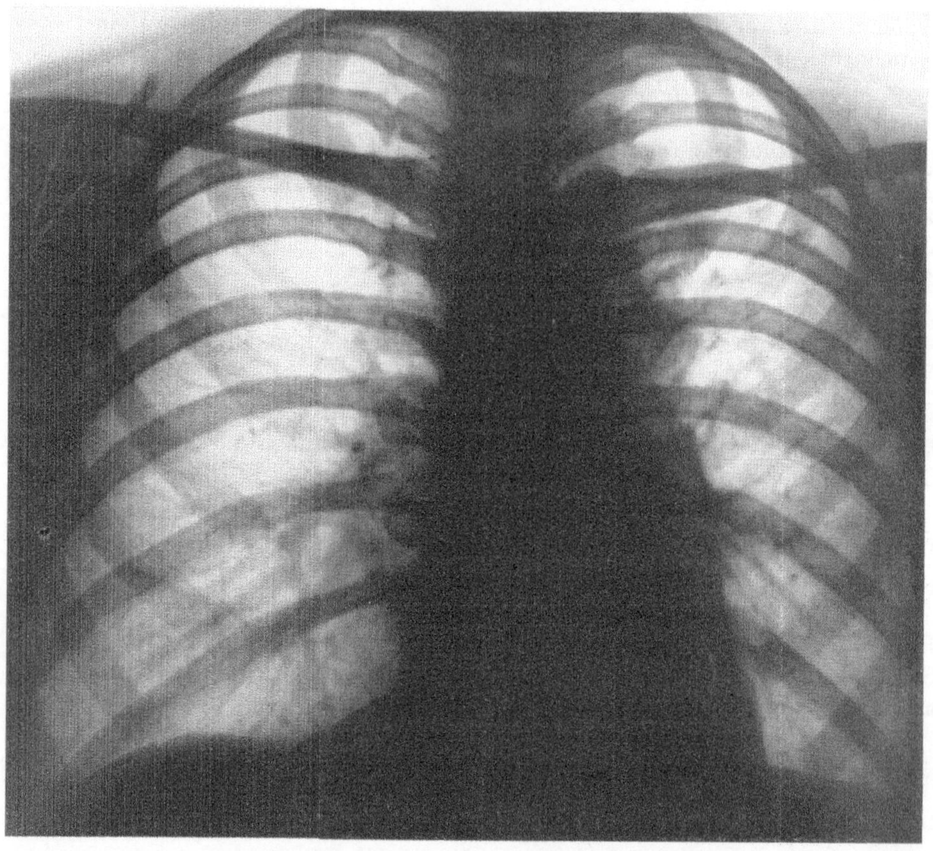

a

Abb. 35a—c. Pat. S. M. Partialstenose des linken Hauptbronchus, Totalstenose des linken Oberlappenbronchus. Kollaterale Durchlüftung des linken Oberlappens. a Thoraxübersicht: Verlagerung des Mediastinums nach links. Erhöhte Transparenz des rechten Mittel- und Oberfeldes. Vereinzelte, unregelmäßig begrenzte Fleckschatten im linken Oberfeld. Weichteildichte, scharf begrenzte, dem Mediastinum anliegende Verschattung, die vom oberen Hiluspol bis zum Spitzenfeld reicht

Tomogramm: In Schicht 10 ist paramediastinal eine 2 Querfinger breite Verschattung deutlich dargestellt. Sie ist zur übrigen Lunge scharf abgegrenzt. Diese ist von normaler Struktur und normalem Luftgehalt. Der linke Hauptbronchus ist verengt und abgeknickt, besonders deutlich vor dem Abgang des Oberlappenbronchus. Dessen Lumen ist (wie auch in den übrigen Schichten) nicht einwandfrei darzustellen (Abb. 35b).

Bronchoskopie 13. 9. 54: Erhebliche Narbenstenose im linken Hauptbronchus ungefähr 1 cm vor dem Abgang des Oberlappenbronchus. Dieser zeigt eine Knopflochstenose kurz nach dem Abgang aus dem Hauptbronchus. Die Veränderungen sind reizlos-narbig. Das vor 4 Monaten bronchoskopisch festgestellte Rezidiv der Schleimhauttuberkulose ist mit tuberkulostatischer Therapie unter multilokulärer Stenosierung abgeheilt.

Resektion des linken Lungenoberlappens 28. 10. 54 (PD Dr. W. BRUNNER)*:* Der Oberlappen ist wenig kleiner als normal. Er bleibt normal lufthaltig (mit Ausnahme der Lingula), auch wenn nicht insuffliert wird. Er ist nur wenig kompressibel. Der Oberlappenbronchus ist äußerlich nicht verschmälert, aber erheblich verschwielt. Bei der Durchtrennung des Bronchus entleert sich schleimiges Sekret, das steril ist.

Kontrastdarstellung des Oberlappenbronchus im Resektionspräparat: Das Kontrastmittel fließt sofort in die Alveolen der kollabierten Lingula, trotz Überdruck gelingt eine Alveolarfüllung für den übrigen Oberlappen nicht (Abb. 35c).

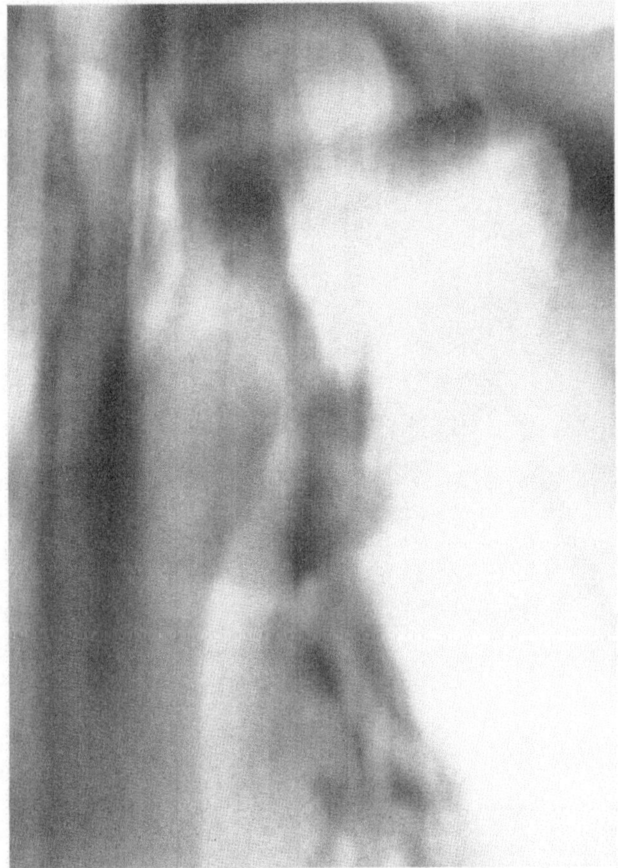

Abb. 35 b. Tomogramm der linken Hilusgegend (Schicht 10): Verlagerung der Trachea nach links. Linker Hauptbronchus vor seiner Aufzweigungsstelle deutlich verengt und etwas nach oben abgebogen, Lumen des Oberlappenbronchus nicht nachweisbar (auch in den anderen Schichten)

Es handelt sich hier um eine kollaterale Durchlüftung der ersten 3 Segmente des linken Oberlappens. Röntgenologisch und inspektorisch sind diese Segmente normal lufthaltig, sie werden aber nicht direkt ventiliert (über ihre Segmentbronchien), wie die Unmöglichkeit der Insufflation bzw. des Kollapses unter der Operation zeigt. Auch bronchographisch ist eine Alveolarfüllung im Gegensatz zur normal belüfteten Lingula nicht möglich.

Ein solcher Lappen sieht in situ zunächst unauffällig aus. Der Luftgehalt kann jedoch bei künstlicher Beatmung kaum variiert werden; Kollaps und Blähung sind unmöglich. Der resezierte Lappen sinkt nicht zusammen, sondern bleibt noch nach Stunden lufthaltig, wie das sonst nur an starren Lungen der Leiche beobachtet wird.

Die indirekte Belüftung verhindert besonders bei peripheren Bronchusstenosen das Auftreten einer umschriebenen Atelektase. Die stenosierende Tuberkulose einzelner peripherer Bronchien ist überaus häufig (BERGSMA). Sie ist der Endoskopie nicht zugänglich und nur bronchographisch und am anatomischen Präparat nachzuweisen (s. Bronchographie). ELOESSER stellt sie als 4. Gruppe den intrabronchialen, intramuralen und extrabronchialen Stenosen der größeren Bronchien gegenüber, wobei allerdings auch in der Peripherie die stenosierenden Prozesse nicht einheitlich sind.

PeriphereVerschlüsse der kleineren Bronchien ohne notwendige Atelektasebildung spielen namentlich bei der Kavernenheilung eine entscheidende Rolle (CORYLLOS).

In allen Fällen, wo die kollaterale Belüftung vicariierend einspringt, findet kein normaler Luftaustausch, keine eigentliche Durchlüftung statt. Der zu einem verschlossenen Bronchusast gehörige Lungenabschnitt fällt funktionell aus.

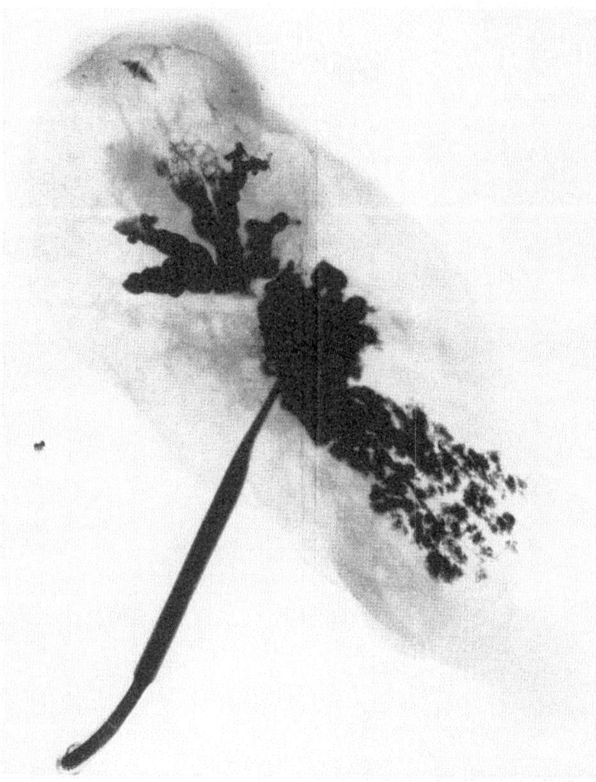

Abb. 35c. Kontrastdarstellung des resezierten linken Oberlappens: Die drei ersten Segmentbronchien deutlich ektatisch. Trotz Injektion des Kontrastmittels unter Druck keine Alveolarfüllung in diesem Abschnitt des Oberlappens. Dagegen ausgedehnte Alveolarfüllung im Bereich der Lingula

b) Unvollständiger Bronchusverschluß

Wir beobachteten bei tuberkulösen Bronchusstenosen mit Einengung des Lumens mindestens um ein Drittel insgesamt 49 Totalatelektasen, davon 5 bei Lymphknotenperforation, 31 bei Bronchustuberkulose und 13 bei erstmals endoskopisch festgestellten Narbenstenosen wahrscheinlich tuberkulösen Ursprungs.

Nur in 9 Fällen war endoskopisch eine totale Okklusion des Lumens festzustellen. Bei einigen Knopflochstenosen ohne Ventilationszeichen durfte ein peripher gelegener Verschluß angenommen werden. Im übrigen dienten Bronchographie und Schichtaufnahmen als unerläßliche Hilfsmittel, um nach peripheren

Obstruktionen zu suchen. Multiple Verschlüsse der kleinen Bronchien können zwar gelegentlich ausgedehnte Atelektasen bewirken (WESTERMARK), sie sind aber selten. So bleiben auch bei bester diagnostischer Abklärung zahlreiche Fälle übrig, bei welchen der Grad der mechanischen Stenose die Entstehung der Atelektase nicht befriedigend erklärt. H. GÜNTERT fand bei der kritischen Auswertung von 50 als typisch zu bezeichnenden Atelektasen (sie decken sich zum Teil mit unserm Krankengut) nur in der Hälfte der Fälle ein hinreichendes mechanisches Hindernis. Bei flüchtigen Atelektasen mag eine vorübergehende Verstopfung der bereits stenosierten Lichtung durch Sekret angenommen werden. In der Regel werden wir aber auf andere als nur mechanische Momente verwiesen.

c) Neurovegetative Faktoren

Die Berührung der Pleura pulmonalis löst eine umschriebene reflektorische Kontraktion des Lungenparenchyms aus. Es bilden sich Dellen, die in kurzer Zeit spontan verschwinden oder bei intratrachealer Beatmung leicht gebläht werden können. Mitunter entstehen auch größere atelektatische Bezirke, etwa nach Pneumothoraxanlage oder Thorakokaustik. Sie betreffen verschiedene Stellen eines Lappens oder der ganzen Lunge und verschwinden ebenfalls spontan. Bevorzugt sind die Unterlappen, hauptsächlich die posterioren Bezirke. Auf dem Röntgenbild sind die umschriebenen Veränderungen nur angedeutet oder gar nicht erkennbar (JACOBAEUS).

Die Entstehung dieser flüchtigen Atelektasen ist nicht sicher geklärt. WURM nimmt an, daß zur Herbeiführung der reflektorischen Atelektase nicht die dürftigen Muskelfasern des respiratorischen Parenchyms, sondern nur die sehr viel kräftigere Muskulatur der kleinen Bronchien und Bronchiolen geeignet sein kann.

Dem steht gegenüber, daß der vollständige Übertritt der Luft aus den Alveolen ins Blut 4—6 Std dauert (CORYLLOS und BIRNBAUM, REINBERG, alle zit. bei WESTERMARK).

Vergleichbar mit der beschriebenen Kontraktionsatelektase sind die akuten, ebenfalls flüchtigen Kollapse, wie sie bei Hämoptysen vorkommen oder auch durch Lipiodolfüllung ungewollt erzeugt wurden (JACOBAEUS und WESTERMARK). Die Lipiodolatelektasen traten 10—15 min nach Eingießen des Kontrastmittels in den Bronchialbaum auf und lösten sich innerhalb von $^1/_2$—3 Std wieder auf, mehrmals unter Hinterlassung von länger bestehenden Streifenatelektasen (s. unten). Die plötzlichen Kollapse bei Hämoptysen verhalten sich analog. Es ist bedeutsam, daß in beiden Fällen die Atelektase nur bei ungeschädigtem Bronchialbaum zustande kommt.

Eine Sonderform der Atelektase bilden die platten- oder streifenförmigen Verdichtungen der Lungenunterfelder, die bei den verschiedensten intra- und extrathorakalen Prozessen beobachtet werden: Bei Pleuritis exsudativa (SIEMSEN), bei Coronarinsuffizienz und Myokardschaden (SCHINZ), bei Erkrankungen der Wirbelsäule (STRNAD) oder bei Oberbauchprozessen (HANSEN und v. STAA), besonders Cholecystopathien. Postoperativ werden sie häufig nach Cholecystektomien gesehen (FEHR, MOLO und WALTHER).

B. R., 40 Jahre, ♂. Seit mehreren Jahren immer wieder Zeichen von „Gallenblasenreizungen". Im Anschluß an einen stärkeren Anfall wird eine rechtsseitige trockene Pleuritis mit streifiger Lungenveränderung festgestellt. Nach wenigen Tagen konnte der Lungenbefund nicht mehr nachgewiesen werden.

Flüchtigkeit und Form der Verschattung lassen eine Plattenatelektase annehmen (Abb. 36 a und b).

Diese gerichteten Platten- oder Streifenatelektasen (FLEISCHNER, STURM) lassen meistens eine Beziehung zu bestimmten Bronchusästen vermissen. Von

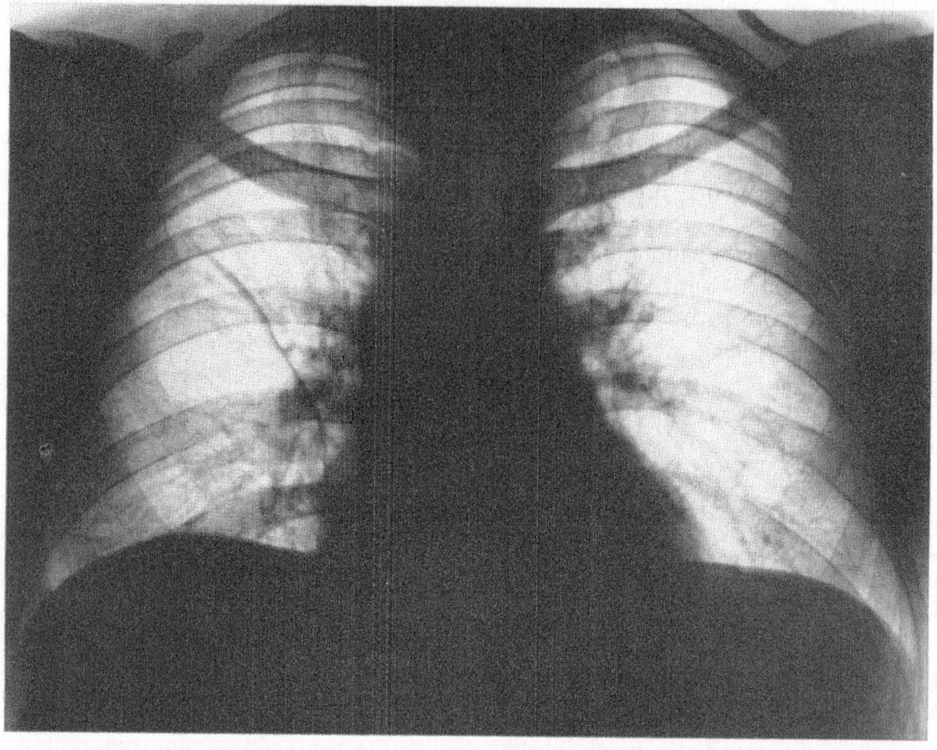

a

Abb. 36a u. b. Pat. B. R. Plattenatelektase und streifenförmige Atelektase im rechten Mittelfeld bei Cholecystopathie. a Thoraxübersicht vom 13. 11. 51: Leicht verminderte Transparenz der basalen Abschnitte der rechten Lunge. Horizontal gestellte, dichte, streifenförmige Verschattung lateral von der rechten Zwerchfellkuppe. Streifenförmige, vom unteren Hiluspol aus schräg seitwärts aufsteigende Verschattung im rechten Mittelfeld

einigen Autoren wird zwar auch für diese Atelektaseform, namentlich wenn sie postoperativ auftritt, ein Obstruktionsmechanismus durch Bronchialsekret postuliert, wobei allerdings die anatomische Lokalisation der Verschlüsse schwierig zu erklären ist.

Neurovegetative Faktoren sind nicht nur für die beschriebenen, meist flüchtigen Atelektaseformen von Bedeutung; sie spielen auch bei den eigentlichen Obstruktionsatelektasen eine Rolle. Ein reflektorischer Kollaps kann bei plötzlich auftretenden Okklusionen der Bronchiallichtung der Resorptionsatelektase vorauseilen. Nur so ist das oft schlagartige Auftreten der klinischen Erscheinungen zu erklären. LÖFFLER unterstreicht die Bedeutung der Schleimhautirritation bei Verschlüssen jeder Art. „Jede Obliteration ist mit mechanischen, chemischen, dann entzündlichen Einwirkungen auf die Bronchialwand verbunden, und von all diesen übereinander gestaffelten sekundären Wirkungen des Verschlusses können neurovegetative Erregungen ausgehen."

Das Nebeneinander von mechanischen und nervösen Faktoren mag manchmal die strenge anatomische Beziehung zwischen Bronchusokklusion und Lungenatelektase verwischen. Der Verschluß eines einzelnen Lappenbronchus kann zur Atelektase der ganzen Lunge führen oder eine entzündliche Stenose ohne völligen

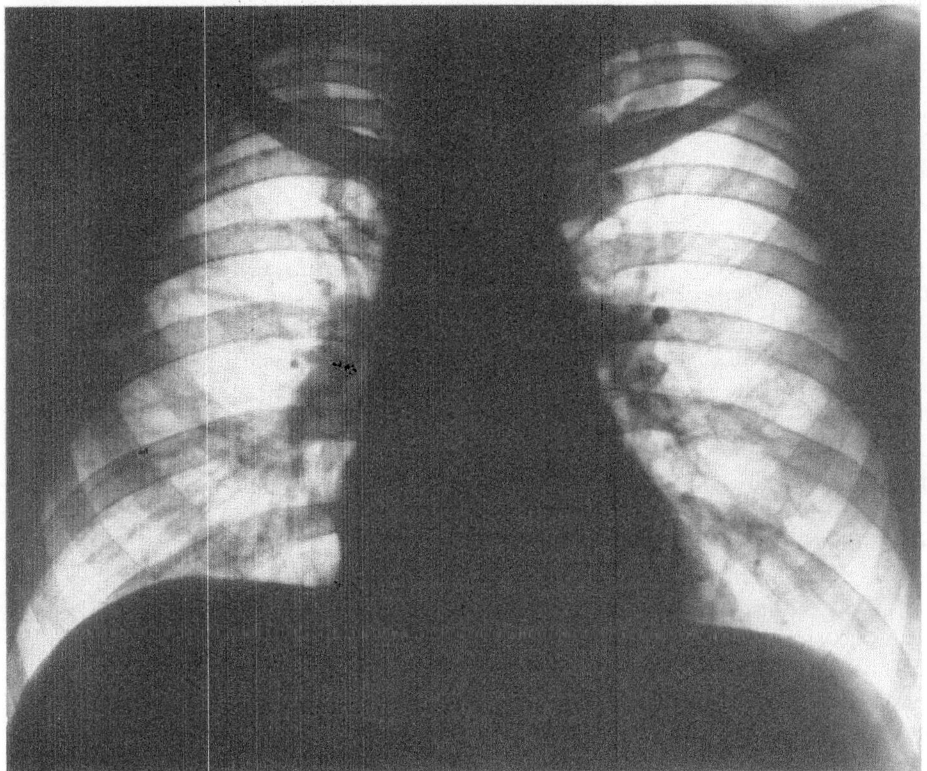

Abb. 36b. Thoraxübersicht wenige Tage später: Transparenz der rechten Lunge nicht mehr herabgesetzt. Die streifenförmigen Verschattungen im rechten Mittel- und Unterfeld sind verschwunden

Verschluß zur Ausbildung einer Totalatelektase. Wir müssen diese Reflexmechanismen kennen und berücksichtigen, sie sollen uns aber nicht dazu verleiten, die genaue Abklärung der Bronchusverhältnisse zu unterlassen.

Die Atelektase in der Klinik und ihre Differentialdiagnose

Die klinischen Erscheinungen der Atelektase sollen nur skizziert werden. Bei umschriebener Atelektase können alle klinischen Zeichen fehlen, sie können sich aber auch vom kaum beachteten Seitenstechen zum vernichtenden Thoraxschmerz steigern (Atelectasis dolorosa); alle Übergänge von geringer Atemnot bis zum qualvollen Ringen nach Luft und alle Grade von Cyanose können beobachtet werden.

Der physikalische Lungenbefund ist öfters enttäuschend gering. Typisch ist die perkussorische Dämpfung, das entsprechend abgeschwächte Atemgeräusch, oft von bronchialem Charakter, in unkomplizierten Fällen keine oder nur in den Randgebieten vereinzelte feuchte Rasselgeräusche. Der verstärkte Stimmfremitus ist gegenüber dem Pleuraerguß differentialdiagnostisch häufig entscheidend.

Die Röntgenzeichen wurden erörtert, wir kennen die milchglasartige, im Beginn häufiger fleckige, scharf umgrenzte und anatomisch bestimmte Lungenverschattung, das Volumen diminutum, die zahlreichen Rückwirkungen auf den Thorax, dessen Organe und das Zwerchfell.

Differentialdiagnostisch sind nach WESTERMARK folgende Krankheitsbilder in Erwägung zu ziehen:

1. Lungenembolie, sofern keine Phlebothrombose nachweisbar ist und blutiges Sputum fehlt. Röntgenologisch haben kleine Infarkte Keilform, ähnlich wie umschriebene Atelektasen, doch fehlen (wenigstens am Anfang) das Volumen diminutum und entsprechend die konkave Begrenzung.

2. Interlobärerguß. Die Unterscheidung von einer Atelektase kann sehr schwer sein. Die Ausbreitung des Exsudates ist oft durch zum Teil vorbestehende Adhäsionen ungewöhnlich. Allerdings sind Ergüsse meist konvex begrenzt. Die Durchleuchtung in verschiedenen Strahlengängen erlaubt meistens eine Präzisierung, gelegentlich aber erst die Bronchoskopie oder Bronchographie.

3. Pneumonie. Bei segmentalen oder Lappenpneumonien ist die röntgenologische Abgrenzung von der Atelektase kaum möglich, nur daß bei frischen, rein entzündlichen Lungenprozessen das Volumen nicht vermindert ist. Die Differentialdiagnose ist hier aus den klinischen Symptomen zu stellen.

4. Bei gleichzeitiger Lungentuberkulose ist die Abgrenzung von spezifischen entzündlichen Veränderungen oft sehr fraglich. Wir denken hier besonders an die peripheren, umschriebenen, eventuell keilförmigen Verschattungen, zu denen auch die „perikavitäre Atelektase" CORYLLOS' gehört. Konfluierende Herde und perifokale Exsudation können röntgenologisch sehr wohl eine Atelektase vortäuschen, vor allem wenn sie in bereits geschrumpften Lungenbezirken auftreten. Nicht verkäsende Exsudate können rasch resorbiert werden, namentlich unter Chemotherapie, so daß der Verlauf wenig über die Natur der Verschattung aussagt.

Auch chronisch schrumpfende tuberkulöse Prozesse mit ausgesprochener Pleuraschwarte können mit atelektatischer Verschattung verwechselt werden. Endlich gibt es gemischte Veränderungen, bei denen entweder die spezifisch entzündliche, die cirrhotische oder die atelektatische Komponente vorherrscht.

Komplikationen der Atelektase

Die Atelektase ist zunächst nur ein Symptom. Es weist auf einen stenosierenden Prozeß im Bronchialbaum hin und fordert dessen Abklärung und Behandlung. Bei der stenosierenden Bronchustuberkulose ist die Heilung des lokalen entzündlichen Prozesses die Regel; doch meistens bleibt die Einengung der Lichtung bestehen, oder die Vernarbung geht sogar mit vollständiger Verödung einher. Von nun an steht nicht mehr das obstruierende Hindernis, sondern die poststenotische Komplikation im Vordergrund des klinischen Interesses.

Eine unkomplizierte Resorptionsatelektase bleibt recht lange reversibel. Verschwindet das stenosierende Hindernis, wird auch der kollabierte Lungenabschnitt wieder lufthaltig. Noch nach Monaten sind histologisch keine groben Veränderungen nachzuweisen. Später fibrosiert das Zwischengewebe. Die spaltförmigen Alveolen erhalten sich jahrelang. Sie veröden erst nach unspezifischen Entzündungsprozessen. Der Endzustand ist die bindegewebige Verschwielung oder Kollapsinduration.

a) Unspezifische Komplikationen. In atelektatischen Bezirken treten früher oder später häufig Retentionserscheinungen mit rezidivierenden bronchopneumonischen Fieberschüben auf. Erstes röntgenologisches Zeichen ist eine geringe Vergrößerung des atelektatischen Gebietes (WANG und VAN ALLEN). Bei nicht vollständigem Bronchialverschluß nimmt die Sputummenge zu. Wenn sich die Infektion mit Chemotherapie und Antibiotica nicht beherrschen läßt, erweitern sich die Bronchien zu unregelmäßig begrenzten Säcken. Bei noch frischen infizierten Atelektasen begünstigt die Saugwirkung des starken intrapleuralen Unterdrucks die Ausbildung von Bronchiektasen. In anderen Fällen entstehen Lungenabscesse. Die entzündlichen Lungenveränderungen unterhalten eine unspezifische Bronchitis, die durch zusätzliche Stenosenbildung ihrerseits die Retention begünstigt.

Durch die entzündlichen Komplikationen, namentlich durch die Bildung von Bronchiektasen, wird der betroffene Lungenabschnitt funktionell erheblich beeinträchtigt oder fällt ganz aus, auch dann, wenn sich die Atelektase wieder auflöst.

Wir haben dieses Krankheitsbild mehr oder weniger ausgeprägt bei 13 von 31 Atelektasefällen mit stenosierender Bronchustuberkulose beobachtet. Bei weiteren 17 Patienten führten erst die Retentionserscheinungen zur klinischen Untersuchung und damit zur Entdeckung einer narbigen Stenose.

Therapeutisch kommt neben der medikamentösen Behandlung wiederholte Bougierung des stenosierten Bronchusastes in Frage. Doch häufig bleibt die Resektion die einzige befriedigende Lösung (s. Kapitel Resektion).

b) Spezifische Komplikationen. Kavernen in atelektatischen Gebieten können durch den intrapleuralen und alveolären Unterdruck enorm gebläht werden. Bei oberflächlicher Lage ist Perforation mit Spontanpneumothorax und Empyembildung möglich.

Nicht selten entsteht tuberkulöser Zerfall erst sekundär in einem atelektatischen Lungenbezirk. Meist sind es bronchiektatische Kavernen, aus einer tuberkulösen Bronchitis hervorgehend, oder es handelt sich um nachträglich tuberkulös infizierte Bronchiektasen. Das Sputum bleibt dauernd bacillär, und eine progrediente Lungentuberkulose kann sich anschließen.

Die spezifischen Komplikationen sind heute eher zu beherrschen (Chemotherapie, Resektion). Wirklich deletäre Verläufe sind seltener geworden. Am ernstesten ist die Prognose von Stenosen der Hauptbronchien. Ohne Pneumonektomie fand LEMOINE nach einer Mindestbeobachtungszeit von 5 Jahren in über 70% einen ungünstigen Verlauf, in 40% mit tödlichem Ausgang.

Stenose und Atelektase
im Bereich der horizontal verlaufenden Bronchialäste

Als horizontal verlaufende Bronchialäste bezeichnen wir den Mittellappenbronchus, den Lingulabronchus und die Rami apicales der Unterlappen. Ihre eigenartige Lage, besonders die enge Beziehung zu den hilären Lymphknoten, führt zu klinischen Besonderheiten, die in den letzten Jahren vermehrte Beachtung gefunden haben.

a) Das Mittellappensyndrom. Graham, Burford und Meyer wiesen 1948 als erste auf das sog. Mittellappensyndrom hin. Sie beschrieben dabei eine unspezifische entzündliche Stenose des Mittellappenbronchus mit konsekutiver Atelektase und Bronchiektase. Im Kindesalter scheint ein ähnliches Bild recht häufig bei Bronchusstenosen infolge unspezifischer Schwellung der Hiluslymphome vorzukommen (Steiger). Brock hat später für dieses gleiche Syndrom die tuber-

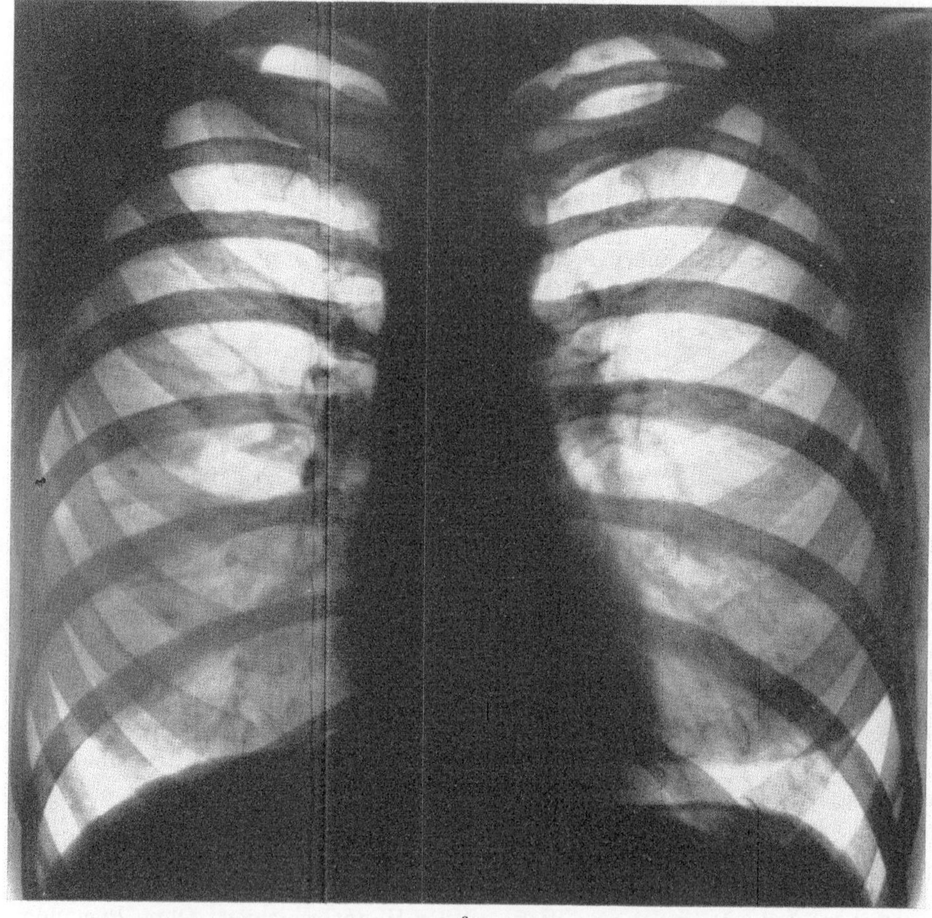

a

Abb. 37a—f. Pat. G. E. Totalatelektase des Mittellappens. a Thoraxübersicht: Verkalkter Primärkomplex im rechten Unterfeld. Mandelgroße, weichteildichte, gut begrenzte Verschattung auf Höhe der 8. Rippe hinten

kulöse Ätiologie in den Vordergrund gerückt und als Mittellappensyndrom die „posttuberkulöse Bronchostenose und Bronchiektasie des Mittellappens" bezeichnet. Unter 93 posttuberkulösen Stenosen fand er auffallend häufig, nämlich 60mal, den Mittellappen betroffen. Auch die isolierte Bronchiektasie des Mittellappens ohne nachweisbare Bronchusstenose, früher meistens als kongenitales Leiden betrachtet, dürfte nach Brock häufig die Folge einer inzwischen abgeheilten obstruierenden Lymphknotenperforation sein.

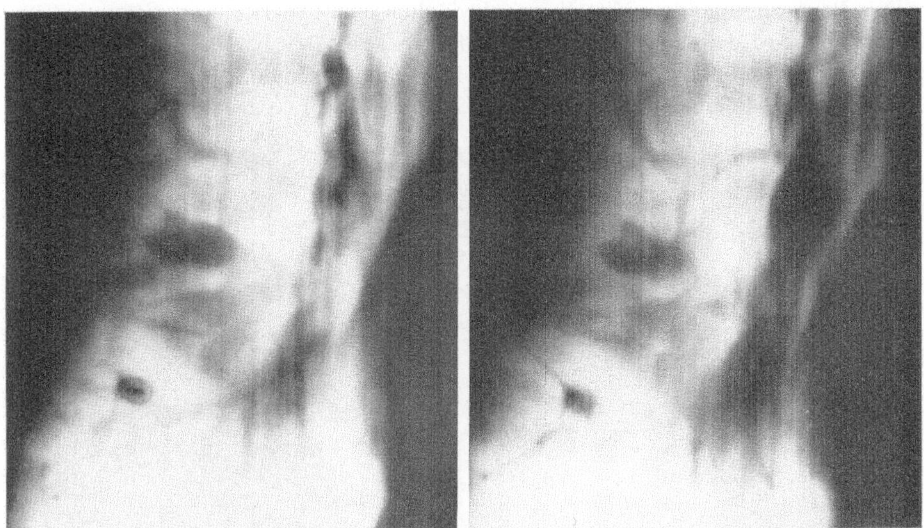

Abb. 37b. Tomogramme des rechten Mittel- und Unterfeldes *a.-p.* (Schicht 9,5 und 10): Auf Höhe des unteren Hiluspols etwa 2 Querfinger breite, seitwärts leicht ansteigende, weiche, gegen das übrige Lungengewebe stellenweise gut abgesetzte Verschattung, innerhalb der sich ein mandelgroßer, scharf begrenzter, dichter Herd erkennen läßt

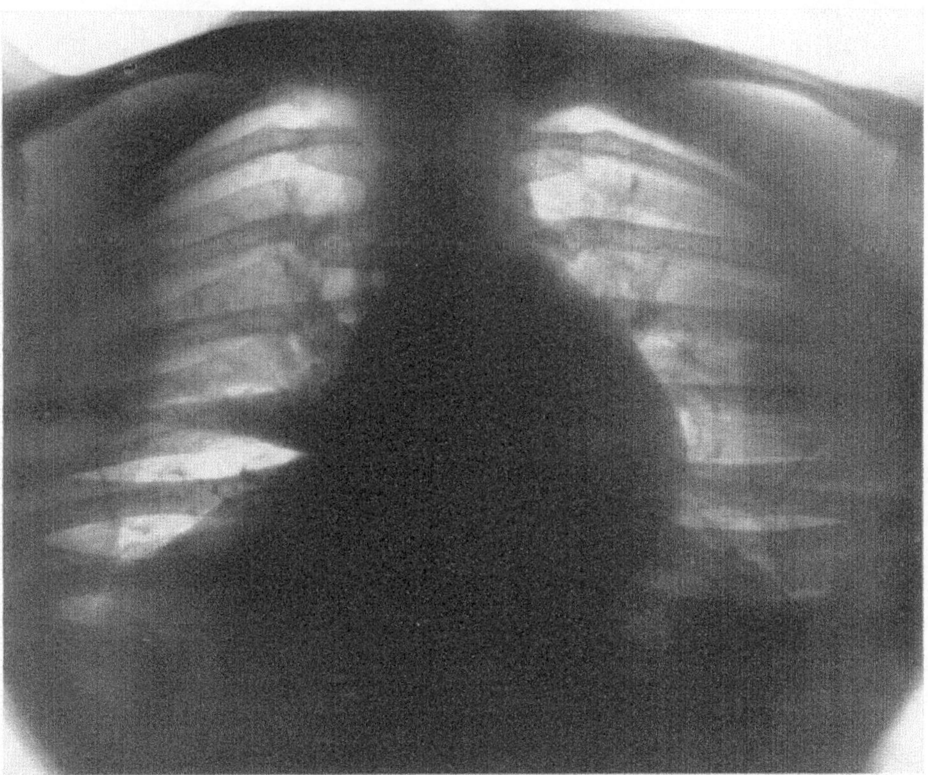

Abb. 37c. Aufnahme in Kreuzhohlstellung: Scharf begrenzte, dichte, keilförmige Verschattung im rechten Mittelfeld, deren Basis dem Hilus anliegt. (Bei Durchleuchtung verschwindet diese Verschattung mit zunehmendem Aufrichten der Patientin)

7*

Die Bevorzugung des Mittellappenbronchus bei tuberkulösen Stenosen im Kindesalter wird dem relativ seltenen Befall dieses Astes bei Bronchialcarcinom gegenübergestellt. BROCK sah von 1200 Bronchialcarcinomen nur 6 im Mittellappenbronchus lokalisiert. Nach LEMOINE und MELILLO besteht eine weniger

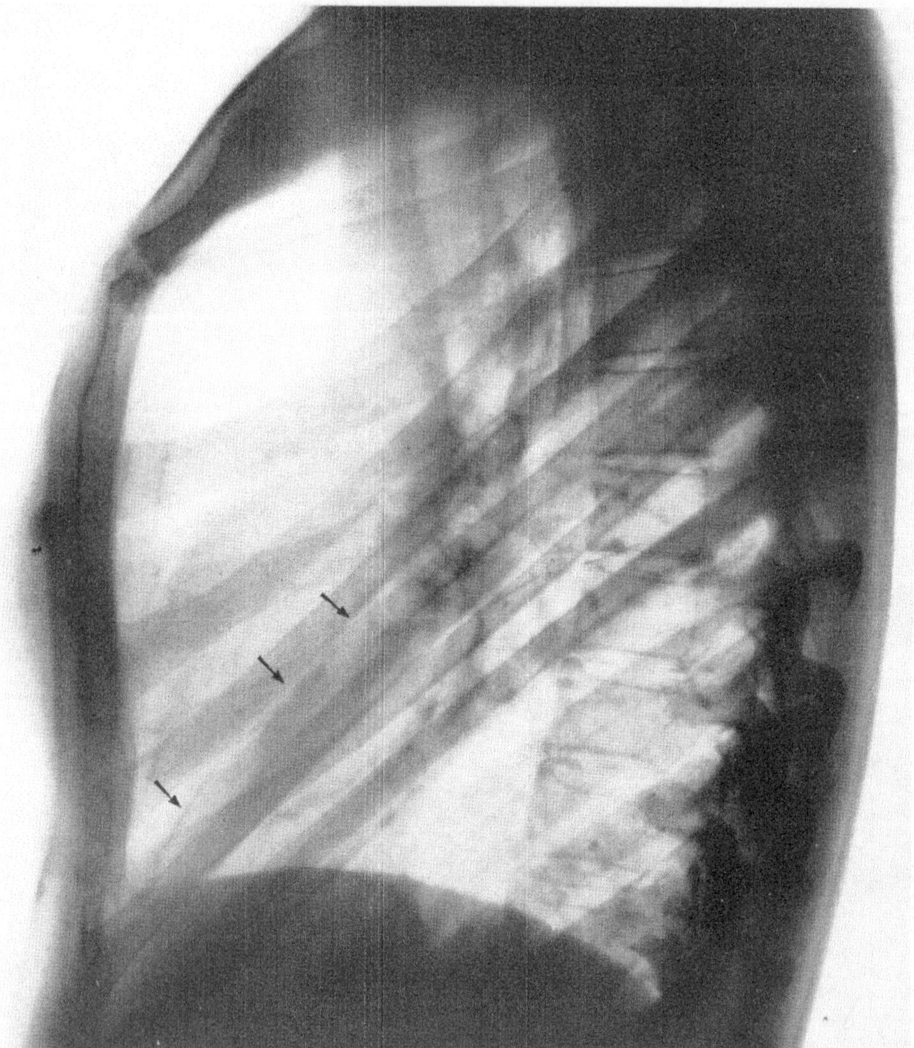

Abb. 37d. Seitliche Hartaufnahme: Vom Hilusgebiet zum vorderen Sinus phrenico-costalis absteigende, fingerförmige, mäßig dichte, von Rippen und Herz überlagerte Verschattung

deutliche Affinität der tuberkulösen Stenose zum Mittellappenbronchus; auch ist in ihrer Statistik das Bronchialcarcinom bedeutend häufiger.

Im Krankengut unserer Heilstätte finden wir nur 3 Fälle von Mittellappensyndrom, alle auf tuberkulöser Grundlage. Dieser geringen Anzahl von Atelektasen und Bronchiektasen entspricht auch die relative Seltenheit der narbigen Stenose des Mittellappenbronchus (6). Vielleicht übersahen wir eine Reihe von

Fällen mit isolierten Mittellappenbronchektasien, die unter der austrocknenden Wirkung der Höhenluft stumm geblieben sind. Verglichen mit der Häufigkeit des Mittellappensyndroms in den erwähnten Statistiken und in der täglichen Praxis (STEIGER) ist unsere Zahl auffallend klein.

Klinisch ist das Krankheitsbild entweder inapperzept, oder es stehen die Symptome der unspezifischen Komplikation, chronischer Husten und oft blutiger

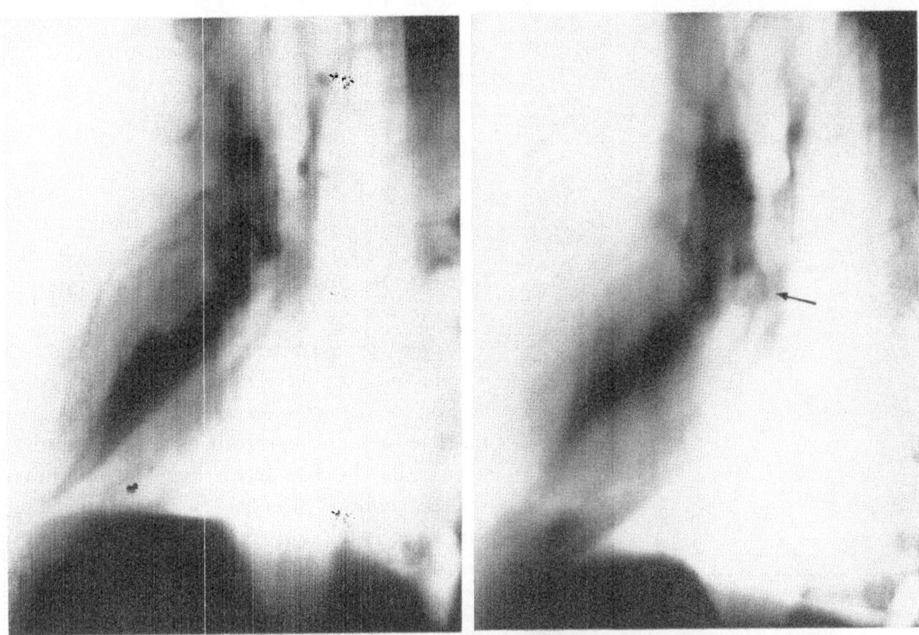

Abb. 37e. Seitliches Tomogramm, rechts anliegend: Schicht 9: Vom Hilus zum vorderen Sinus phrenico-costalis absteigende, dichte lanzenspitzenförmige Verschattung. Schicht 11,5: Buckelförmige Vorwölbung in der Vorderwand des rechten Unterlappenbronchus

Auswurf, im Vordergrund. Nicht selten sind Klagen über brennende Schmerzen auf der rechten Brustseite. Eine aktive Tuberkulose wird im allgemeinen nicht mehr gefunden.

Die *Diagnose* ist oft schwer zu stellen. Die Schattenbildung der Lappenatelektase kann im $a-p$-Strahlengang sehr gering sein. Eine vermehrte Streifenzeichnung im rechten Lungenunterfeld ist eventuell der einzige Hinweis. Auch das $a-p$-Tomogramm erlaubt selten die Diagnose. Kalkdichte Hiluseinlagerungen im Bereich des Abgangs des Mittellappenbronchus sollten an die Möglichkeit des Mittellappensyndroms denken lassen. Zum sicheren Nachweis dienen die Röntgenuntersuchung in Kreuzhohlstellung (STEIGER) und im seitlichen Strahlengang (Hartaufnahme wie Tomogramm). Der endoskopische Nachweis der Bronchusstenose in Form einer narbigen Struktur oder von Kalkmassen, sowie die bronchographische Darstellung der oft stummen Bronchektasien, vervollständigen die diagnostische Abklärung.

G. E., 31 Jahre, ♀. Wegen Müdigkeit, subfebrilen Temperaturen und erhöhter Blutsenkung schon einmal während 10 Monate im Sanatorium. Eine sichere Diagnose konnte damals nicht gestellt werden; das Sputum war immer TB-negativ.

Vier Jahre später übliche Thoraxübersichtsaufnahme unverändert. In Kreuzhohlstellung ließ sich wie in der seitlichen Hartaufnahme und dem Tomogramm eine Atelektase des Mittellappens nachweisen. Die Bronchoskopie ergab eine noch floride stenosierende Tuberkulose am Orificium des Mittellappenbronchus. Unter tuberkulostatischer Behandlung obliterierte der Bronchus durch eine Fibrostenose vollständig. Tuberkelbacillen konnten auch im Abstrich nie gefunden werden (Abb. 37a—e).

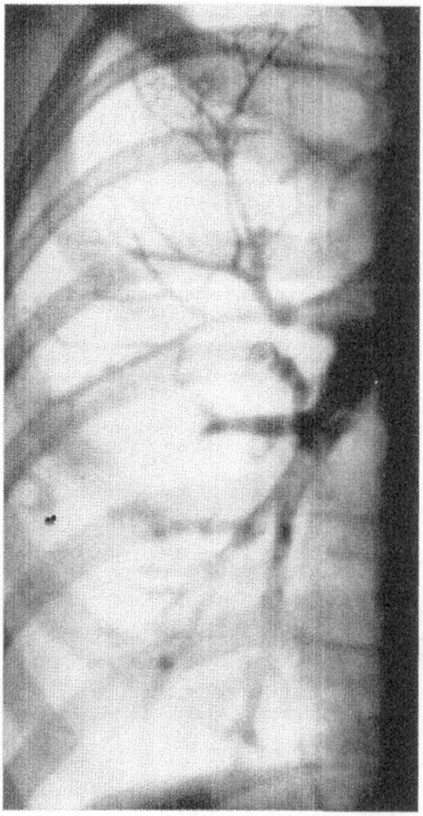

Bronchographisch ließ sich anfänglich noch ein kurzer Mittellappenstumpf nachweisen, später nicht mehr (Abb. 37f).

Die Patientin klagt heute nicht mehr über Husten, dagegen über unregelmäßig auftretende Schmerzen im Gebiet der Atelektase. Die Temperaturen sind zuweilen noch subfebril.

Eine Resektion wurde vorgeschlagen, aber bisher abgelehnt.

Da die Interlobärspalte zwischen Ober- und Mittellappen als Variation fehlen kann, ist die Möglichkeit der kollateralen Belüftung des Mittellappens gegeben, was die Diagnose weiter erschwert.

Therapeutisch werden wir bei jüngeren Patienten die Resektion in Erwägung ziehen (s. nächstes Kapitel); in der Regel genügt jedoch eine sorgfältige Überwachung. Unspezifische Katarrhe des Respirationstraktes sollen frühzeitig bekämpft werden, um eine Infektion der Bronchiektasen zu vermeiden. Der tuberkulöse Prozeß ist, wie bereits erwähnt, im Moment der Entdeckung der Atelektase oder der Bronchektasien meist schon abgeheilt. Eine spezifische Behandlung ist nur in Ausnahmefällen erforderlich.

b) Die Lingulaatelektase. Für die Lingula bestehen situationsmäßig ähnliche Verhältnisse wie für den Mittellappen. Diagnostisch erschwerend ist der schlechtere bronchoskopische Einblick in den Lingulaast und seine Subsegmentäste, so daß wir für die genaue Abklärung vermehrt auf die Bronchographie angewiesen sind.

Abb. 37f. Bronchogramm: Keine Darstellung der peripheren Aufzweigungen des Mittellappenbronchus (im gleichen Zeitpunkt wurde der Mittellappenbronchus bronchoskopisch vollständig obliteriert gefunden). Ramus apicalis inferior an seinem Abgang deutlich eingeengt. Peripherwärts stellenweise buchtige Erweiterungen, zwischen denen ringförmige Einschnürungen nachzuweisen sind

Die atelektatische Lingula kann sehr stark schrumpfen und nur als ein schmaler Schattenstreifen neben dem Herzen sichtbar sein. Die röntgenologische Untersuchung ist weniger erfolgversprechend als bei der Mittellappenatelektase. Besonders schwer zu diagnostizieren sind Teilatelektasen; das inferiore Subsegment liegt an der Innenfläche, das superiore an der Außenfläche des Oberlappens, so daß sie sich im a—p-Strahlengang weitgehend überdecken (HUZINGA) und die atelektatische Verschattung des einen Subsegmentes schwer faßbar ist. Namentlich gelingt die Abgrenzung des erkrankten inferioren Subsegmentes vom Herzschatten nicht leicht.

Die isolierte Lingulaatelektase tritt seltener auf als das Mittellappensyndrom, offenbar wegen der kollateralen Belüftungsmöglichkeit. Unser Krankengut enthält einen einzigen Fall von typischer Atelektase der Lingula, die operativ verifiziert wurde. — Die Therapie folgt den gleichen Gesichtspunkten wie beim Mittellappensyndrom.

K. J., 40 Jahre, ♂. 1949 Brustfellentzündung links. 1953 Lungenentzündung mit starkem Husten. Eine Verschattung im linken Lungenmittelfeld verschwindet nicht vollständig.

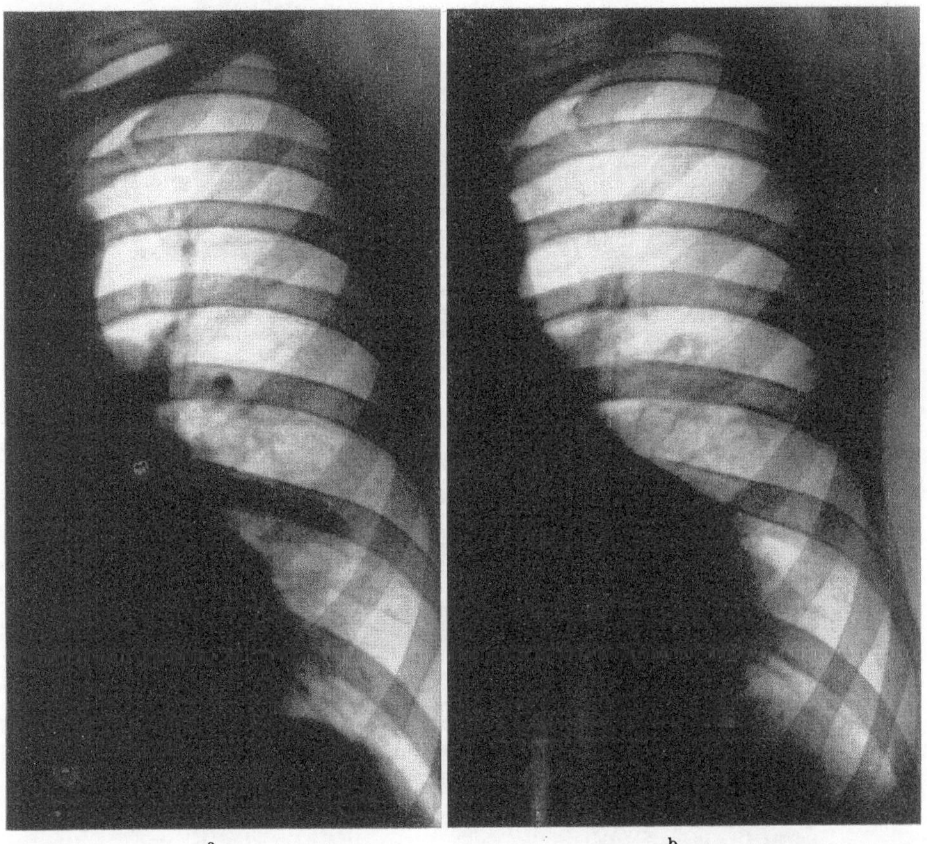

a   b

Abb. 38a—c. Pat. K. J. Atelektase der Lingula. a Thoraxübersicht (linke Seite): Dreieckförmige, nach oben scharf begrenzte, dem linken Herzrand anliegende Verschattung. Obere Begrenzung desselben parallel der 8. Rippe hinten. b Thoraxübersicht (linke Seite): Status nach Resektion der Lingula. Die früher beschriebenen Verschattungen sind nicht mehr nachweisbar. Zipfelförmige Ausziehung des linken Herzrandes

Tomographisch findet sich vom Hilus ausgehend eine fingerförmige dichte Verschattung. Die Bronchoskopie ergibt eine Narbenstenose der Lingula.

Resektion 28. 9. 53 (PD Dr. W. Brunner) der Lingula. Die Lingula mißt 11:4:3 cm (Abb. 38a—c).

c) Stenose und Atelektase des apikalen Unterlappensegmentes. Der Abgang des Spitzensegmentastes des Unterlappenbronchus liegt nur 1 cm unterhalb des Ursprungs des Oberlappenbronchus und auf der rechten Seite fast gegenüber dem Abgang des Mittellappenbronchus. Der Verlauf ist horizontal nach hinten gerichtet, besonders derjenige des paravertebralen Subsegmentastes. Daraus ergibt

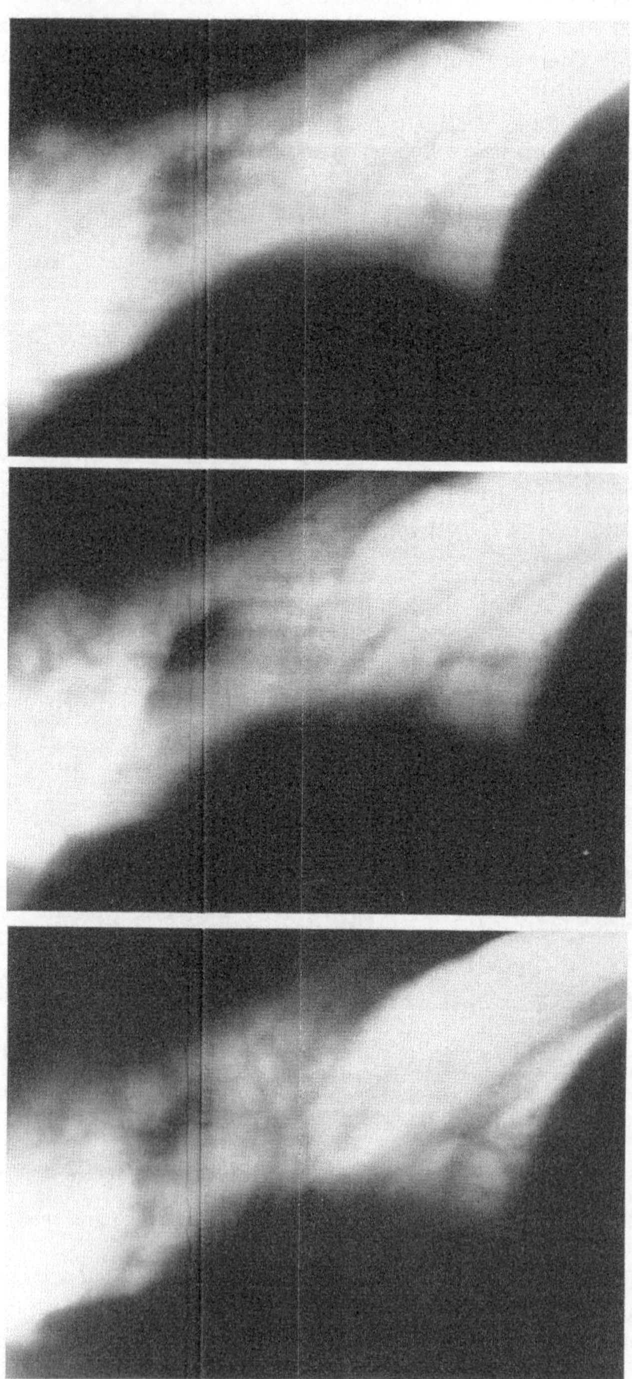

Abb. 38c. Tomogramme (Schichten 9, 10 und 12): Weichteildichte, scharf begrenzte Verschattung im linken Mittelfeld, deren obere Begrenzung vom Hilus aus schräg seitwärts absteigt. Innerhalb derselben etwa nußgroßer, etwas dichterer Herd

sich die Neigung zur Aspiration in die Unterlappenspitze bei Erkrankungen des
Ober- und Mittellappens (BROCK). Die Expektoration ist erschwert, denn beim
Hustenstoß wird durch das Emporschnellen des Zwerchfells der Ramus apicalis
inferior abgeknickt, vor allem dann, wenn er am Hilus narbig fixiert ist.

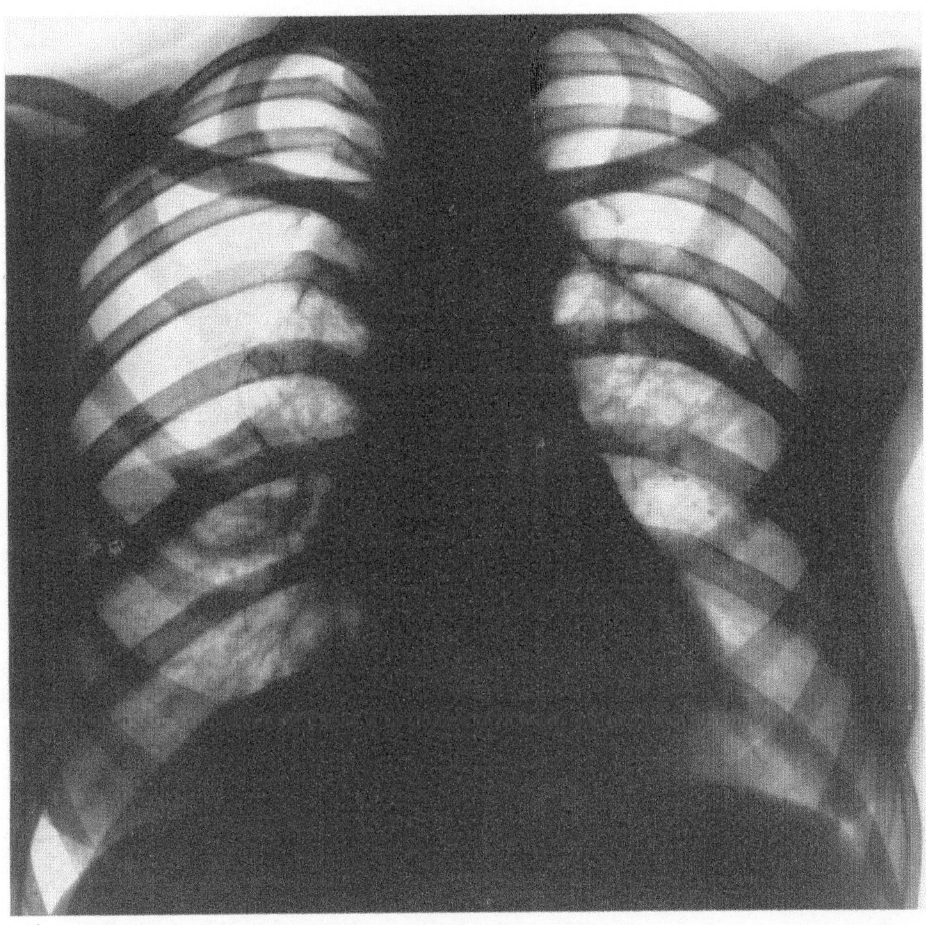

a

Abb. 39a—d. Pat. T. R. Rückbildung einer Blähkaverne im rechtsseitigen apikalen Unterlappensegment unter
medikamentöser Behandlung der stenosierenden Ableitungsbrochitis. a Thoraxübersicht: Pneumothorax duplex.
Auf Höhe des rechten unteren Hiluspols walnußgroße, dickwandige Kaverne

Der häufige Befall der Unterlappenspitze geht aus einer Zusammenstellung
unserer Operationsfälle mit teilweiser oder totaler Oberlappenresektion hervor
(s. Tabelle 11). In rund der Hälfte dieser direkten palpatorischen Prüfungen war
das apikale Unterlappensegment miterkrankt und mußte häufig ebenfalls reseziert
werden. Bei weniger ausgedehnter Oberlappentuberkulose (partielle Resektion)
ist die Unterlappenspitze verständlicherweise seltener angegriffen.

Dem häufigen Parenchymbefall dieses Segmentes entspricht auch die häufige
Miteinbeziehung seines Bronchus in entzündliche Prozesse bei kavernöser Ober-

geschoßtuberkulose. Schon SECRÉTAN und ZUIDEMA haben darauf hingewiesen, daß Ableitungsbronchitiden des Oberlappenbronchus oft auf den Ramus apicalis inferior übergreifen.

In unserem Krankengut fanden wir 33mal bei Kavernen im Spitzen- und Oberfeld entzündliche Veränderungen im apikalen Unterlappenast, die über den

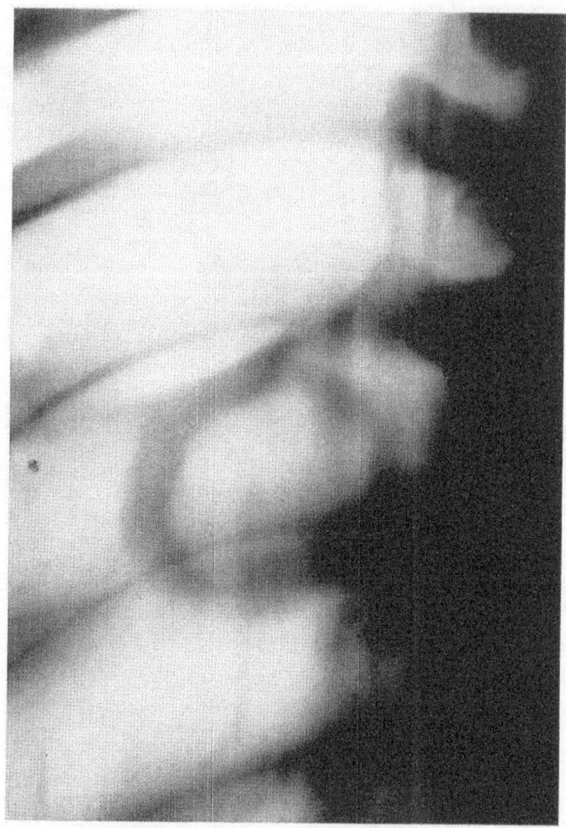

Abb. 39b. Tomogramm der rechten Hilusgegend (Schicht 3,5): Dickwandige, direkt unter der Pleura gelegene Kaverne auf Höhe des unteren Hiluspols

Tabelle 11. *Resezierte Oberlappentuberkulose mit gleichzeitigem Befall des apikalen Unterlappensegmentes*

Operationen vom 28. 9. 50 bis 24. 5. 54. (Nur Fälle, wo das apikale Unterlappensegment im Operationsbericht ausdrücklich erwähnt ist, darunter 3 Pneumonektomien).

	Apikales Unterlappensegment		
	mitreseziert	palpatorischer Befund	kein palpatorischer Befund
Lobektomie des Oberlappens (total 36)	12	13	11
Partielle Resektion des Oberlappens (total 39)	7	4	28
Total 75	19	17	39

36

Rahmen eines allgemeinen Begleitkatarrhs hinausgingen. Die Veränderungen waren 27mal gleichseitig, in 4 Fällen gegenseitig und in 2 Fällen doppelseitig.

Diese *konkommitierende Ableitungsbronchitis* des Ramus apicalis inferior ist nicht selten stenosierend. Allerdings waren die 13 von uns beobachteten derartigen Einengungen nur leichten bis mäßigen Grades und stets reversibel. Wir möchten

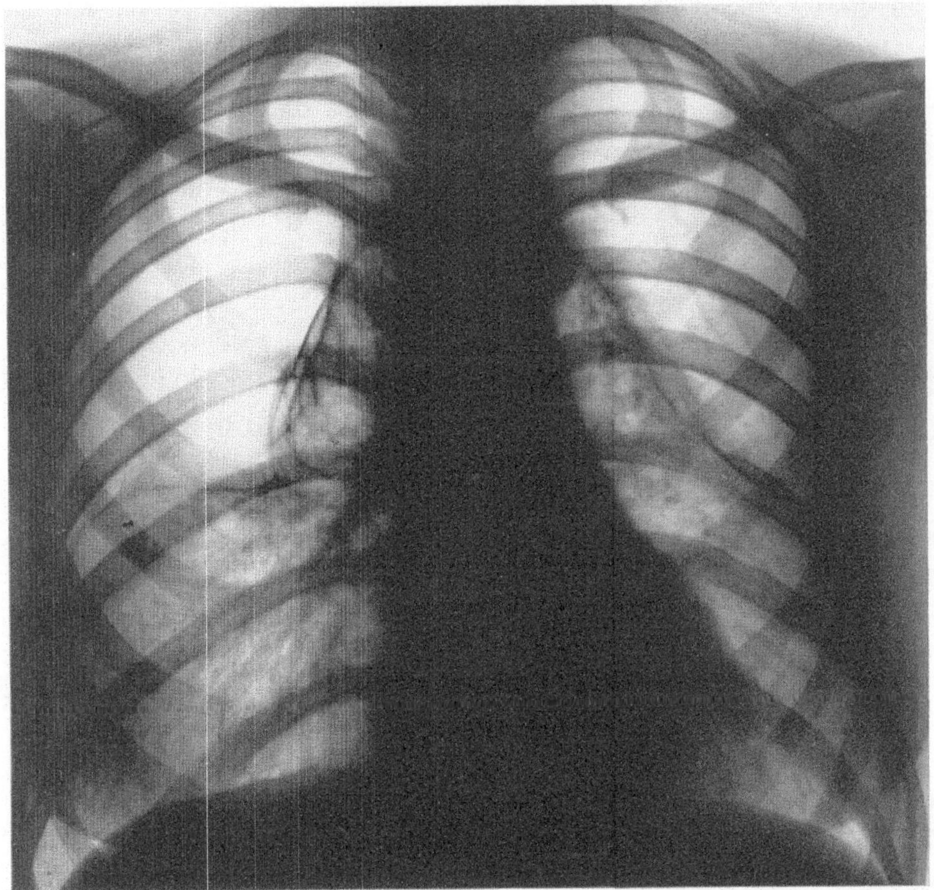

Abb. 39c. Thoraxübersicht 6 Monate später: Pneumothorax duplex. Kollaps im wesentlichen unverändert. Die früher beschriebene Kaverne ist nicht mehr nachweisbar

daraus schließen, daß die lediglich begleitenden Schleimhautentzündungen des Ramus apicalis inferior den Krankheitsablauf kaum beeinflussen.

Anders verhält es sich bei der *isolierten Ableitungsbronchitis*, die von einer Kaverne in der Unterlappenspitze ausgeht. Sie führt, wenigstens vorübergehend, sehr oft zu erheblicher Stenosierung des relativ engen Bronchusastes. So entstehen Ventilmechanismen mit der Ausbildung von Blähkavernen. Vor der Ära der Chemotherapie und Resektion waren diese geblähten Spitzenkavernen des Unterlappens eine Crux der Phthisiologen. Die mechanischen kollapstherapeutischen Maßnahmen (Pneumothorax, ausgedehnte Thorakoplastik, Zwerchfelllähmung u. a.) führten nur ausnahmsweise zu befriedigenden Resultaten.

Die rasche Abheilung der Ableitungsbronchitis unter Chemotherapie führt heute bisweilen zu spektakulären Rückbildungen von Blähkavernen, die früher unter denselben Umständen als prekär gelten mußten.

T. R., 31 Jahre, ♀. Vor 3 Jahren doppelseitige Pneumothoraxanlage wegen doppelseitig kavernöser Lungentuberkulose.

Vor 3 Monaten Rückfall im Anschluß an eine Gravidität. Unter dem rechtsseitigen Pneumothorax zeigte sich trotz gutem Kollaps jetzt eine walnußgroße, geblähte Kaverne, Sputum stark TB-positiv.

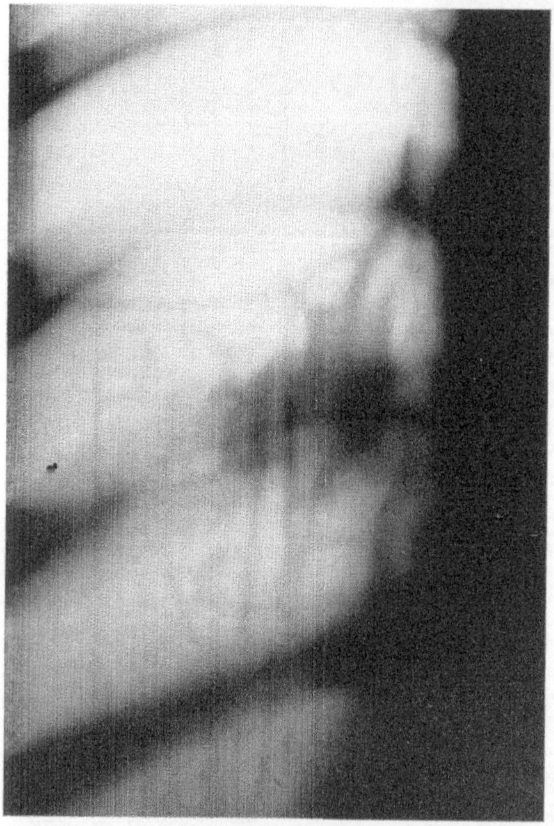

Bronchoskopie: Hochgradige entzündliche Ableitungsbronchitis im Ramus apicalis inferior rechts mit Ödem und Partialstenose. Reichlich mucopurulentes Sekret.

Fünf Monate später, unter intensiver tuberkulostatischer Therapie ergibt die neue Bronchoskopie: Abheilung der Ableitungsbronchitis im rechten Ramus apicalis inferior ohne Residuen.

Die Kaverne ist in der Zwischenzeit verschwunden (auch tomographisch). Das Sputum ist regelmäßig TB-negativ.

Der Pneumothorax wurde regelmäßig unterhalten (Abb. 39a—d).

Die *posttuberkulösen Strikturen* des Ramus apicalis inferior verteilen sich genetisch auf die Ableitungsbronchitis, die eigentliche Bronchustuberkulose und den Status nach Lymphknotenperforation. Der Durchbruch verkäster Lymphome in den apikalen Unterlappenast scheint seltener vorzukommen als die Perforation in den Mittellappenbronchus, obschon ebenso enge topographische Beziehungen zu den hilären Lymphknoten bestehen.

Abb. 39d. Tomogramm (Schicht 4): Kirschgroße, dichte, strahlig begrenzte, fast homogene Verschattung an der Stelle der früheren Kaverne

Wir beobachteten 11 narbige Strikturen des Ramus apicalis inferior auf total 105 endgültige Bronchusstenosen. Nur zweimal war die Stenose mit einer Partialatelektase der Unterlappenspitze gepaart. Das typische Bild der isolierten Spitzenatelektase des Unterlappens scheint, zum mindesten bei der Tuberkulose des Erwachsenen, nicht häufig aufzutreten. Die kollaterale Luftversorgung von den basalen Segmenten her verhindert die Ausbildung eines sichtbaren Kollapses.

Diagnostisch projiziert sich die Atelektase des Spitzensegmentes im $a - p$-Röntgenbild häufig hinter den Hilus. Die Abgrenzung von Interlobärergüssen macht oft Schwierigkeiten. Die sichere topographische Diagnose ist erst bei kombinierter Auswertung von seitlicher Aufnahme, Bronchoskopie und Bronchographie möglich.

Therapeutisch sind bei narbigen Strikturen die relativ schlechten Drainageverhältnisse des apikalen Unterlappensegmentes in Rechnung zu ziehen. Die Resektionsbehandlung drängt sich hier auf, weit mehr als bei gleichgradigen Stenosen anderer Segment- oder Lappenbronchien.

Kollapstherapie und Lungenresektion bei Tracheobronchialtuberkulose

> « Le système des canaux bronchiques commande le parenchyme de façon aussi décisive que le système de ses rues commande une ville ».
>
> Renault et Chrétien.

Die gleichzeitige Erkrankung an Lungen- und Tracheobronchialtuberkulose wirft therapeutisch eine Reihe von Sonderproblemen auf. Unter diesem Gesichtspunkt sollen 2 Fragen näher beleuchtet werden, die Kollapstherapie und die Resektionsbehandlung.

I. Die Kollapstherapie bei Tracheobronchialtuberkulose

Das Auftreten einer Atelektase ist eine nicht seltene Komplikation bei Pneumothoraxanlage. Von umschriebenen flüchtigen Kontraktionen (s. Kapitel Stenose und Atelektase) bis zu dauernden, eventuell totalen Seitenatelaktasen werden alle Übergänge beobachtet.

Eine häufige Form ist der sog. Selektivkollaps oder Selektivpneumothorax. Die Atelektase betrifft hier den am schwersten erkrankten Lungenteil, meist ein Segment oder einen ganzen Lappen. In der Regel bildet sie sich kurze Zeit nach der Anlage des Pneumothorax bzw. nach der kaustischen Durchtrennung von pleuralen Verwachsungen.

Früher war es nicht möglich, das Schicksal eines Selektiv- oder auch eines Totalkollapses nach Pneumothoraxanlage klinisch vorauszusehen. Röntgenologisch zeigen die meisten Fälle übereinstimmend eine homogene, nicht selten milchglasartige Verschattung. Die intrapleuralen Druckwerte sind stark erniedrigt (bis —40 cm H_2O). Thorakoskopisch ist der kollabierte Bezirk klein, retrahiert, dunkel und von lederigem Aussehen.

Erst der klinische Verlauf zeigt den entscheidenden Unterschied: Die eine Atelektaseform ist transitorisch und harmlos, die andere bleibt irreversibel und führt zu den oft fatalen Komplikationen. Heute wissen wir, daß es sich bei der ersten Form vorwiegend um eine Kontraktionsatelektase handelt, d. h. um einen reflektorischen Vorgang an vegetativ besonders leicht erregbaren Lungenabschnitten. Im andern Fall aber bedeutet die Atelektase das Alarmzeichen einer stenosierenden Bronchustuberkulose und droht als Obstruktionsatelektase dauernd bestehenzubleiben.

Der Pneumothorax wird sehr oft zum Realisationsfaktor einer Obstruktionsatelektase. In unserem Krankengut sahen wir insgesamt 31 Atelektasen bei tuberkulösen Bronchusstenosen (s. Kapitel „Stenose und Atelektase“). Von diesen wurden 11 — also ein Drittel — durch Pneumothorax ausgelöst. Umgekehrt beobachteten wir einen einzigen Fall mit dauernder Segmentatelektase nach Pneumothoraxanlage ohne Veränderung des Bronchialbaumes. In allen andern 11 Fällen war die Stenose latent vorhanden und wurde erst nach Anlage des Luftmantels und nach Auftreten der Atelektase endoskopisch festgestellt. Die vorbestehende, mehr oder weniger hochgradige Verengung der Bronchiallichtung führte durch die zusätzliche Engerstellung infolge des Pneumothorax zu einer röntgenologisch sich manifestierenden Okklusion.

Der Mechanismus der Atelektasenentstehung nach Pneumothorax ist ein komplexer. Der Luftmantel führt, in direktem Zusammenhang mit dem Kollaps des Lungenparenchyms, zu einer Verkürzung und Engerstellung des Bronchialbaumes. Die Engerstellung ist in den kleinen Bronchien deutlicher als in den großen, am auffallendsten aber in den Bronchialästen der am stärksten kollabierten Lungenpartien (Böhm). Wenn sich diese Engerstellung auf eine bereits vorhandene entzündliche Stenose aufpropft, wenn man weiterhin die schlechtere Durchlüftung, den behinderten Sekretabfluß und die höhere Kontraktilität der Pneumothoraxlunge berücksichtigt, so sind damit die Vorbedingungen einer Resorptionsatelektase erfüllt.

Die zugrunde liegende stenosierende Schleimhautentzündung ist bei kavernöser Lungentuberkulose, der Hauptindikation zur Kollapsbehandlung, in der Regel eine Ableitungsbronchitis. Mitunter kommt auch eine eigentliche Bronchustuberkulose ohne kavernösen Zerfall in Frage, haben doch noch 1946 Secrétan und Zuidema den Pneumothorax als Therapie der tuberkulösen Bronchitis empfohlen.

Der irreversible Selektivkollaps ist nicht unbedingt ein ungünstiges Zeichen. Es wurde bereits erwähnt, daß sich aus der Atelektase ohne wesentliche Entzündungserscheinungen eine gutartige Fibrose entwickeln kann. Stivelman spricht von einem „beneficial process", der auch die Schrumpfung und Heilung der Kaverne begünstigt. Ähnliche Beobachtungen machten Löffler, Haefliger und Mark. Atelektatisch gewordene Segmente oder Lappen schließen auch bei ursprünglich schweren tuberkulösen Veränderungen eine Dauerheilung nicht aus. Dumarest warnt daher vor einer „psychose véritable de l'atélectasie".

Andererseits sind die Gefahren richtig einzuschätzen. Samson, Barnwell, Littig und Bugher haben 1937 schon über die hohe Mortalität der Ulcerostenosen nach Kollapstherapie berichtet (von 17 Patienten sind 9 im Laufe eines Jahres gestorben). Ebenso hat Mark aus der Zeit vor den Tuberculostatica über eine Mortalität von nahezu 50% der Atelektasen unter Pneumothorax Mitteilung gemacht. Er lehnt daher (1953), übrigens ähnlich wie Dumarest, bei Bestehen einer tuberkulösen Bronchitis den Pneumothorax weitgehend ab.

Heute können die unspezifischen und spezifischen Folgeerscheinungen besser beherrscht werden. Dennoch betrachten wir nach wie vor besonders die ausgedehnte Atelektase als eine ernst zu nehmende Komplikation des Pneumothorax, die zu langjährigem Siechtum oder zur unmittelbaren Katastrophe führen kann.

K. R., 25 Jahre, ♀. Mit 15 Jahren erste Heilstättenkur wegen rechtsseitiger Lungentuberkulose, Pneumothoraxanlage rechts.

$2^{1}/_{2}$ Jahre später Rückfall mit Infiltrat linkes Lungenmittelfeld. Nach Pneumothoraxanlage links Sputum angeblich negativ.

Nach 4 Jahren Dauer wurde der rechtsseitige Pneumothorax ambulant aufgelassen; nach 5 Jahren sollte auch der linksseitige Pneumothorax liquidiert werden, das Sputum war aber TB-positiv. Rechts war zudem im Obergeschoß eine neue Verschattung aufgetreten.

Wegen Verdacht auf Bronchustuberkulose (klinisch wie röntgenologisch) Bronchoskopie: Knopflochstenose rechter Oberlappenbronchus. Geringe Stenosierung des rechten Hauptbronchus.

Retrospektiv erkennt man, daß auf dem Röntgenbild vor der rechtsseitigen Pneumothoraxanlage schon eine Partialatelektase vorgelegen hat (Abb. 40a); nach Anlage des Pneumothorax wurde die Atelektase deutlicher.

Die paramediastinale Verschattung auf dem heutigen Röntgenbild entspricht dem atelektatischen und geschrumpften Oberlappen.

Der Mittellappen ist nach oben verzogen. Das Tomogramm zeigt den nach apikal verlaufenden Mittellappenbronchus deutlich (Abb. 40b). Dies ist tomographisch ein typisches Bild, wie wir es noch mehrmals beobachten konnten.

Der rechte Oberlappen ist als die chronische Streuquelle anzuschuldigen. Die Resektion kann aber nicht durchgeführt werden wegen des im Mittelfeld rechts aktiven tuberkulösen Prozesses und einer hinzutretenden fortschreitenden linksseitigen Bronchustuberkulose mit Stenosierung des linken Unterlappenbronchus und deshalb schlechter Atemfunktion.

Die immer wieder nachzuweisenden Tuberkelbacillen sind resistent

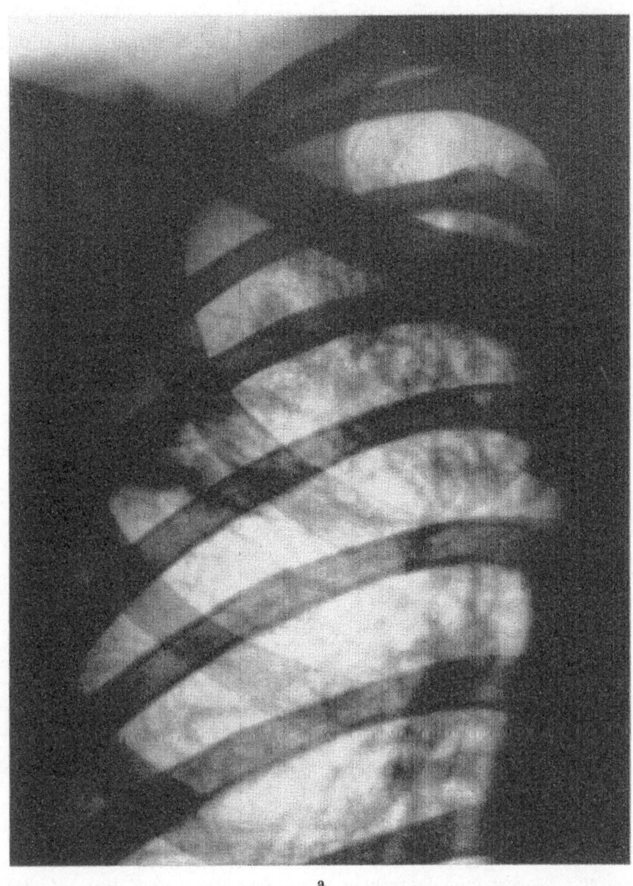

a

Abb. 40a u. b. Pat. K. R. Totalatelektase des rechten Oberlappens und Streuungen in die rechte und linke Lunge nach Pneumothoraxbehandlung einer Brochustuberkulose des rechten Oberlappenbronchus. a Thoraxübersicht (rechtes Ober- und Mittelfeld): Mäßig eingeschränkte Transparenz des ganzen Ober- und Spitzenfeldes entsprechend der Ausdehnung des Oberlappens bei geringer Verschiebung seiner basalen Grenze nach oben. Im Bereich des Oberlappens mittelgrob- bis grobfleckige, teils konfluierende Herde

gegen Streptomycin und PAS. Mit Nikotylamid (Vorgänger des INH) wird eine gewisse Stabilisierung des Bronchusprozesses erreicht; dabei stenosiert der Ramus apicalis vom Unterlappen teilweise.

Eine verkannte und mit Pneumothorax behandelte Bronchustuberkulose hat eine über viele Jahre dauernde Krankheit zur Folge gehabt. Der atelektatische Oberlappen wurde zur leistungsfähigen Streuquelle und hat zu einer beidseitigen succedanen bronchogenen Aspiration in die Lungen geführt sowie zu einer gegenseitigen stenosierenden Bronchustuberkulose.

Diesem chronischen Verlauf einer nicht diagnostizierten und mit Kollapstherapie behandelten Bronchustuberkulose sei das dramatische Geschehen einer
perforierenden Blähkaverne unter Pneumothorax bei Bronchustuberkulose gegenübergestellt.

A. E., 31 Jahre, ♀. Vor 6 Monaten erkrankt an linksseitig kavernöser Lungentuberkulose. Nach vorbereitender tuberkulostatischer Therapie 4 Monate später Pneumothoraxanlage links. Im Anschluß an die Kaustik zunehmende Blähung der Kaverne (Abb. 41a—c).

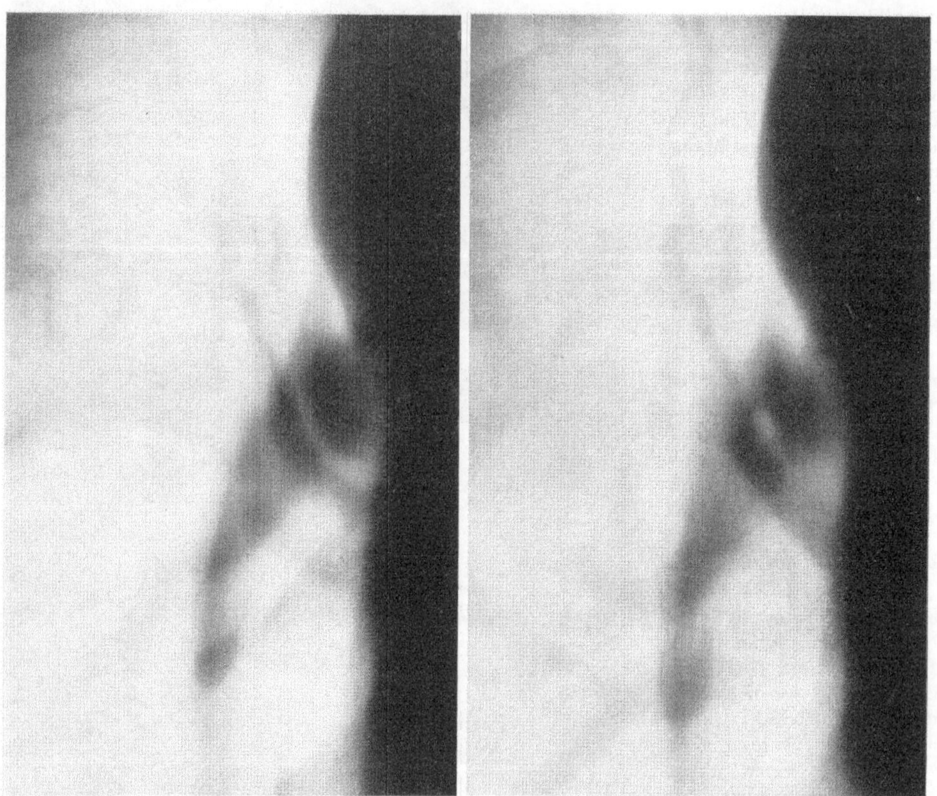

Abb. 40b. Tomogramm des rechten Hilus (Schichten 9,5 und 10): Auffallende buchtige Vorwölbung des Mediastinalschattens oberhalb des rechten Hilus (Atelektatischer Oberlappen). Längsschnitt durch den rechten Unterlappenbronchus. Von diesem zweigt ein nach oben geschlagener Bronchusast von etwa 3 mm Durchmesser ab,
der nach der topographischen Lage und nach dem Bronchoskopiebefund der Mittellappenbronchus sein muß

Wegen drohender Perforation wird die Patientin zur Lobektomie ins Tiefenauspital der
Stadt Bern eingewiesen.

Notfallresektion des linken Lungenoberlappens (Dr. STURZENEGGER, Bern): Im Oberlappen findet sich eine annähernd faustgroße posterolateral und subpleural gelegene Kaverne.
Die Oberfläche ist braun-schwärzlich belegt und mit Fibrin bedeckt.

Trotzdem die Kaverne nicht eröffnet wurde, bildete sich postoperativ bacillenhaltiges
Exsudat, das durch Instillation saniert werden konnte[1].

Thorakoplastik, extrapleuraler Pneumothorax und Plombe führen nicht wie
der intrapleurale Pneumothorax zum umfassenden Lungenkollaps. Die Ein-

---

[1] Krankengeschichte und Röntgenbilder wurden mir freundlicherweise von Herrn
Dr. KIPFER, Chefarzt des Tiefenauspitals Bern, überlassen.

engung der Thoraxhöhle und damit der Lunge sind exzentrisch und umschrieben. Die Bronchialäste werden weniger verengt, und so ist es verständlich, daß Atelektasen seltener und weniger ausgedehnt auftreten.

Bei Bronchustuberkulose ist daher die Thorakoplastik dem Pneumothorax überlegen (CHAMBERLAIN und GORDON, ALEXANDER, SOMMER und EHLER).

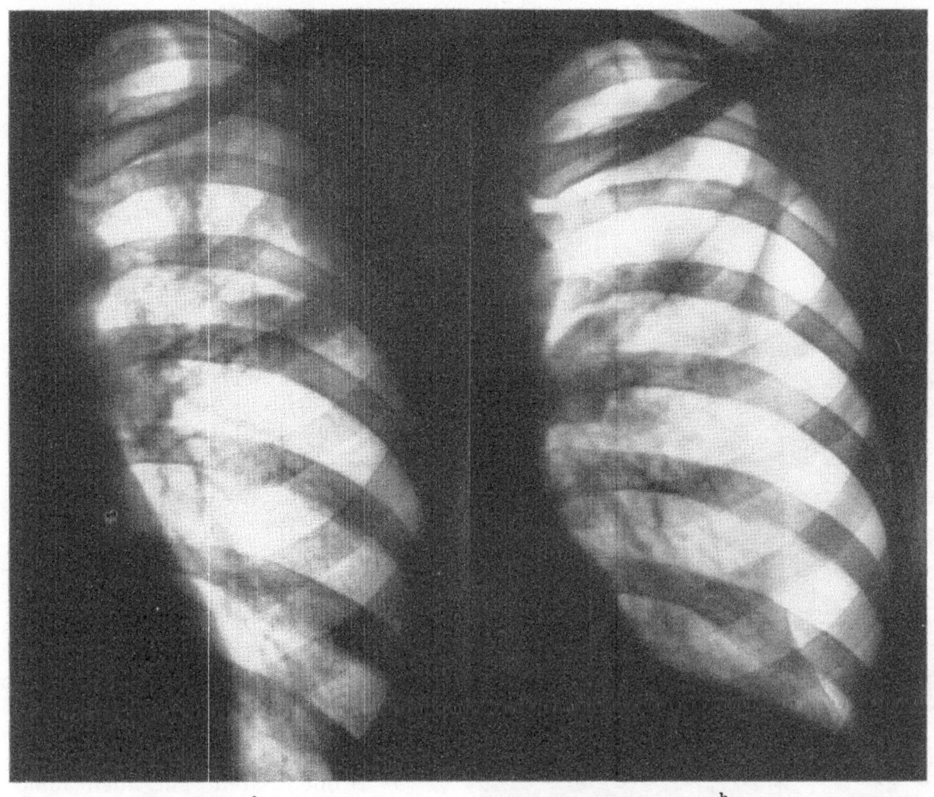

Abb. 41 a—c. Pat. A. E. Blähkaverne infolge einer Bronchustuberkulose nach Kollapstherapie einer linksseitigen, kavernösen Obergeschoßtuberkulose. a Thoraxübersicht (linke Seite): Fast mandarinengroße, stellenweise dickwandige Kaverne im lateralen Abschnitt des linken Oberfeldes. Weiche, zum Teil ziemlich große, konfluierende Fleckschatten im Ober- und Spitzenfeld. b Thoraxübersicht 2 Monate später nach Pneumothoraxanlage (linke Seite): Etwa 2 Querfinger breiter Luftmantel seitlich und über dem Spitzengebiet. Breite Adhärenz im lateralen Abschnitt des linken Oberfeldes unmittelbar über der Kaverne, welche dadurch zipfelförmig ausgezogen wird

A. BRUNNER hat bei gleichzeitiger Bronchus- und Lungentuberkulose des Oberlappens die Obergeschoßplastik mit Erfolg ausgeführt. Trotz solcher erfreulicher Einzelresultate bleibt jedoch auch die Thorakoplastik bei stenosierender Bronchustuberkulose ein Wagnis.

Behandlung der Atelektase nach Kollapstherapie. Bei frühzeitiger Liquidation des Pneumothorax kann durch Absaugen des Luftmantels die Atelektase wieder verschwinden. Diese einfachste therapeutische Lösung konnten wir in 5 Fällen erreichen. Auch kann mit häufigen kleinen Nachfüllungen versucht werden, das kollabierte Lungenparenchym zu „massieren", um so die Drainage wieder herzustellen. Wirksamer ist oft die spezifische und unspezifische medikamentöse

Therapie der Bronchusläsion, eventuell eine aktive „nettoyage des bronches" durch Absaugen mit dem MÉTRAS-Katheter. Persistierende Atelektasen bedürfen strenger Überwachung. Bei Komplikationen ist im allgemeinen die Resektion angezeigt.

Prophylaktische Folgerungen. Aus dem bisher Gesagten geht hervor, daß für die Anlage eines Pneumothorax wie auch bei andern raumeinengenden Operationen der Zustand des Bronchialbaumes von entscheidender Wichtigkeit ist. Bei jeder Art von Kollapstherapie muß daher heute eine vorherige endoskopische Abklärung der Bronchialverhältnisse gefordert werden. Dieser diagnostische Eingriff darf, lege artis durchgeführt, jedem Patienten zugemutet werden, der für eine sicher wesentlich eingreifendere Kollapsbehandlung in Frage kommt.

Wenn auf diese Weise ein Hindernis im Bronchialbaum ausgeschlossen worden ist, dann braucht uns nach der Pneumothoraxanlage selbst ein massiver Lungenkollaps nicht zu erschrecken. Wir dürfen mit großer Sicherheit damit rechnen, daß der betreffende Lungenabschnitt nach Abklingen des Pleurareizes wieder lufthaltig wird.

Bei folgenden endoskopischen Befunden lehnen wir einen kollapstherapeutischen Eingriff ab:

1. Bronchusstenosen, auch inaktive Narbenstrikturen mit Einengung der Lichtung um mehr als ein Drittel. Besonders kontraindizierend sind wegen der schlechteren Drainageverhältnisse Stenosen der Unterlappenbronchien.

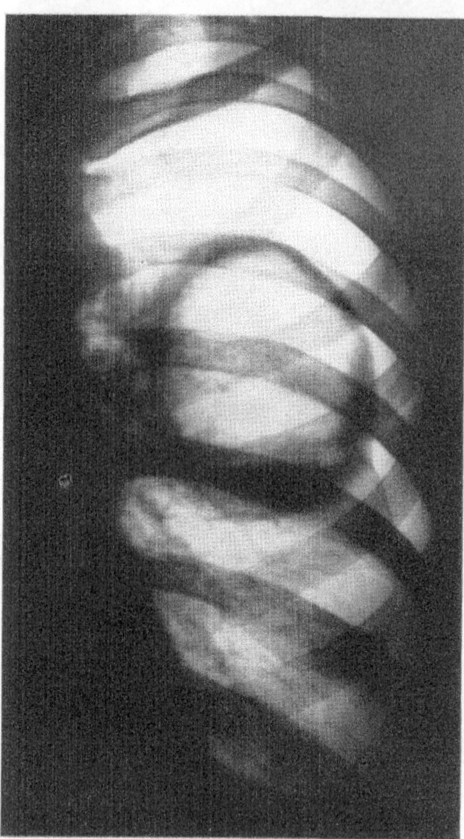

Abb. 41c. Thoraxübersicht 2 Monate später, nach Kaustik (linke Seite): Geblähte dickwandige Riesenkaverne, die den ganzen linken Oberlappen einnimmt. Sekretspiegel am Boden der Kaverne

2. Aktive Entzündungen der Bronchialschleimhaut im Sinne einer ausgesprochenen Ableitungsbronchitis oder einer eigentlichen, autochthonen Bronchustuberkulose, auch in jenen Fällen, wo keine bedeutende Stenosierung festzustellen ist. Die Pneumothoraxanlage wird verschoben, bis die Bronchustuberkulose unter Chemotherapie abgeheilt ist. Der neue endoskopische Befund wird dann über die Möglichkeit der Kollapstherapie entscheiden.

Diese Vorsichtsmaßregeln schränken die Indikation zur Kollapstherapie erheblich ein. Wir dürfen dies umso eher verantworten, als heute mit der Resektionsbehandlung noch weitere therapeutische Wege offenstehen.

II. Die Resektion bei Bronchustuberkulose

Die tuberkulöse Bronchitis ist einerseits in der Resektionsbehandlung als Komplikation der Lungentuberkulose von besonderer Bedeutung, andererseits kann sie selbst bzw. die ihr nachfolgende Stenose mit Atelektase und Bronchiektasen Anlaß zum operativen Eingriff werden. Wir haben deshalb zwischen der

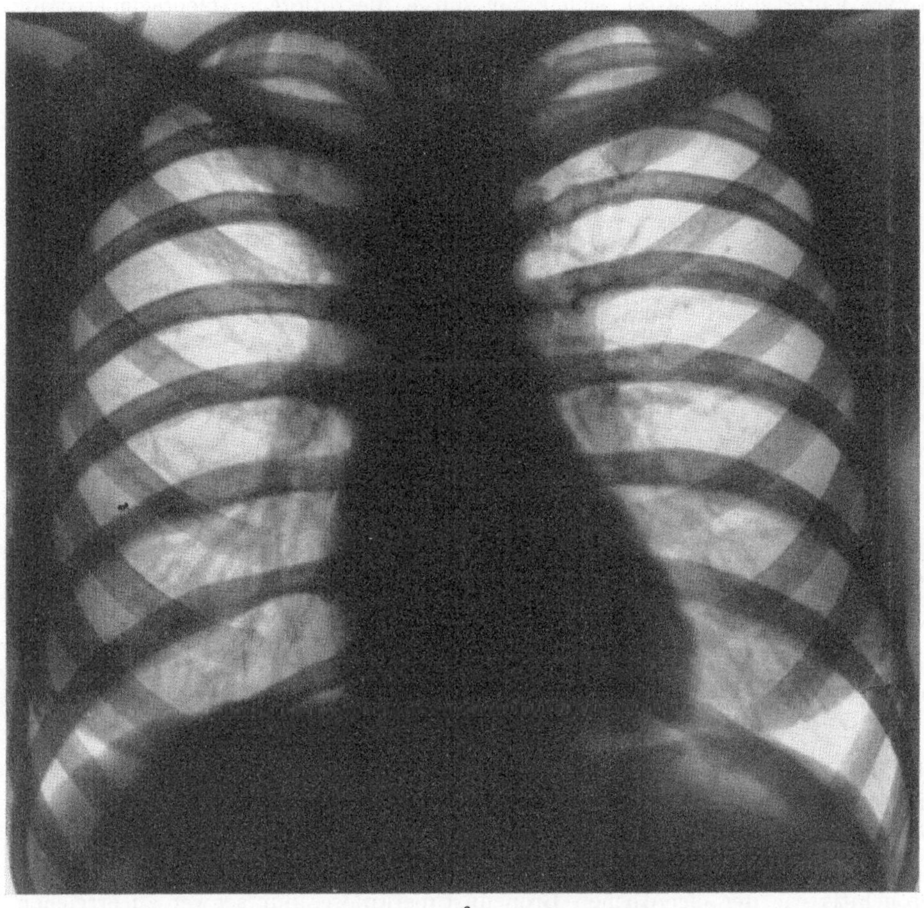

Abb. 42a—c. Pat. F. R. Stenosierende Bronchustuberkulose mit Bronchektasien, fragliche rechtsseitige Hiluskaverne. a Thoraxübersicht: Weichteildichte Verschattung des rechten Spitzenfeldes und der oberen Abschnitte des rechten Oberfeldes mit scharfer, vom Hilus aus schräg lateral aufsteigender, basaler Begrenzung. Übrige Lungenfelder hell

Resektion zur Therapie der Lungentuberkulose bei begleitender Bronchustuberkulose und der Resektion zur Therapie der Bronchustuberkulose (Stenose) zu unterscheiden.

a) Die Resektion zur Therapie der Lungentuberkulose bei Bronchustuberkulose

Auf die bekannten Indikationen zur Lungenresektion soll hier nicht eingegangen werden. Die ursprüngliche Indikationsliste (destroyed lung, große Kaverne, dickwandige Kaverne, Kavernenrezidiv, Tuberkulom u. a.) hat sich mit dem geringen Operationsrisiko und den erfreulichen Spätresultaten (EERLAND) schrittweise erweitert.

Eine typische, und besonders früher gefürchtete Komplikation nach Lungenresektion ist die Bronchusfistel. Sie erscheint in verschiedenen Statistiken in der sehr verschiedenen Häufigkeit von 0,6—20% der Operationsfälle (TANNER). Die großen Unterschiede lassen sich kaum durch die differente Operationstechnik erklären; entscheidend ist die Auswahl der Fälle. Die Bronchusfistel entsteht selten auf Grund einer aseptischen Nekrose (Ernährungsstörung des Bronchus-

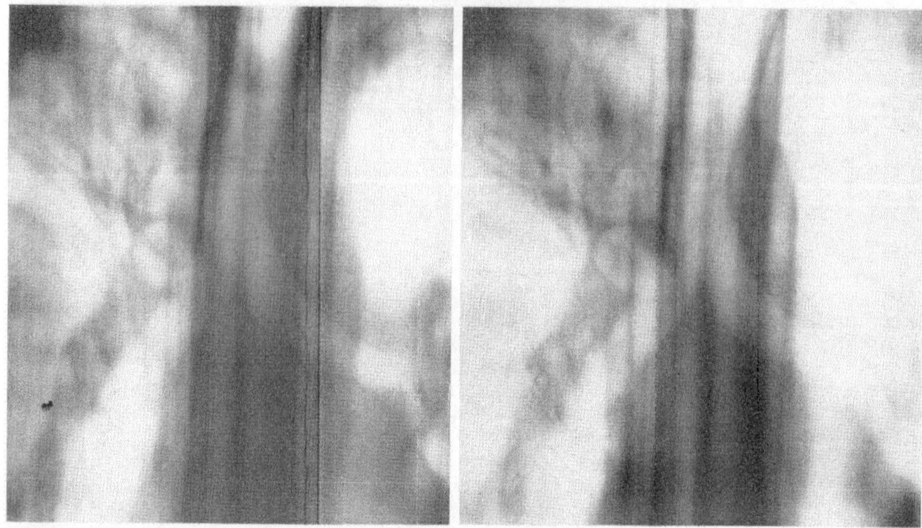

Abb. 42b. Tomogramme der Bifurkation (Schicht 8,5 und 8,75): Fleckige Verschattung des rechten Ober- und Spitzenfeldes, innerhalb der sich die Aufzweigungen des rechten Oberlappenbronchus ein Stück weit verfolgen lassen. In unmittelbarer Nähe des Abgangs des Oberlappenbronchus aus dem rechten Hauptbronchus kirschgroße rundliche scharf begrenzte Aufhellung, die mit dem Hauptbronchus in Verbindung steht

stumpfes nach Unterbindung der Gefäßversorgung). Zumeist ist die Nahtinsuffizienz durch eine aktive Bronchustuberkulose im Bereich der Absetzungsstelle bedingt.

Früher war eine Inaktivierung des Schleimhautprozesses, der Ableitungsbronchitis wie der eigentlichen Bronchustuberkulose, nur schwer zu erreichen. Auch heute noch gibt es refraktäre Fälle (solche mit therapieresistenten Bacillen), bei denen die Schleimhauttuberkulose nicht zur Rückbildung gebracht werden kann. Hier ist das Risiko der postoperativen Fistelbildung sehr groß und die Resektion ein bedeutendes Wagnis. Wir lehnen daher in der Regel eine Resektion bei aktiven tuberkulösen Bronchusveränderungen ab. Notindikationen, wie sie NAEF mitgeteilt hat, bleiben die seltene Ausnahme.

Diese Zurückhaltung ist um so gerechtfertigter, als unsere diagnostischen Hilfsmittel nur die Oberfläche der Schleimhaut beurteilen lassen und die Möglichkeit einer submukösen Tuberkulose nicht ausschließen. An den Resektionspräparaten lassen sich öfters unter der endoskopisch für gesund befundenen Schleimhaut histologisch nicht fibrosierte Tuberkel nachweisen. RENAULT und CHRÉTIEN konnten in 125 Resektionspräparaten 71mal eine submuköse Bronchustuberkulose feststellen, ohne daß sich vor der Operation klinisch oder bronchoskopisch Anhaltspunkte dafür ergeben hätten.

Eine tuberkulöse Bronchitis verlangt deshalb vor der Operation eine mehrmonatige tuberkulostatische Therapie, auch dann, wenn die Oberflächentuberkulose innerhalb kurzer Zeit abheilt.

Ausdehnung und Charakter der pulmonalen Veränderungen bestimmen die Operationsindikation. Die Operationsmöglichkeit hängt jedoch oft mehr von den Bronchusverhältnissen als vom Lungenbefund selber ab. Reichliche Sputummengen und bacillenhaltiger Auswurf sind wohl prognostisch ungünstiger (wir erstreben wenn immer möglich „trockene" Bronchusverhältnisse), bilden aber keine strikte Gegenindikation zum operativen Eingriff.

b) Die Resektion zur Therapie der tuberkulösen Bronchusstenose

Eine aktive stenosierende Bronchustuberkulose ist, wie eben ausgeführt, wegen der großen Gefahr der Fistelbildung zur Resektion kaum geeignet, es sei denn, die Absetzung erfolgt proximal der bronchitischen

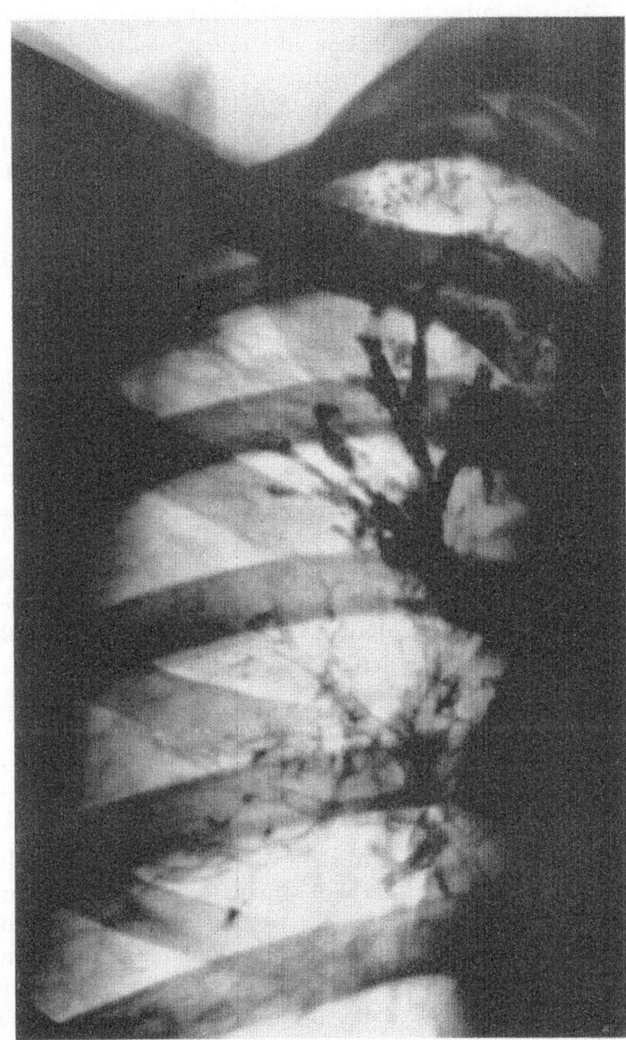

Abb. 42c. Gezielte Bronchographie des rechten Oberlappenbronchus: Oberlappenbronchus mit seinen Segment- und Subsegmentästen nur unvollständig dargestellt. In den proximalen Abschnitten sind sie zum Teil deutlich verengt. In den distalen streckenweise spindelförmig erweitert

Veränderung. Die Aktivitätszeichen sollten zum mindesten abgeklungen sein, bevor ein chirurgisches Vorgehen ins Auge gefaßt wird.

Die narbigen Stenosen nach Bronchustuberkulose gehören zu den typischen Indikationen der Lungenresektion (A. BRUNNER). Einengungen auf ein Drittel des Lumens lassen bereits die operative Entfernung des betreffenden Segmentes oder

Lappens in Erwägung ziehen. Das gilt vor allem bei ungünstigen Drainageverhältnissen, so im Unterlappenbronchus und in dessen Ramus apicalis. Hier sind frühzeitig periphere Lungenkomplikationen zu erwarten.

Die Indikation zur Resektion stellt sich dringender bei folgenden zusätzlichen Veränderungen:

Ausgedehnter tuberkulöser Befall des zugehörigen Lungenbezirkes.

Totalverschluß des Bronchus mit Atelektase und deren spezifischen und unspezifischen Komplikationen.

Bronchektasien, auch ohne Atelektase. Die Bronchektasien unterhalten oft eine unspezifische Bronchitis, die ihrerseits wieder die Stenose verstärkt und zu einem Circulus vitiosus führt (s. Kapitel „Stenose und Atelektase"). Patient F. R., Anamnese S. 15 (Abb. 42a—c).

Die Atelektase bei totalem Bronchusverschluß bedeutet nicht selten eine absolute Indikation zur Resektion, indem auf anderem Weg keine befriedigende therapeutische Lösung zu erreichen ist.

In unserer Heilstätte wurden 23 Resektionen bei Bronchusstenosen vorgenommen. In 16 Fällen lagen Atelektasen vor. Achtmal mußte eine Pneumonektomie als einzige Heilungsmöglichkeit ausgeführt werden.

Postoperativ beobachteten wir bei diesen Fällen nur 1mal eine Bronchusfistel, die unter Chemotherapie wieder abheilte. Bezeichnenderweise handelte es sich um einen Patienten, der wegen Tumorverdachts im aktiven Stadium reseziert werden mußte.

Andererseits läßt eine vollständig gesunde Lunge etwa bei hochgradiger Stenose eines Hauptbronchus mit der Ablatio zögern. Bei diesen, im Rahmen der Tuberkulose eher seltenen Fällen, kann die Bronchusplastik (GEBAUER, MATHEY) in Betracht gezogen werden (s. Kapitel „Therapie der Tracheobronchialtuberkulose").

Zur Differentialdiagnose der Tracheobronchialtuberkulose

Es ist nicht unsere Absicht, eingehend auf die zahlreichen differentialdiagnostischen Bilder der Tracheobronchialerkrankungen einzutreten, da dies allzuweit führen müßte. Doch scheint es uns nützlich, summarisch die Krankheitsbilder zusammenzustellen, die gegenüber den mannigfaltigen Erscheinungsformen der Tuberkulose, die wir kennengelernt haben, abzugrenzen sind. Sie müssen sowohl die entzündlichen wie die tumorig-stenosierenden Läsionen umfassen.

Extramurale Erkrankungen, die auf den Tracheobronchialbaum einwirken oder übergreifen:

Lymphknoten: Tuberkulose,
           Tumor: benigne,
                maligne,
           Lymphogranulom.
Mediastinaltumoren.
Thymushyperplasie (beim Jugendlichen).
Herz- und Gefäßveränderungen (Mitralstenose, Aortenaneurysma mit Kompression des linken Hauptbronchus).

Entzündliche, narbige Veränderungen im Mediastinum (tuberkulös und unspezifisch) mit Einengung der Luftröhre.

Senkungsabsceß der Wirbelsäule oder von Lymphknoten.

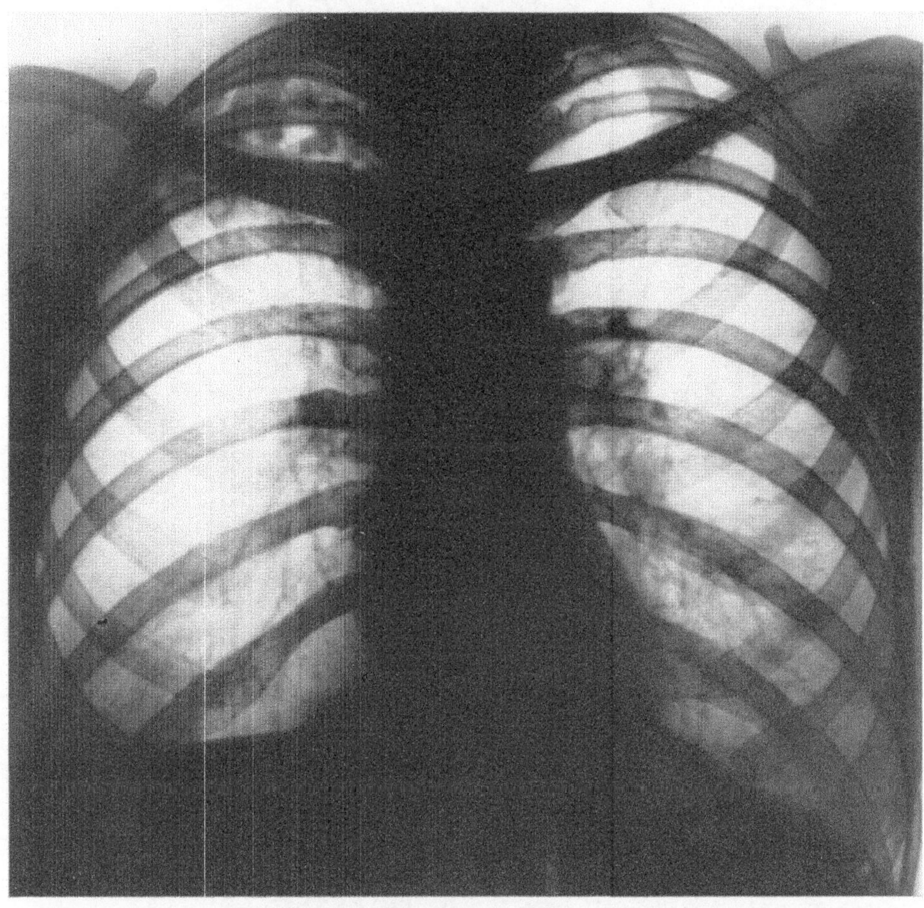

a

Abb. 43a—f. Pat. H. R. Bronchusadenom und Lungentuberkulose. Temporäre Totalatelektase der rechten Lunge bei Stenose des rechten Hauptbronchus. a Thoraxübersicht: Trübung des rechten Sinus phrenico-costalis, erhöhte Transparenz des rechten Mittelfeldes. Grobfleckige, dichte Verschattungen im rechten Ober- und Spitzenfeld

Murale Erkrankungen:

Tuberkulose ⎫
Carcinom ⎬ mit allen Graden der Stenose.
Adenom ⎭

Unspezifische Entzündungen:

Unkomplizierte unspezifische katarrhalische Entzündung, Begleitentzündung bei aktiver Lungentuberkulose, Bronchektasien, Lungenabsceß, Lungengangrän.

Unspezifische chronische Entzündungen mit Stenose:

Lues, Diphterie, Haemophilus Influenzae Bronchitis, Pilzerkrankungen, Asthma bronchiale, Lungenabsceß und Gangrän.

Stenosen nach Verletzungen:

Operationen, Kampfgas.

Tracheopathia osteoplastica, Bronchitis deformans Schmorl.

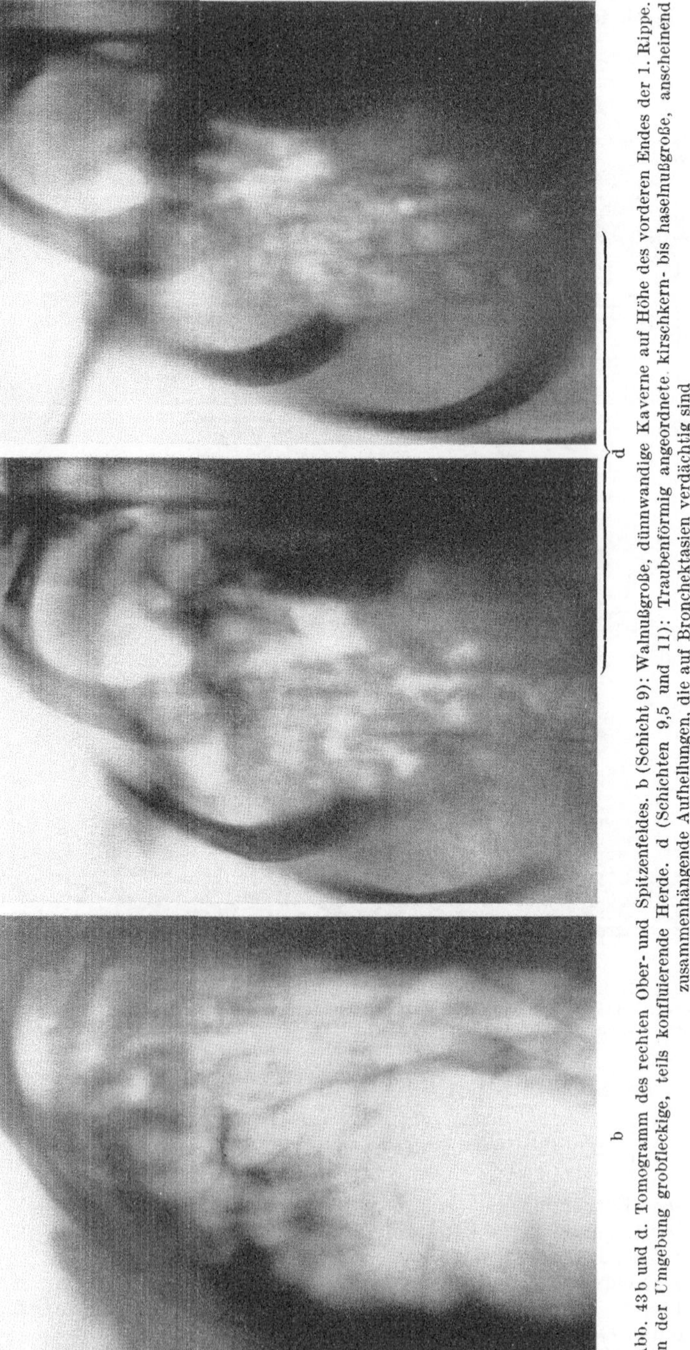

Abb. 43 b und d. Tomogramm des rechten Ober- und Spitzenfeldes. b (Schicht 9): Walnußgroße, dünnwandige Kaverne auf Höhe des vorderen Endes der 1. Rippe. In der Umgebung grobfleckige, teils konfluierende Herde. d (Schichten 9,5 und 11): Traubenförmig angeordnete. kirschkern- bis haselnußgroße, anscheinend zusammenhängende Aufhellungen, die auf Bronchektasien verdächtig sind

Intramurale (intratracheale bzw. intrabronchiale) Veränderungen:

Endogene Fremdkörper:

Blut, Sekret und Eitercoagula, Lymphknotensequester (nach Lymphknotenperforation), Kalkbröckel.

Exogene Fremdkörper.

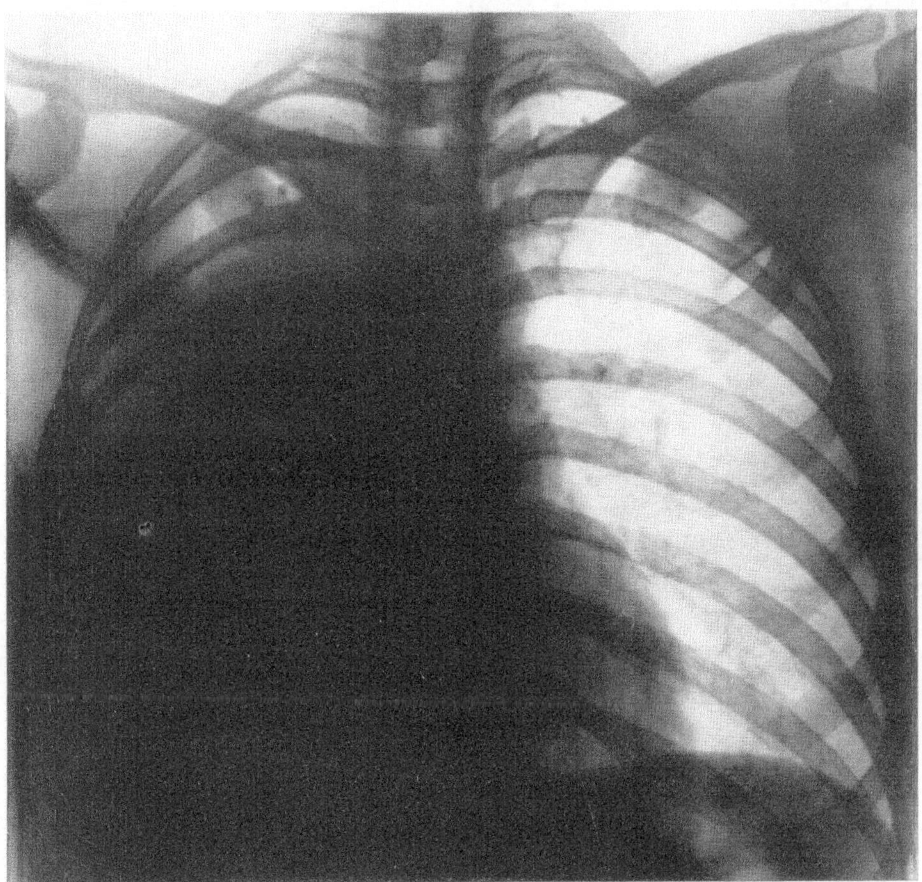

Abb. 43c. Thoraxübersicht 5 Monate später: Mit Ausnahme des Spitzenfeldes und der lateralen Abschnitte des Oberfeldes homogene Verschattung der ganzen rechten Thoraxseite. Mäßige Verlagerung des Herzschattens nach rechts und etwas erhöhte Transparenz der linken Thoraxseite

Weder die üblichen klinischen Untersuchungen noch die Röntgenergebnisse (einschließlich Bronchogramm), noch die mikroskopischen Resultate der Sputumuntersuchung können über die Natur einer Tracheobronchialerkrankung endgültig entscheiden. Die definitive Diagnose bleibt der Endoskopie, eventuell mit Probeexcision, vorbehalten; sie ist die souveräne Methode (HASLINGER). Dies trifft vor allem für die Differenzierung von Tuberkulose und Tumor zu und ganz besonders für das Zusammentreffen von Tuberkulose und Neoplasma.

H. R., 30 Jahre, ♀. Wegen einer rechtskavernösen Spitzentuberkulose während längerer Zeit in ärztlicher Behandlung. Befund anscheinend stabilisiert, Sputum TB-negativ (Abb. 43a und b).

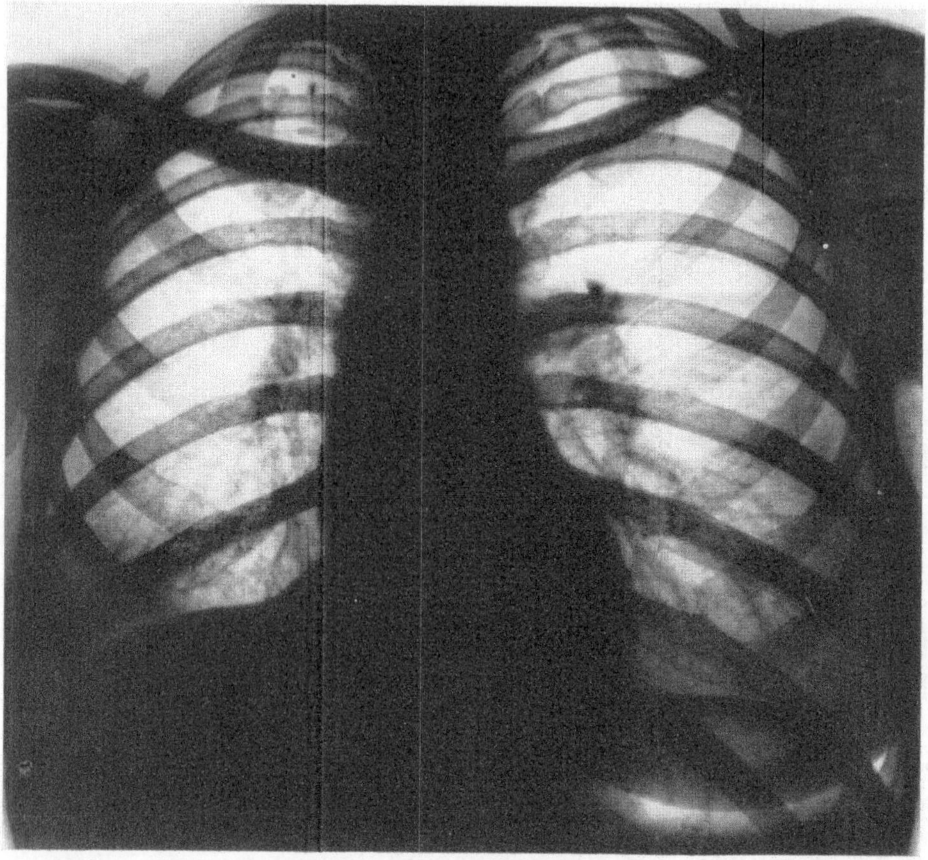

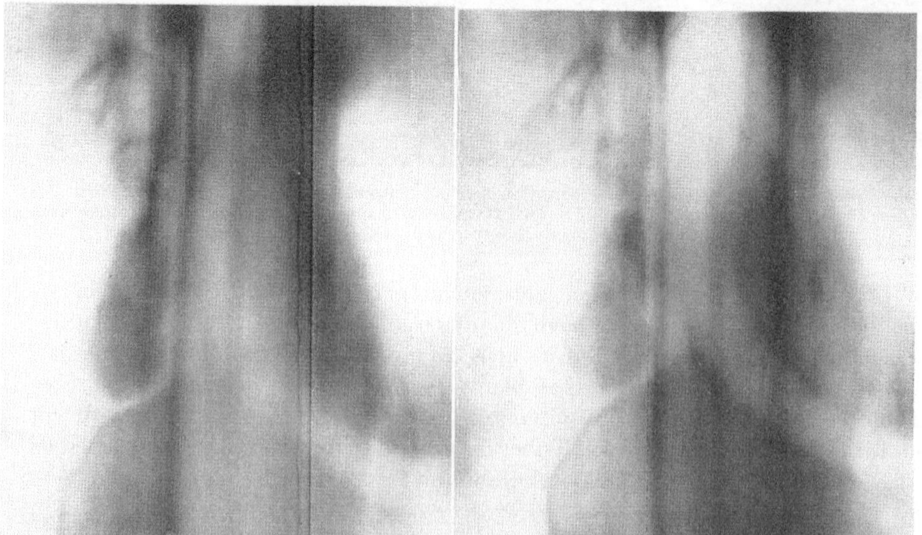

Abb. 43e. Thoraxübersicht 9 Monate später: Aufhellung der rechten Thoraxseite mit Ausnahme der schon in Abb. 43a beschriebenen Trübung des rechten Sinus phrenico-costalis. Weitgehende Rückbildung der Spitzenherde rechts

Abb. 43f. Tomogramme der Bifurkation (Schichten 10 und 10,25): Längsschnitt durch Trachea und Hauptbronchien. Der rechte Hauptbronchus ist unmittelbar nach seinem Abgang aus der Trachea durch ein birnenförmiges, extramural gelegenes, weichteildichtes Gebilde von oben und von der Seite her bis auf ein Lumen von etwa 2 mm Durchmesser eingeengt. Wandungen glatt

Fünf Monate später plötzlich hohe Temperatur, bedrohliche Atemnot, Cyanose, Klinikeinweisung als Notfall. Diagnose: Totalatelektase der rechten Lunge. Kein Pleuraerguß. Mehrmals bedrohliche Erstickungsanfälle (Abb. 43c und d).

Bronchoskopie: Weitgehende Einengung des rechten Hauptbronchus, vermutlich durch perforierenden Hiluslymphknoten. Abstrich: TB-negativ. Absaugen von reichlich eitrigen Massen.

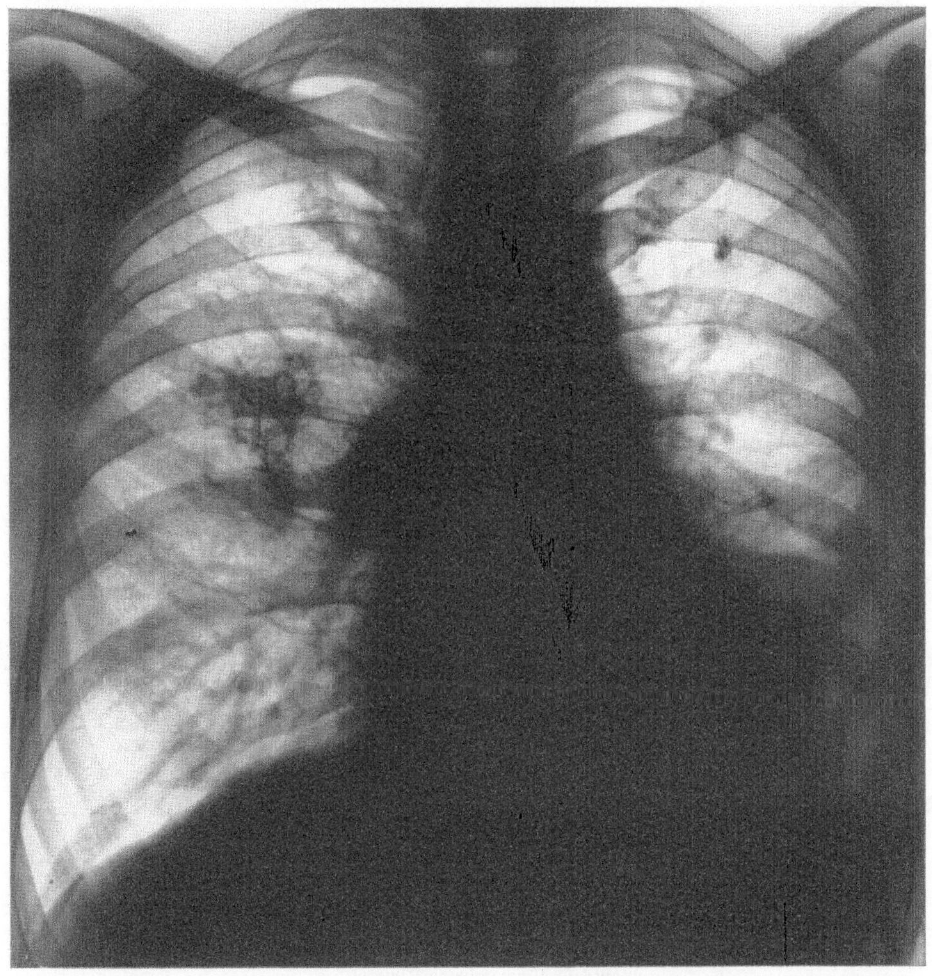

a

Abb. 44a—c. Pat. S. A. Offene kavernöse Tuberkulose im rechten Mittelfeld und Bronchialcarcinom linker Unterlappenbronchus. a Thoraxübersicht: Ausgedehnte, fleckig-streifige Verschattungen im rechten Mittelfeld mit Verdacht auf Zerfall. Handbreite, homogene, dichte, lateral ansteigende Verschattung des linken Unterfeldes. Kalkdichter Herd im linken Oberfeld

Eine erneute Verschlechterung des Allgemeinzustandes und Zunahme der Atemnot wird klinisch als neuer Drüseneinbruch gedeutet.

Nach wesentlicher Besserung des Allgemeinzustandes und wieder guter Durchlüftung der rechtsseitigen Lunge (Abb. 43e) nochmalige Bronchoskopie: Es zeigt sich eine weitgehende Verlegung des rechtsseitigen Hauptbronchus (s. Tomogramm Abb. 43f) durch ein jetzt glattes, tumorartiges Gebilde. Endoskopisch wird wiederum ein Lymphdrüsendurchbruch vermutet. Die vorsichtshalber durchgeführte Biopsie ergibt aber ein solides Bronchusadenom.

Nach weiterer Besserung des Allgemeinbefindens konnte die Resektion durchgeführt werden (PD Dr. W. BRUNNER). Seither ist die Patientin klinisch geheilt.

Ohne Endoskopie und Probeexcision wäre die Hauptkrankheit, das Adenom des rechten Hauptbronchus (bei gleichzeitiger kavernöser Lungentuberkulose) verkannt worden.

Die starke zahlenmäßige Zunahme des Bronchuscarcinoms verlangt besonders beim Manne entsprechende diagnostische Untersuchungen, wobei eine gleichzeitig bestehende offene Lungentuberkulose uns nicht irreführen darf.

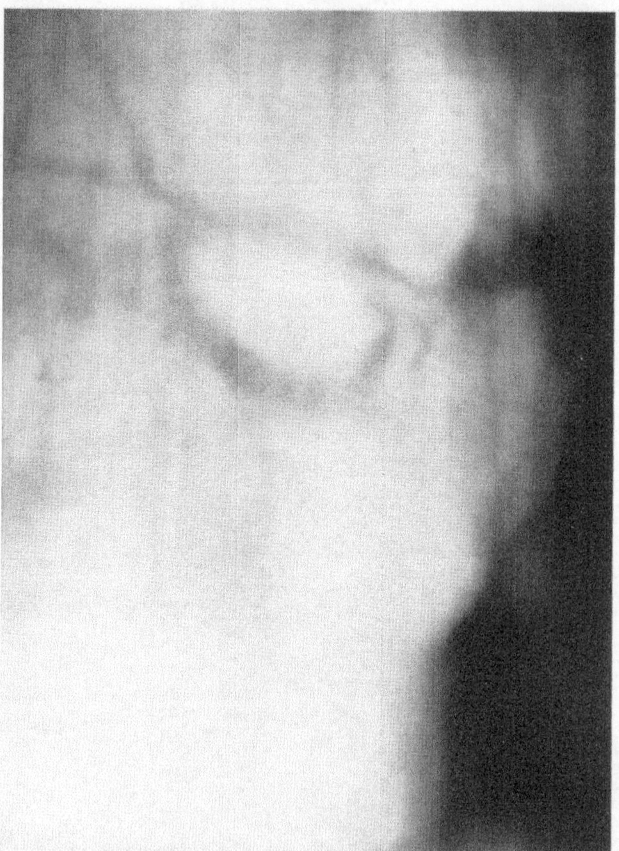

Abb. 44b. Tomogramm *a.-p.* des rechten Mittel- und Oberfeldes (Schicht 8): Nußgroßer ovalärer Ringschatten wenig lateral vom oberen Hiluspol

S. A., 59 Jahre, ♂. Seit einem halben Jahre Husten und vorübergehend eitriger Auswurf. Vor 3 Monaten Pleuraerguß links. Probepunktion ergibt klare seröse Flüssigkeit, steril, keine Tumorzellen. Sputum TB-negativ. Wegen Verschlechterung des Allgemeinzustandes wird der Patient zur Kur eingewiesen.

Im linken Lungenunterfeld zeigt sich eine handbreite, intensive Verschattung, die in den Lungenunterlappen und den Herzschatten übergeht. Im rechten Lungenmittelfeld ein infiltrativ zerfallender Prozeß mit nußgroßer Kaverne an der Basis des Oberlappens. Sputum gelb-eitrig, TB-Bacillen positiv.

Trotz der durch den Bacillennachweis gesicherten Tuberkulose wurde wegen der linksseitigen, diagnostisch ungeklärten Verschattung (einer wahrscheinlichen Atelektase mit Begleiterguß) die Bronchoskopie durchgeführt.

Diagnose: Blumenkohlartiger stenosierender Tumor im linken Unterlappenbronchus.
Histologie: Kleinzelliges Carcinom (Abb. 44a—c).

Die intensive, in ihrer Begrenzung auf Atelektase verdächtige Verschattung im linken Unterfeld hat die Endoskopie verlangt, diese die Probeexcision ermöglicht und zur richtigen Diagnose geführt. Im Gegensatz zur früheren Auffassung ist die Kombination Tuberkulose/Carcinom nicht ungewöhnlich. Der Tumor kann hierbei eine alte Tuberkulose aktiviert haben oder umgekehrt.

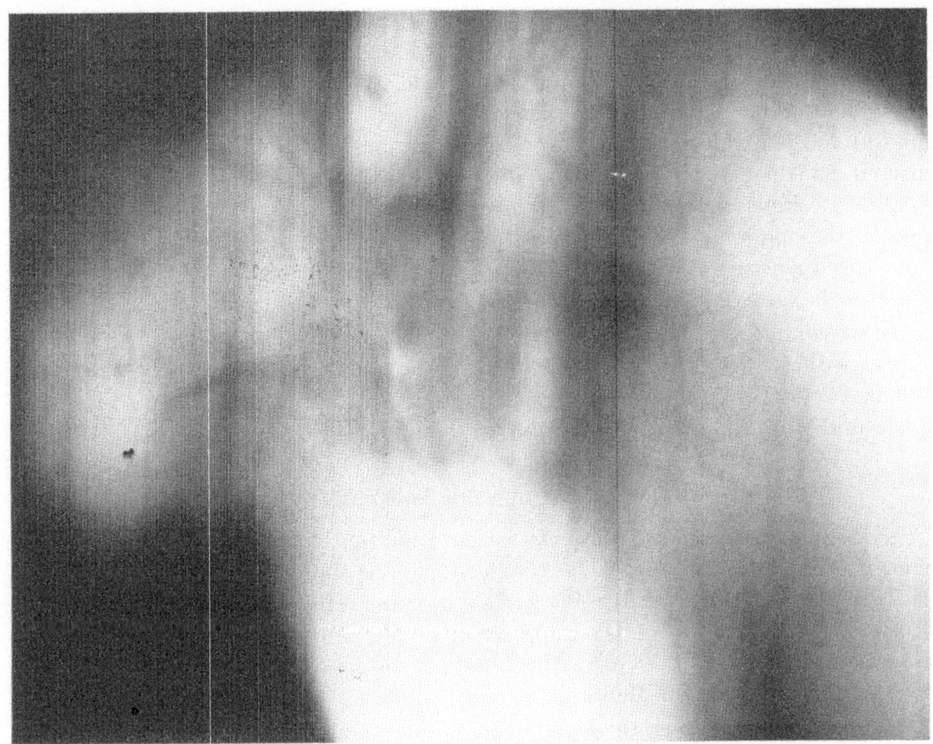

Abb. 44c. Seitliches Tomogramm des linken Mittelfeldes, links anliegend (Schicht 10): Pfirsichgroße, annähernd homogene, etwas unregelmäßig begrenzte, rundliche, weichteildichte Verschattung im Gebiete der Aufzweigung des linksseitigen Hauptbronchus, dessen eingeengtes Lumen im Zentrum quergeschnitten ist. Homogene, dichte, etwa 4 Querfinger breite Verschattung im hinteren Sinus phrenico-costalis

Die Therapie der Tracheobronchialtuberkulose

Bis zur Einführung der Tuberculostatica und dem Ausbau der Resektion mußte die Prognose der Tracheobronchialtuberkulose vor allem in fortgeschrittenen Stadien ungünstig gestellt werden (BARNWELL, LITTIG und CULP, SAMSON, COHEN und WESSLER, SALKIN, CADDEN und WESSLER). In nahezu 50% der Fälle führte die poststenotische Eiterung durch die Symbiose zwischen der Tuberkulose und dem fakultativ anaeroben Streptococcus viridans zum Tode (TUTTLE, O'BRIEN, DAY und PHILLIPPS). Mehr als die Hälfte der Patienten mit ulcerösen Stenosen und Kollapstherapie kamen nach SAMSON und Mitarbeitern schon im Laufe eines Jahres ad exitum.

Heute sind die Heilungsaussichten erfreulich besser geworden. Grundlegend für den guten Erfolg bleibt aber nach wie vor die Frühbehandlung. Die oberflächliche, entzündliche Ableitungsbronchitis ohne Destruktion heilt heute immer, mit wenigen Ausnahmen, zudem ohne Residuen ab; die tiefergreifende, käsignekrotisierende Wandtuberkulose hingegen konnten wir unter 63 Patienten 5mal nicht aufhalten. Alle Versager stammen zwar aus der Frühzeit der tuberkulostatischen Ära. Bei drei konnte eine hohe Bacillenresistenz nachgewiesen werden, bei zwei ist sie anzunehmen (Patienten des Jahres 1947 mit sehr hohen Dosen von Streptomycin). Die Resistenzbildung der Tuberkelbacillen verschlechtert demnach die Prognose wesentlich.

Wir müssen alle unsere diagnostischen wie therapeutischen Mittel einsetzen, um die Krankheit in den Frühstadien zu erkennen. Was zerstört worden ist, kann nur durch Bindegewebe ersetzt werden. Demnach ist es verständlich, daß von unseren 82 Ableitungsbronchitiden, die wir als tuberkulös klassifizieren mußten, 74 ohne Residuen abgeheilt sind, während von den tiefer greifenden Wandtuberkulosen, besonders solchen mit Zerstörung des Knorpelgerüstes, nur ein Drittel ohne Residuen zur Sanierung gekommen ist, zwei Drittel aber Stenosen aufgewiesen haben.

Die Grundpfeiler der Behandlung der Tracheobronchialtuberkulose bilden einerseits die tuberkulostatische Therapie, andererseits das chirurgische Vorgehen. Erst in zweiter Linie folgen die unspezifischen Antibiotica, Klimakur, Vitamine, lokale und symptomatische Maßnahmen, besonders die Dämpfung des Hustens.

a) Die Behandlung mit Tuberculostatica

Mit einem wirksamen Tuberculostaticum können überraschend gute Erfolge erreicht werden. Diese Tatsache führte dazu, die Tracheobronchialtuberkulose als Test für die Prüfung der Wirksamkeit neuer Heilmittel zu wählen (HUG, MOESCHLIN und TANNER). Die doppelte arterielle Blutversorgung des Bronchialbaumes und sein Gefäßreichtum begünstigen die Einwirkung eines peroral oder parenteral verabreichten Medikamentes.

Heute stehen uns in erster Linie 3 Medikamente zur Verfügung: *Streptomycin, Paraaminosalicylsäure und Isonicotinsäurehydrazid.*

Streptomycin war das erste Tuberculostaticum, das in eindrücklicher Weise die Tracheobronchialerkrankung zu beeinflussen vermochte (HINSHAW, FELDMAN und PFUETZE). Ausgedehnte Schleimhautveränderungen bildeten sich in kurzer Zeit zurück (BREWER und BOGEN 1947, RUSSI, OLSEN und HINSHAW).

Die öfters im Laufe der Therapie auftretenden, narbigen Stenosen wurden anfänglich dem Medikament zur Last gelegt (SOULAS). Heute wissen wir, daß bei fortgeschrittenen Wandzerstörungen wie in jedem Hohlorgan (Ureter, Darm) immer mit einer Stenosebildung zu rechnen ist. Es gibt histologisch keine für ein Tuberculostaticum charakterisischen Gewebsreaktionen (UEHLINGER).

Das Medikament wurde anfänglich täglich allein und in großen Dosen angewendet. Schwere Rezidive und gleichzeitige Resistenzbildung der Bacillen kamen deshalb früh zur Beobachtung.

Die Einführung der Paraaminosalicylsäure (LEHMANN) in die Tuberkulosetherapie erfolgte 1946.

Die Wirkung der PAS auf Schleimhauttuberkulosen ist weniger intensiv als diejenige des Streptomycins. Doch können damit eindeutige Erfolge erzielt werden.

Die Hauptbedeutung der Einführung des PAS in die Tuberkulosetherapie lag aber primär darin, daß nunmehr 2 Tuberculostatica zur Verfügung standen,

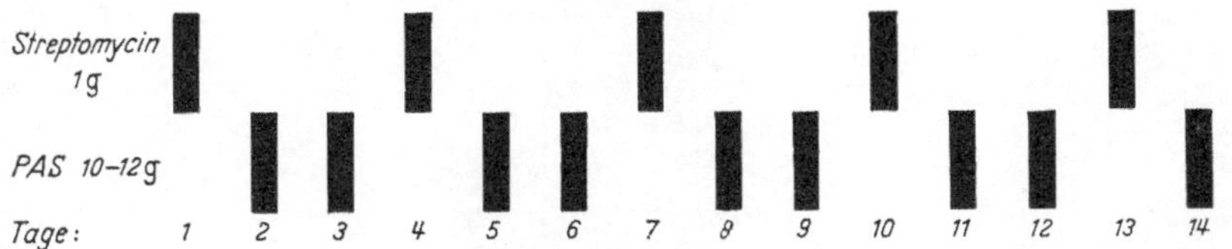

Abb. 45. Schema der kombinierten Streptomycin/PAS-Kur: Streptomycin: 1 g jeden 3. Tag. PAS: 10—12 g an den zwei dazwischen liegenden Tagen

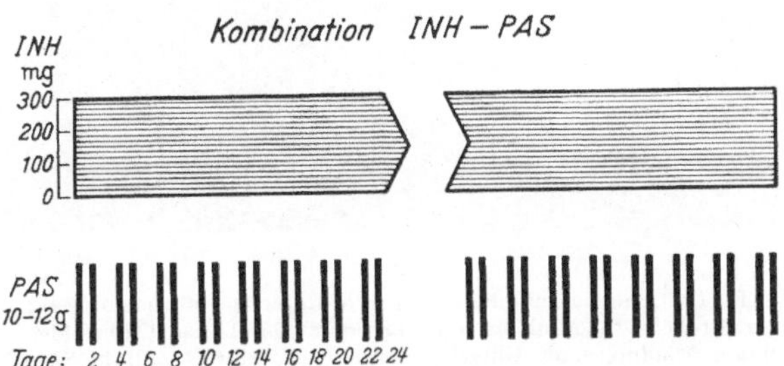

Abb 46. Schema der kombinierten INH/PAS-Kur. INH: (bis maximal 10 mg/kg Körpergewicht) täglich. PAS: 10—12 g an 2 von je 3 aufeinanderfolgenden Tagen

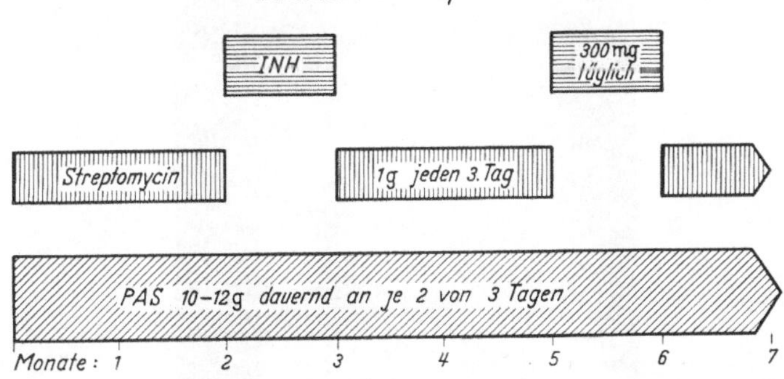

Abb. 47. Schema der Schaukeltherapie. Sukzedane Verabreichung von Streptomycin und INH bei kontinuierlicher PAS-Medikation. PAS peroral oder per infusionem

durch deren Kombination die Resistenzbildung der Tuberkelbacillen gegen beide Medikamente wesentlich verzögert werden kann. Es genügt dazu eine Kombination im Sinne des Alternierens zwischen SM und PAS (TEMPEL). 1 g SM jeden 3. Tag und 10—12 g PAS per os an den SM-freien Tagen ergeben sehr günstige Therapieeffekte (s. Schema, Abb. 45). In schweren Fällen kann PAS intravenös verabreicht werden in Dosen von 20 g reine Säure täglich und mehr.

Auch beim INH (1952 eingeführt) ist die kombinierte Anwendung notwendig. Wir bevorzugen die Kombination mit PAS. Gegen die Kombination mit SM

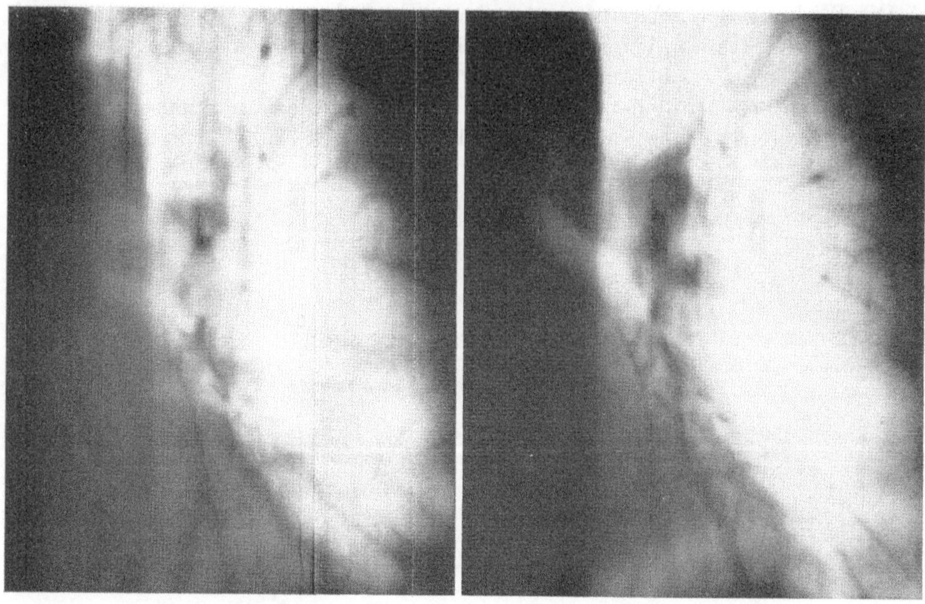

a

Abb. 48a u. b. Pat. G. R. Partielle Verkalkung des linken Unterlappenbronchus und seiner Aufzweigungen als Abheilungsform einer Bronchustuberkulose. a Tomogramme des linken Unterfeldes (Schichten 8,5 und 9): Kalkinkrustationen in den Wandungen des Unterlappenbronchus, teilweise auf die Segmentäste übergreifend

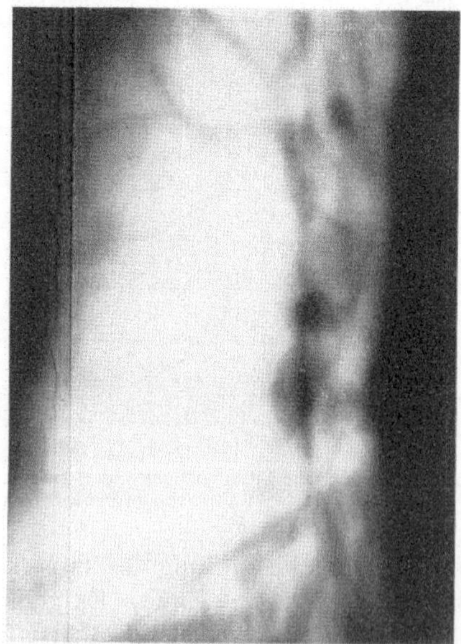

Abb. 48b. Tomogramm des rechten Unterfeldes (Schicht 9,5): Normale Darstellung des rechten Unterlappenbronchus

spricht die Tatsache, daß die Resistenzverhütung weniger sicher gewährleistet ist. Uns bewährte sich vor allem die intermittierende Kombinationstherapie (Schaukeltherapie) von SM/PAS und INH/PAS (s. Schema, Abb. 46 und 47).

Dauer der medikamentösen Therapie. Wir streben eine lange Dauer der medikamentösen Therapie an. Wie uns Resektionspräparate zeigen, finden sich trotz oberflächlich abgeheilter Schleimhaut in der Mucosa und in der „Peribronche" immer wieder bacillenhaltige Tuberkuloseherde. Wir dürfen uns also durch einen günstigen endoskopischen Befund nicht täuschen lassen!

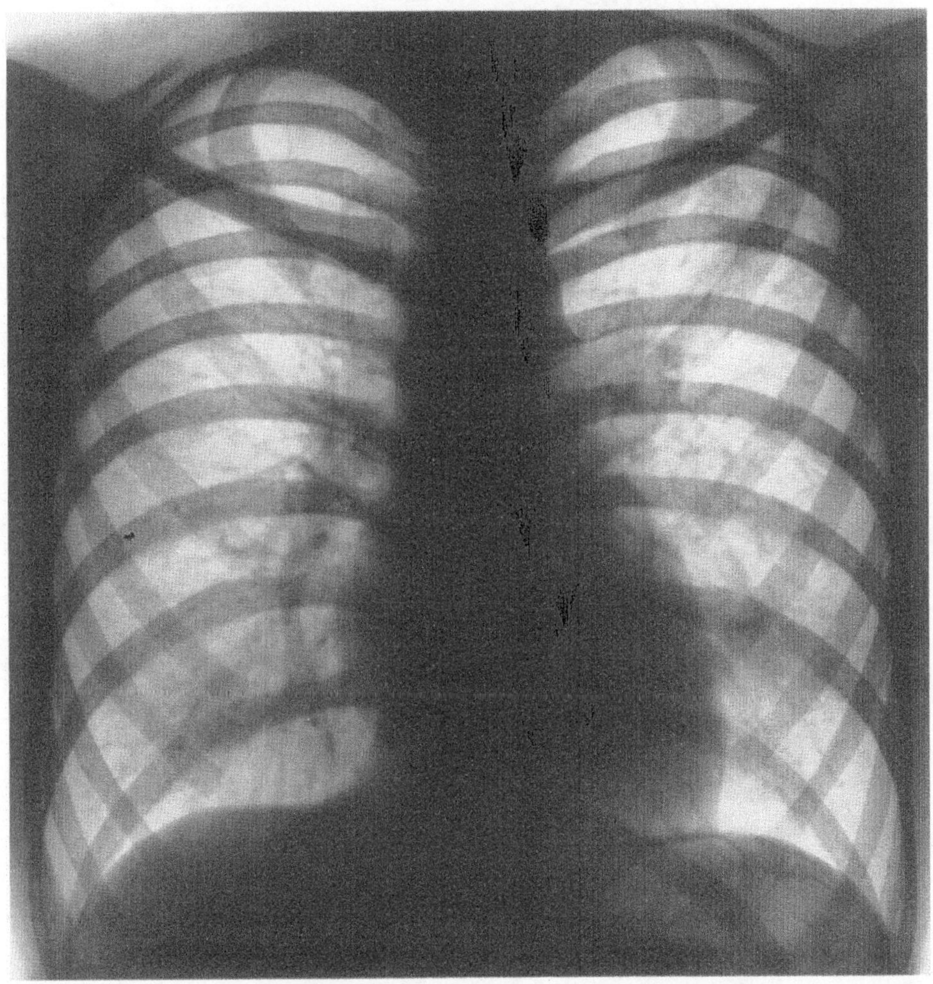

a

Abb. 49a—c. Pat. S. P. Verkalkung peripherer Bronchusäste nach Bronchustuberkulose. a Thoraxübersicht: Weiche, fleckige, zum Teil konfluierende Verschattungen im linken Lungenoberfeld bei im übrigen normalem Lungenbefund

Für die Beurteilung der Ausdehnung eines abgeheilten tuberkulösen Wandprozesses kann das Tomogramm aufschlußreich sein. Die verkalkten käsig zerstörten Wandpartien kommen deutlich zur Darstellung (Abb. 48a—b und 49a—c.)

Eine Resistenzbildung der Tuberkelbacillen, Hauptursache früherer medikamentöser Mißerfolge, brauchen wir bei der Beachtung der oben erwähnten kombinierten Anwendung der Medikamente nicht zu befürchten. Die bisher von uns

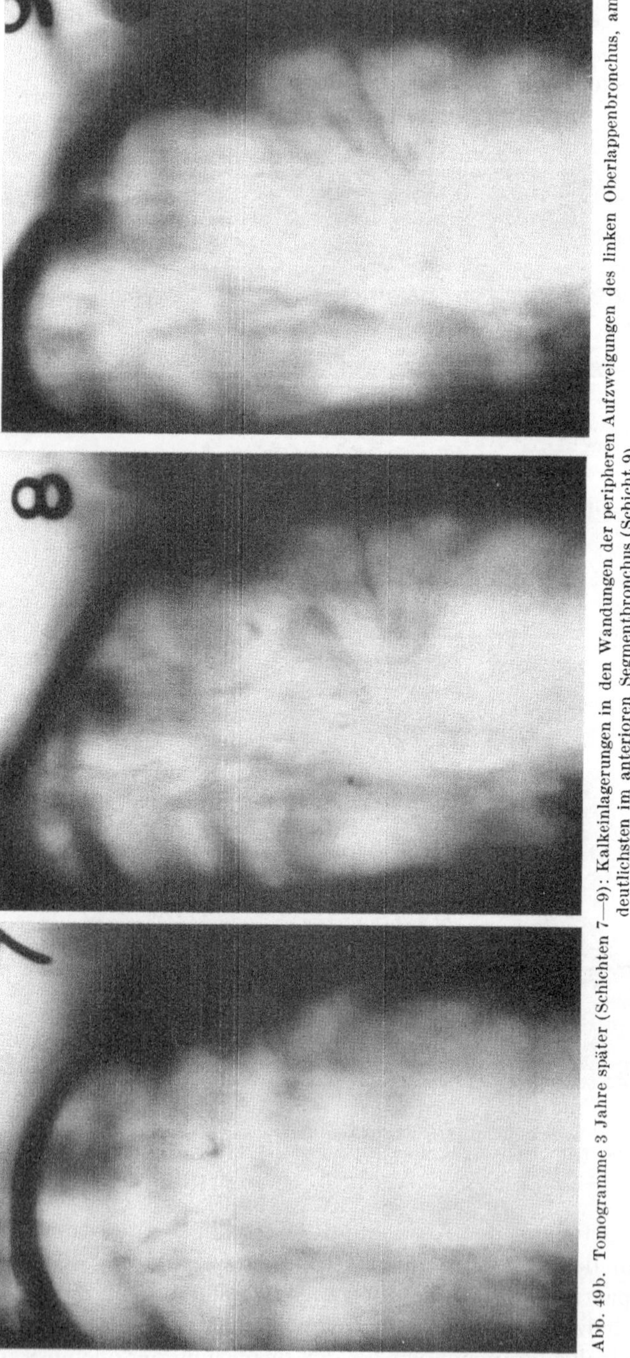

Abb. 49b. Tomogramme 3 Jahre später (Schichten 7—9): Kalkeinlagerungen in den Wandungen der peripheren Aufzweigungen des linken Oberlappenbronchus, am deutlichsten im anterioren Segmentbronchus (Schicht 9)

beobachteten Rezidive waren entweder durch zu kurz dauernde Chemotherapie oder durch ungenügende Kombinationen mit nachfolgender Resistenzbildung der Tuberkelbacillen verschuldet.

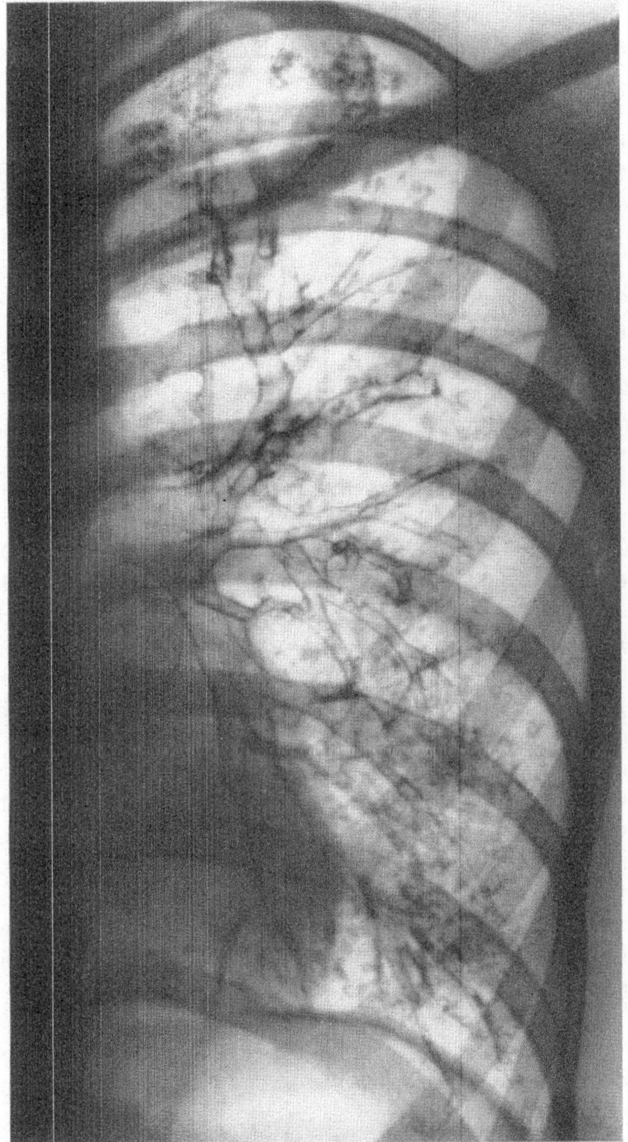

Abb. 49c. Bronchographie: Stellenweise geringgradige Erweiterungen und etwas unregelmäßiger Verlauf der Segmentäste des linken Oberlappenbronchus

Bei resistenten Bacillenstämmen gegenüber den üblichen Tuberculostatica stehen uns in zweiter Linie Aldinamide (Pyrazinamide), Viomycin (Vionactan P), Conteben, Terramycin und Sulfon zur Verfügung. Damit lassen sich oft erfreuliche Erfolge erreichen, so daß beispielsweise eine Resektion ermöglicht werden kann.

9*

b) Die chirurgische Therapie

(Siehe auch Kapitel „Kollapstherapie und Resektion bei Tracheobronchialtuberkulose".)

Es bestehen heute im wesentlichen 2 Möglichkeiten der chirurgischen Behandlung der Bronchustuberkulose:

1. Die Resektion des erkrankten Bronchusabschnittes, gleichzeitig mit der zugehörigen Lunge und

2. die Bronchusplastik.

Die Thorakoplastik wurde besonders früher angewendet.

Voraussetzung zur chirurgischen Intervention ist die Inaktivität des Bronchusprozesses im Absetzungsgebiet bzw. am Ort der vorgesehenen Bronchusplastik. Wir erreichen dies, wie erwähnt, durch eine intensive und mehrere Monate dauernde Therapie mit Tuberculostatica. Selbstverständlich gehören zur Operabilität zudem genügende Atem- und Kreislaufreserven sowie eine gute Nierenfunktion.

Indikationen zur Bronchus-Lungenresektion bei Bronchustuberkulose. 1. Die narbige Bronchusstenose mit Atelektasebildung der Lunge, Sekretstauung, rezidivierenden Bronchopneumonien und infizierten Bronchektasien.

2. Die narbige Bronchusstenose mit Blähemphysem der abhängigen Lunge, persistierender oder geblähter Kaverne.

3. Die narbige Bronchusstenose mit ausgedehntem tuberkulösem Befall des zugehörigen Lungenabschnittes.

4. Der dickwandige, starre Ableitungsbronchus der Kaverne (OVERHOLT).

Indikationen zur umschriebenen Bronchusplastik (ohne Verlust der peripheren Lunge). Besonders LEMOINE und MATTEY, aber auch zahlreiche andere Autoren, haben mit Recht darauf hingewiesen, daß der Verlust unverhältnismäßig groß sein kann, wenn zur Heilung einer Bronchusstenose mit der üblichen Resektionstherapie ein ganzer Lungenlappen, ja Lungenflügel von eventuell gesundem Lungenparenchym geopfert werden muß.

JACKSON und Mitarbeiter haben beim Hund experimentell die Möglichkeit der Bronchusresektion und Anastomose nachgewiesen. GEBAUER hat als erster beim Menschen Bronchusplastiken mit Hautlappen durchgeführt. MATTEY, CRAFOORD u. a. haben seither mit Erfolg umschriebene Stenosen reseziert und die Bronchusenden wieder vereinigt. So konnte die periphere Lunge erhalten werden.

Die Bronchusplastik ist demnach vor allem bei einer umschriebenen Narbenstenose mit gleichzeitig gesundem Lungenparenchym in Erwägung zu ziehen.

Die Thorakoplastik bei tuberkulöser Stenose besonders des Oberlappenbronchus, wie sie früher vor allem von A. BRUNNER befürwortet worden ist, kann nur noch da empfohlen werden, wo eine Resektion nicht möglich ist (bei nichtstabilisierter Bronchustuberkulose, besonderem Operationsrisiko infolge Alters, geringen Atemreserven usw.). Die Thorakoplastik begünstigt die Bildung von Bronchiektasen und damit eine Aktivierung der Bronchustuberkulose durch die zu befürchtende, chronische unspezifische Entzündung.

c) Übrige Maßnahmen

In einem wesentlichen Prozentsatz der Tracheobronchialtuberkulosen, besonders bei Sputumretention, findet sich eine unspezifische Mischinfektion. Eine solche sollte bei Persistieren erhöhter Temperaturen, hoher Senkung oder intermittierend größeren Sputummengen unter tuberkulostatischer Therapie immer in Betracht gezogen werden. Je nach dem Resultat der Resistenz der unspezfiischen Erreger ist die zusätzliche, unspezifische medikamentöse Therapie zu wählen.

Die Vitamintherapie kann unterstützend wirken. Vitamin B, besonders Nikotylamid, hat nach unseren Beobachtungen einen gewissen tuberkulostatischen Effekt und wurde deshalb zur Therapie der Tracheobronchialtuberkulose vorgeschlagen. Als Vorgänger des Isonikotylsäurehydrazids ist es aber durch dieses weit überholt worden. Vitamin D hat bei unseren Patienten nicht die guten Wirkungen gezeigt, wie sie von französischen Autoren beschrieben worden sind. Zudem scheint Vitamin D in den verabreichten hohen Dosen auf die Lungentuberkulose ungünstig wirken zu können. Vitamin A und C wurden ebenfalls empfohlen, ohne daß der Therapieeffekt genauer bestimmt werden könnte.

Als wesentlichen Faktor betrachten wir gerade für die Heilung der Tracheobronchialtuberkulose die Wirkung des Höhenklimas. Die relative Austrocknung der Luftwege infolge geringen Feuchtigkeitsgehaltes der Luft, gepaart mit den weiteren Heilfaktoren der Höhe ist häufig wertvoll und im Effekt eindrucksvoll. Die Rückkehr ins feuchte Klima löst, als Gegenbeweis, nur zu oft in kurzer Zeit neue Schübe von Tracheobronchialtuberkulose aus bei Patienten, die jahrelang rückfallsfrei in der Höhe gearbeitet hatten. LEMOINE empfiehlt den Aufenthalt im trockenen Klima zur Verhütung der unspezifischen Komplikationen hinter der Stenose.

Zur symptomatischen Therapie rechne ich besonders die Dämpfung des oft verzehrenden Hustens. Jeder Hustenstoß führt zu abrupten und ausgesprochenen Druck- und Volumenänderungen im ganzen Tracheobronchialbaum. Das anfallsweise Auftreten des Hustens, oft in anhaltenden Perioden (s. Physiologie), kann deshalb sehr ungünstige Rückwirkungen auf die Abheilung der muralen Erkrankung haben, so daß wir hustenstillende Mittel, unter den Opiaten vor allem Codein, besonders auch im Beginn der tuberkulostatischen Therapie einsetzen müssen. In schweren Fällen haben wir mit Novocain intravenös schon überraschende Wirkungen erzielt.

Wenn erst zum Schluß die lokal-therapeutischen Maßnahmen aufgeführt werden, die früher an 1. Stelle im Therapieschema gestanden haben, zeigt auch dies die große Wandlung, die die modernen therapeutischen Möglichkeiten mit sich gebracht haben. Für die intramuralen Stenosen bleibt das direkte Eingreifen, besonders postoperativ, zwar das Mittel der Wahl (nettoyage des bronches, Entfernen von Blutcoagula, eingebrochenen Fremdkörpern). Im übrigen sind die lokalen Maßnahmen aber weitgehend überholt. Sie sollen nur unter tuberkulostatischer Abschirmung ausgeführt werden. Dies trifft insbesondere für die Dilatation der Stenosen mit Bougies zu. Kauterisation (chemisch oder elektrisch) dürfte nur noch in Ausnahmefällen Anwendung finden.

LEMOINE empfiehlt noch die lokale Anwendung von Adrenalin (badigeonnement adrénalinique), womit eine Abschwellung der ödematös geschwellten Schleimhaut und ein günstiger Heilungseffekt auf die tuberkulöse Läsion erzielt wird.

Zum Schluß sei noch die lokale Anwendung der Tuberculostatica erwähnt. Besonders die Inhalation wird im allgemeinen überschätzt. Streptomycin wie PAS wirken auf dem Blutweg viel intensiver als lokal verabreicht. Wir verordnen die Lokalanwendung deshalb nur ausnahmsweise, entweder zur Ergänzung der übrigen Therapie oder bei Unverträglichkeit derselben.

Literatur

ADAMS, W. E., and H. M. LIVINGSTONE: Obstructive pulmonary atelectasis. Arch. Surg. **23**, 500 (1931).

ALEXANDER, H.: Die Tuberkulose der großen Bronchien, eine Sonderform der Lungentuberkulose. Tuberkulosearzt **11**, 613—620 (1949).

— ·Atelektasen der Lunge. Tbk.-Bücherei. Stuttgart: Georg Thieme 1951.

ALEXANDER, J., G. SOMMER and A. A. EHLER: Effect of thoracoplasty upon pulmonary tuberculosis complicated by stenotic tuberculous bronchitis. J. Thorac. Surg. **11**, 308 (1942).

ALLEN, C. M. VAN, and T. S. JUNG: Postoperative atelectasis and collateral respiration. J. Thorac. Surg. **1**, 3 (1931/32).

ANDREWS, C. H.: Bronchial stenosis in pulmonary tuberculosis. Canad. Med. Assoc. J. **33**, 36 (1935).

ARNSTEIN, A.: Indurative und Zerfallsvorgänge in den mediastinalen Lymphknoten im höheren Alter mit Schädigungen der benachbarten Organe. Beitr. Klin. Tbk. **85**, 197, 343 (1934).

AUERBACH, C.: The pathology of inflammatory deseases of the bronchi. Quart. Bull. Sea View Hosp. **3**, 134 (1938). Zit. von HUANG.

AUERBACH, O.: Routine bronchoscopy in tuberculosis. Amer. Rev. Tbc. **41**, 708 (1940).

— Perforation of tuberculous lymph nodes into the trachea and bronchi. Arch. of Otolaryng. **39**, 527 (1944). Zit. von HEAD u. MOEN.

— Tuberculosis of the trachea and major bronchi. Amer. Rev. Tbc. **60**, 604—620 (1949).

BAARSMA, P., and M. DIRKEN: Collateral ventilation. J. Thorac. Surg. **17**, 238 (1948).

BALLON, DAVID H.: Bronchoscopy in the diagnosis of asthma complicating pulmonary tuberculosis. J. Thorac. Surg. **5**, 103 (1935/36).

BALTISBERGER, W.: Über die glatte Muskulatur der menschlichen Lunge. Z. Anat. **61**, 249—282 (1921).

BARKLEY, A., K. FRANKLIN and R. MACBETH: Roentgenological studies of the excretion of dust. Amer. J. Roentgenol. **39**, 673 (1938). Zit. von V. HAYEK.

BARNWELL, J. B., J. LITTIG and J..E. CULP: Ulcerative tuberculous bronchitis. Amer. Rev. Tbc. **36**, 8—45 (1937).

BARTELINK, D. L.: Fortschr. Röntgenstr. **47**, 399 (1933).

BAUMGARTEN, P. V.: Über den Beginn und das Fortschreiten des tuberkulösen Prozesses bei der Lungenphthise. Beitr. path. Anat. **69**, 27 (1921). Zit. PAGEL u. HÜBSCHMANN.

BEHRENDT, H.: Über den Bronchialdrüseneinbruch. Fortschr. Röntgenstr. **75**, 318—322 (1951).

BEHRENS, W.: Anatomischer Beitrag zur Frage der Atelektase. Schweiz. med. Wschr. **1950**, 69—72.

BEITZKE, H.: Die patholgisch-anatomischen Unterlagen für die Diagnose „Hilusdrüsentuberkulose". In BLÜMELS Handbuch der Tuberkulosefürsorge, I. München 1926. Zit. von BEITZKE.

— Pathologische Anatomie des Tracheobronchialdrüsendurchbruchs. Erg. Tbk.forsch. **12**, 17—46 (1954).

BERBLINGER, W.: Die morphologischen Veränderungen am Ableitungsbronchus tuberkulöser Cavernen unter Saugdrainage. Z. Tbk. **87**, 268 (1941).

— Der Schwund tuberkulöser Lungenkavernen. Basel: Benno Schwabe & Co. 1943.

BERGSMA, D.: Tracheobronchitis tuberculosa. Diss. Groningen 1947.

BERNOU, A.: Variation de l'aspect tomographique de quelques bronches distales. J. de Leysin **6** (1953).

BIRD, C.: Variation in the ages, sizes and physical characteristics of the main bronchi in reaction to their closure. J. Thorac. Surg. **6**, 367 (1937).

BLAHA,H.: Schichtbilder von Bronchialveränderungen bei der Lungentuberkulose. Stuttgart: Georg Thieme 1954.

BOCAGE, A. E. M.: Franz. Patentschrift 536'464, 1922. Zit. von GROSSMANN.

BÖHM, F.: Zur klinischen Pathologie der Klinik des Bronchialbaumes. Beitr. Klin. Tbk. **105**, 11—30 (1951).

Böhm, F.: Bronchustuberkulose und Kollapstherapie. Verhandlungsber. der 12. Tagg. der Dtsch. Tbc.-Ges. in Bad Neuenahr, 26./27. Sept. 1950, S. 312—321. Berlin: Springer 1952.

Boerhaave, H.: Academical Lectures, London, W., and I. Innys 1796, S. 51. Zit. von Head u. Moen.

Boucher, H.: Primo-infection tuberculeuse dans l'armée et endoscopie bronchique. Revue de la Tbc. 15, 7—8, 712 (1951).

Braus, H.: Anatomie des Menschen. Berlin: Springer 1934.

Brewer, L. A., and E. Bogen: Streptomycin in tuberculous tracheobronchitis. Amer. Rev. Tbc. 56, 408 (1947).

Brock, R. C.: The anatomy of the bronchial tree. London 1947 und 1954.

— Post-tuberculous broncho-stenosis and bronchiectasis of the middle lobe. Thorax (Lond.) 5, 5 (1950).

— R. J. Cann and J. E. Dickinson: Guy's Hosp. Rep. 87, 295 (1937).

Brügger, H.: Über Lymphknotenkavernen am Lungenhilus. Tuberkulosearzt 9, 497 (1949).

— Über Bronchusstenosen und Atelektasen im Verlauf kindlicher Tuberkulose. Beitr. Klin. Tbk. 102, 563—566 (1950).

— Über tuberkulöse Abszesse im Mediastinum nach Lymphknotendurchbruch. Z. Tbk. 97, 148—157 (1951).

Brünings, W.: Die direkte Laryngoskopie, Bronchoskopie und Oesophagoskopie. Wiesbaden: Bergmann 1910.

Brunner, A.: Die Verlagerungen des Mediastinums in ihrer praktischen Bedeutung. Schweiz. med. Wschr. 1946, 145.

— Die Bronchustuberkulose vom Standpunkt des Chirurgen. Schweiz. Z. Tbk. 4, 218 (1947).

— Die Bronchustuberkulose und ihre chirurgische Behandlung. Beitr. Klin. Tbk. 104, 50—54 (1950/51).

— Die Lungenresektion bei der operativen Behandlung der Lungentuberkulose. Beitr. Klin. Tbk. 109, 27—52 (1953).

Buckles, M. G., and W. B. Neptune: Tuberculous bronchitis in pulmonary resection. Amer. Rev. Tbc. 61, 185—191 (1950).

Bugher, J. C., J. Littig and J. E. Culp: Tuberculous tracheobronchitis: its pathogenesis. Amer. J. Med. Sci. 193, 515—525 (1937).

Bullowa, J. G., and C. Gottlieb: Additional experimental studies in bronchial function. Laryngoscope 32, 284 (1922). Zit. von Fleischner.

Carez, C., et W. Bruninx: Les perforations ganglionnaires au cours des périodes primaire et secondaire de la tuberculose. Rev. méd. Liège 5, 88—94 (1950).

Carvalho Lopo, de, C. Vidal, Aires de Sousa, L. Lancella.: La circulation pulmonaire en différentes situations pathologiques. Revue de la Tbc. 5, 15, 534 (1951).

Cayol, J. B.: Recherches sur la phthisie trachéale. Thèse Paris 1810. Zit. von P. Renault u. J. Chrétien, La Tuberculose des bronches. S. 9. Paris: Maloine 1954.

Chadourne, P., L. Duchet-Suchaux, J. Jooanou et A. Pinelli: Tuberculose bronchique de la femme et bronchoscopie systémytique en sanatorium. Revue de la Tbc. 17, 165 (1953).

Chamberlain, J. M., and J. Gordon: Treatment of endobronchial tuberculosis: A revue of 100 cases. J. Thorac. Surg. 11, 292 (1942).

Chaoul, H.: Fortschr. Röntgenstr. 51, 342 (1935).

— Beitr. Klin. Tbk. 86 (1935).

Churchill, E. D.: The segmental and lobar physiology and pathology of the lung. J. Thorac. Surg. 18, 279—293 (1949).

Clegg, J. W.: Ulcero-caseous tuberculous bronchitis. Thorax (Lond.) 8, 167 (1953).

Cohen, A. G., and H. Wessler: Clinical recognition of tuberculosis of the major bronchi. Arch. Int. Med. 63, 1132—1157 (1939).

Coleman, F. Ph., and G. H. Bunch: Acquired nonmalignent oesophago-tracheobronchial-fistula. J. Thorac. Surg. 19, 542 (1950).

Coryllos, P. N.: Über die Bedeutung der Atelektase für den Verlauf der Lungentuberkulose. Beitr. Klin. Tbk. 85, 339 (1934).

— and G. L. Birnbaum: Massive obstructive atelectasis of the lung. Arch. Surg. 16, 501 (1928).

Dabrowsky, K.: Physiologie und Physiopathologie des Tracheobronchialbaumes. Gruzlica 18, 40—57 (1950). Ref. Zbl. Ges. Tbk.forsch. 58, 3 (1951).

DAVENPORT, L.: Tuberculous tracheobronchitis, radiation therapy. Amer. J. Roentgenol. **45**, 494 (1941). Zit. von BERGSMA.

DERSCHEID, M. G., et M. P. TOUSSAINT: La tuberculose broncho-tracheolaryngée des tuberculeux pulmonaires adultes. Rev. belge Tbc. **30**, 1 (1939). Zit. von BERGSMA.

DIJKSTRA, C.: Bronchusveränderungen bei Lungentuberkulose. Verh. kgl.-fläm. Akad. Gesundheitspfl. Belgien 14, No 5—6 (1952).

— Atlas of bronchial lesions in pulmonary tuberculosis. Amsterdam: Scheltema and Holkema 1955.

DUFOURT, A.: Primo-infections tuberculeuses et syndrom radioclinique de perforation ganlionnaire dans les bronches. Arch. ital. Tisiol. **4**, 301—316 (1949). Zit. von DUFOURT u. DEPIERRE.

— u. A. DEPIERRE: Klinik des Tracheobronchialdrüsendurchbruchs. Erg. Tbk.forsch. **12**, 47—120 (1954).

— u. P. MOUNIER-KUHN: Etude bronchoscopique et comportement des bronches au cours des périodes primaire et secondaire de l'infection tuberculeuse. Schweiz. Z. Tbk. **5**, 49—99 (1948).

DUMAREST, F., H. MOLLARD, P. LEFÈVRE et J. GERMAIN: La pratique du pneumothorax thérapeutique. Paris: Masson & Cie. 1942.

EAST, T., and W. G. BARNARD: Pulmonary atresia and hypertrophia of the bronchial arteries. Lancet **1938**, 834.

EERLAND, L. D.: Lobektomie, segmentale Resektion und Pneumonektomie wegen Lungentuberkulose auf Grund einer eigenen Operationsstatistik von 200 Fällen. Nederl. Tijdschr. Geneesk. **1952**, 260.

EHRNER, L.: Perforation tuberkulöser Lymphdrüsen in die Bronchien, ein wichtiger Faktor der Pathogenese der Lungentuberkulose. Sv. Läkartidn. **1950**, 997—1004. Ref. Zbl. Tbk.-forsch. **1950**.

— Perforation of tuberculous lymph nodes to the bronchi, an important factor in the pathogenesis in the pulmonary tuberculosis. Acta tbc. scand (København.) **25—26**, 489—504 (1951/52).

ELIASBERG u. NEULAND: Jb. Kinderheilk. **93**, 88 (1920). Zit. nach WISSLER.

ELOESSER, L.: Bronchial stenosis. J. Thorac. Surg. **1**, 194, 270, 373, 485 (1932).

— Bronchial stenosis in pulmonary tuberculosis (with some notes on tuberculous stenosis of the trachea and the bronchioles). Amer. Rev. Tbc. **30**, 123—180 (1934).

ENGEL, ST.: In Handbuch der Kindertuberkulose von ENGEL und von PIRQUET, 1. Aufl. Leipzig: Georg Thieme 1930.

— Die Muskulatur der Lunge. Tuberkulosearzt **10**, 181 (1935).

— Die Lunge des Kindes. Stuttgart: Georg Thieme 1950.

— and G. H. NEWNS: Musculature of the lung of children. J. of Path. **49**, 381 (1939). Zit. von V. HAYEK, ENGEL usw.

ESSER, C.: Lungensegmente. Fortschr. Röntgenstr. **71**, 395 (1940).

— Über hochgradige Schrumpfung ganzer Lungenlappen (Lappenatelektase und Lappenbronchiektasie). Fortschr. Röntgenstr. **71**, 28 (1949).

— Topographische Ausdeutung der Bronchien im Röntgenbild. Stuttgart: Georg Thieme 1951.

EWART, W.: Bronchi and pulmonary blood vessels. London 1889. Zit. von ESSER, V. HAYEK, BROCK u. a.

FEHR, A., CL. MOLO u. O. WALTHER: Beitrag zur Frage der postoperativen Lungenkomplikationen. Dtsch. Z. Chir. **255**, 732 (1941).

FISCHER, E. J.: Über den Wert der Bronchographie für die spezielle Diagnostik der Lungentuberkulose. Fortschr. Röntgenstr. **79**, 5, 590 (1953).

FISCHER, F. K.: Die Jodölbronchographie als schädigender diagnostischer Eingriff. Schweiz. med. Wschr. **1950**, 273—278.

— Beitrag zur Kenntnis der Veränderungen im Bronchogramm bei chronischer Bronchitis. Fortschr. Röntgenstr. **72**, 653—659 (1950).

— Bronchographietechnik mit wasserlöslichen, viscösen Kontrastmitteln. In SCHINZ, Lehrbuch der Röntgendiagnostik, 5. Liefg, S. 1946—1949. Stuttgart: Georg Thieme 1951.

FISCHER, H.: Grundlagen der Inhalationstherapie. Schweiz. med. Wschr. **1942**, 232—239.

FLANCE, I. J., and I. A. WHEELER: Post-mortem incidence of tuberculous tracheobronchitis. Amer. Rev. Tbc. **39**, 633—636 (1939).

FLEISCHNER, F.: Atelektase und Lungentuberkulose. Beitr. Klin. Tbk. 85, 313—338 (1934).
— Atelektase und atelektatische Pneumonie bei Ausstoßung oder Durchbruch eines tuberkulösen Drüsenherdes in den Bronchus. Beitr. Klin. Tbk. 86, 72—83 (1935).
— Atelektase und gerichteter Kollaps der Lunge. Fortschr. Röntgenstr. 53, 607 (1936).
— Über das Wesen der basalen, horizontalen Schattenstreifen im Lungenfeld. Wien. Arch. inn. Med. 28, 461 (1936).
— Bronchial peristalsis. Amer. J. Roentgenol. 62, 65—69 (1949).
FOURESTIER, M.: Dilatation bronchique segmentaire en regard de ganglions calcifiés probablement d'origine tuberculeuse. Revue de la Tbc. 10, 425—430 (1946).
FRENCKNER, P.: Bronchoskopien und deren klinische Anwendung. Nord. Med. 17, 1240 (1939). Zit. von EHRNER u. FROSTE.
FROSTE, N.: Bronchoskopie bei Lungentuberkulose. Eine klinische Studie von 1001 bronchoskopischen Untersuchungen. Acta tbc. scand (Københ.) Suppl. 23 (1950).
FUST, B.: Mündliche Mitteilung.
GAMMARROTA, V.: Aspects anatomo-pathologiques des trachéo-bronchites tuberculeuses à évolution spontanée. Bronches 2, No 5, 337—354 (1952).
GEBAUER, P. W.: Plastic reconstruction of tuberculous broncho-stenosis with dermal grafts. J. Thorac. Surg. 19, 604—628 (1950).
GEISSBERGER, M.: La perforation spontanée de ganglions trachéo-bronchiques caseifiés dans les bronches. Diss. Zürich 1944.
GLOOR, H. U., u. E. UEHLINGER: Pyelitis caseosa, eine Frühform der exsudativen Nierentuberkulose. Schweiz. Z. Tbk. 6, 137 (1949).
GÖRGÉNYI-GÖTTCHE, O., u. D. KASSEY: Zur Bedeutung der Bronchialperforation bei der Tuberkulose der endothorakalen Lymphknoten. Gleichzeitig einige Bemerkungen zur Arbeit von TH. SCHWARTZ. Schweiz. med. Wschr. 1950, 1213—1217.
— Tuberkulose im Kindesalter. Wien: Springer 1951.
GOHN, A.: Der primäre Lungenherd bei der Tuberkulose der Kinder. Wien u. Berlin: Urban und Schwarzenberg 1912.
GORDON, J., and P. C. PRATT: Bronchiectasis: A comparative study of tuberculous and nontuberculous pyogenic suppurative disease. J. Thorac. Surg. 22, 411 (1951).
— W. ZINN (RAY BROOK) and P. C. PRATT: Bronchographie as an aid in planning surgical treatment of pulmonary tuberculosis. J. Thorac. Surg. 22, 109 (1951).
GORDONOFF, T.: Physiologie und Pharmakologie des Expektorationsvorganges. Erg. Physiol. 40, 53—100 (1938).
— Das Expektorationsproblem. Acta davosiana 12, 9—14 (1953).
— u. H. MAUDERLI: Über die Bedeutung der Flimmerbewegung für den Expektorationsvorgang. Z. exper. Med. 98, 265 (1936).
— u. N. SCHEINFINKEL: Untersuchungen über die angebliche „Bronchialperistaltik", IX. Mitteilung. Z. exper. Med. 99, 1—8 (1936). Zit. von GORDONOFF.
GRAHAM, E. A., T. H. BURFORD and J. H. MEYER: Post-Graduate Med. J. 4, 29 (1948).
GREINEDER, K.: Das Schichtbild der Lunge, des Tracheobronchialbaumes und des Kehlkopfs. Leipzig: Georg Thieme 1941.
GRIMM, P. D., and J. W. STRAYER: Tuberculous tracheobronchitis. J. Thorac. Surg. 5, 441 (1936).
GROSSMANN, G.: Fortschr. Röntgenstr. 51, 61 (1935).
GÜNTERT, H.: Der endoskopische Befund bei Atelektase, Diss. Zürich (1957)
HAEFLIGER, E., u. G. MARK: Segment und Lungentuberkulose. Berlin-Göttingen-Heidelberg: Springer 1956.
HALLE, SH., and O. BLITZ: Eroding calcified mediastinal lymph nodes. Amer. Rev. Tbc. 62, 213—218 (1950).
HANSEMANN, V.: Diskussionsbeitrag zu HEDINGER: Primäre Tuberkulose der Trachea und Bronchien. 7. Tagg. der Dtsch. Path. Ges. 1904, Kongreßber. S. 88.
HANSEN, K., u. H. V. STAA: Reflektorische und algetische Krankheitszeichen der inneren Organe. Leipzig: Georg Thieme 1938.
HASLINGER, F.: Die organischen Stenosen der unteren Trachealabschnitte und der Bronchien. Mschr. Ohrenheilk. 63, 357—390, 560—571, 617—642, 782—807 (1939).
— u. K. HITZENBERGER: Das Mediastinalwandern bei künstlicher Bronchusstenose. Wien. klin. Wschr. 1926, 1035—1036.

HAWKINS. jr., J. L.: Tuberculous tracheobronchitis. Amer. Rev. Tbc. **39**, 46—56 (1939).
HAYEK, H. v.: Zur Funktion der Gefäß-Anastomosen in der Lunge. Verh. der Anat. Ges.
51. Verslg in Mainz, April 1953. Jena: Gustav Fischer.
— Die menschliche Lunge. Berlin: Springer 1953.
HEAD, J. R., and CH. W..MOEN: Late non-tuberculous complications of calcified hilus lymph
nodes. Amer. Rev. Tbc. **60**, 1 (1949).
HEDINGER, E.: Primäre Tuberkulose der Trachea und Bronchien. 7. Tagg der Dtsch. Path.
Ges. 1904, Kongreßber. S. 83.
HEIN-KREMER-SCHMIDT: Kollapstherapie der Lungentuberkulose. Leipzig: Georg Thieme
1938.
HEISS: Über die frühe Entwicklung der menschlichen Lunge, nebst einem Versuch einer
mechanischen Begründung der Lappen. Anat. Anz. **41**, 62 (1912). Zit. nach ESSER.
HENLE, J.: Über Tonus, Krampf und Lähmung der Bronchien und über Expektoration.
Z. ration. Med. **1**, 249 (1844). Zit. nach GORDONOFF.
HERZOG, H.: Über den Lungenhilus des Kindes und des Erwachsenen in vergleichender,
röntgenologischer Darstellung und Deutung mittels Übersichtsaufnahme, Tomogramm und
Stereobild. Acta davosiana **10**, 3—93 (1950).
— u. R. NISSEN: Erschlaffung und exspiratorische Invagination des membranösen Teils der
intrathorakalen Luftröhre und der Hauptbronchien als Ursache der asphyktischen Anfälle beim Asthma bronchiale und der chronischen asthmoiden Bronchitis des Lungenemphysems. Schweiz. med. Wschr. **1954**, 217—221.
HINSHAW, H. C., W. H. FELDMAN and K. H. PFUETZE: Treatment of tuberculosis with
streptomycin. J. Amer. Med. Assoc. **132**, 778 (1946).
HOLZKNECHT, G.: Die röntgenologische Diagnostik der Erkrankungen der Brusteingeweide.
Erg. Fortschr. Röntgenstr. **6** (1901). Zit. von STURM.
HOPPE, R., u. W. MAASSEN: Die gezielte Bronchographie mit Métraskathetern und einem
wasserlöslichen Kontrastmittel bei Lungentuberkulose. Tuberkulosearzt **4**, 708—714
(1950).
HUANG, C. S.: Tuberculous tracheobronchitis. A pathological study. Amer. Rev. Tbc. **47**,
500 (1943).
HÜBSCHMANN, P.: Pathologische Anatomie der Tuberkulose. Berlin: Springer 1928.
HUG, R., S. MOESCHLIN u. E. TANNER: Die Therapie der Tuberkulose mit PAS mit besonderer
Berücksichtigung der Bronchial- und Nierentuberkulose. Schweiz. med. Wschr. **1949**, 353.
HUIZINGA, E.: Über die Entstehung der Bronchiektasie. Acta radiol. (Stockh.) **21**, 75—100
(1940).
— Das Bronchuskurettement. Pract. oto-rhino-laryng. **10**, 234 (1948).
— Eine internationale Regelung der Nomenklatur der Bronchien. Pract. oto-rhino-laryng.
12, 109 (1950).
— La motilité de la paroi bronchique. Bronches **2**, 26—42 (1952).
— and E. BEHR: On the division of the lung segments, Bd. XXI, H. 3, S. 314. 1940.
— and G. J. SMELT: Bronchography. Assen, Ned.: Van Gorcum 1949.
HUZLY, A.: Zur Fistelbildung des Bronchialbaumes. Tuberkulosearzt **7**, 194—205 (1953).
— Posttuberkulöses Syndrom, Mittellappensyndrom, Lappen- und Segmentsyndrom. Tuberkulosearzt **8**, 70—81 (1954).
— u. F. BÖHM: Bronchus und Tuberkulose. Stuttgart: Georg Thieme 1955.
ISLER, W.: Tuberkulöse Bronchusperforation und Skelettuberkulose. Schweiz. Z. Tbk. **8**,
1—16 (1951).
JACKSON, CH.: The mechanism of physical signs in neoplastic and other diseases of the lung.
J. Amer. Med. Assoc. **95**, 639 (1930).
— and L. CH. JACKSON: Bronchooesophagology. Philadelphia u. London: W. B. Saun-
ders Company 1950.
JACOBAEUS, H. C.: Über Lungenkollaps. Verh. dtsch. Ges. inn. Med. **54**, 161—179 (1932).
Zit. von BERGSMA.
— The significance of lung atelectasis, a few words on the determination of the volume and
function of each lung. Acta tbc. scand. (København) **10**, 1—31 (1936).
— G. SEELANDER and N. Westermark: Attempt of the clinical functional test of the empying
capacity of the bronchi. Acta med. scand. (Stockh.) **71**, 379—437 (1929).

JACOBAEUS, H. C., and WESTERMARK: A further study of massive kollaps of the lung. Acta radiol. (Stockh.) 11, 545 (1930). Zit. v. ALEXANDER sowie von BERGSMA.

JACOBSON: Respiratorische Verschiebung des Mediastinums, ein Symptom einseitiger Bronchostenose. Berl. med. Ges. vom 25. März 1903. Fortschr. Röntgenstr. 6, 242 (1903). Zit. von STURM.

JENKS, R. S.: Tuberculous tracheobronchitis. Amer. Rev. Tbc. 41, 692—707 (1940).

JENNY, R. H.: Stenose des Mittellappenbronchus. Schweiz. med. Wschr. 1952, 869—872, 899—903

JEUNE, M., C. DÉRAUD, P. MOUNIER-KUHN et J. NORMAND: Les bronchiectasies consécutives à la tuberculose de primo-infection chez l'enfant. Semaine Hôp. 1951, 1442—1458. Ref. Zbl. Ges. Tbk.forsch. 59, 224 (1951).

— P. MOUNIER-KUHN et F. POTTON: La fistulisation ganglionnaire au cours de la primo-infection tuberculeuse de l'enfant. Semaine Hôp. 1951, 1428—1441. Zit. von DUFOURT.

JONES, E. M., W. M. PECK, C. E. WOODRUFF and H. S. WILLIS: Relationships between tuberculosis and bronchiectasis: A study of clinical an postmortem material. Amer. Rev. Tbc. 61, 387—398 (1950).

KALBFLEISCH, H.: Die Atelektase, eine Wirkung der Reizung der vegetativ innervierten Teile der Lunge. Allg. path. Schr.reihe 1941, H. 2. Zit. von WURM.

KAUFMANN, G., J. WANNER u. H. AMSLER: Tuberkelbazillen in resezierten Lungenherden. Schweiz. Z. Tbk. 11, 322—328 (1954).

KOHN: Zur Histologie der indurierenden fibrinösen Pneumonie. Münch. med. Wschr. 1893, 3. Zit. von STURM.

KREMER, W.: Die tuberkulöse Spitzenbronchitis. Beitr. Klin. Tbk. 97, 451 (1942).

KUTSCHERENKO: Über Lymphdrüsenabszesse und lymphoglanduläre Kavernen bei Kindertuberkulose. Z. Tbk. 90, 201 (1943).

LAENNEC, R. T. H.: Traité de l'auscultation médiate. Paris: Asselin 1897. Neudruck der 2. Ausg.

LANDOLDT, E.: Verschwartende Pleuritis exsudativa bei Bronchustuberkulose. Schweiz. Z. Tbk. 8, 238—244 (1951).

LATRAJET et JUTTIN: Données nouvelles sur la circulation dans les artères bronchiques. Poumon 1951, Nr 1. Zit. von WAREMBOURG u. GRAUX.

LEDERER, F. L.: Tuberculosis of the ear, nose, accessory sinuses, Pharynx and Larynx. In B. GOLDBERG: Clinical tuberculosis. Philadelphia: F. A. Davis & Co. 1935. Zit. von AUERBACH.

LEGENDRE et BAILLY: Arch. Gén. Méd. 1, 55, 184, 286 (1844). Zit. von STIEVELMAN.

LEMOINE, J. M.: L'ulceration bronchique tuberculeuse. Ann. d'Oto-Laryng. 12, 291—298 (1944/45). Zit. von LEMOINE.

— Sur le traitement des ulcerations bronchiques tuberculeuses. Revue de la Tbc. 14, 74 (1950).

— et E. M. CHAUVET: L'évolution des sténoses tuberculeuses cicatricielles des grosses bronches. Schweiz. Z. Tbk. 8, 418 (1951).

— et G. LUCAS: La pathologie des calcifications ganglionnaires bronchiques. Bronches 1, 17 (1951).

— et E. G. MELILLO: Les opacités du lobe moyen. Bronches 2, 364—379 (1952).

— et Y. ROSE: Soc. Fr. de Path. Resp. Nov. 1949.

LICHTHEIM: Versuche über Lungenatelektase. Arch. exper. Path. u. Pharmakol. 10, 54 (1875). Zit. von STURM.

LINDSKOG, G., and R. ALLEY: Pharmacologic factores influencing collateral ventilation. Meeting Amer. Surg. Assoc. 1948. Zit. von v. HAYEK.

LÖFFLER, W.: Über die Atelektase. Bibl. tbc. 4, 14—30 (1950). — Bronchus et pulmo. Basel: Karger 1950.

— Die Lungenatelektase. In Handbuch der inneren Medizin, IV. Aufl., Bd. IV, 2. Teil, S. 920. Berlin-Göttingen-Heidelberg: Springer 1956.

— E. HAEFLIGER u. G. MARK: Massive Atelektase und Kavernenheilung. Beitr. Klin. Tbk. 109, 227—240 (1953).

LOESCHCKE, H.: Störungen des Luftgehalts. In Handbuch der speziellen pathologischen Anatomie und Histologie. HENKE u. LUBARSCH, III. Aufl., Bd. I, S. 599. 1928.

— Über Entwicklung, Vernarbung und Reaktivierung der Lungentuberkulose Erwachsener. Beitr. Klin. Tbk. 68, 251 (1928).

— Die Spitzenbronchitis. Beitr. Klin. Tbk. 97, 443 (1942).

Louis, P.: Recherches anatomo-pathologiques de la phthisie. Paris: Gabon 1825. Zit. von
Bergsma.
Luton, P., et F. Mory: Sténose inflammatoire de la bronche souche droite consécutive à un
infarctus pulmonaire postoperatoire. Méd. Chir. Thorac. 7, 624—627 (1943).
Macklin, C. C.: The dynamic bronchial tree. Amer. Rev. Tbc. 25, 393—417 (1932).
— Pulmonic alveolar pores. J. Anat. 69, 188 (1935).
— X-ray studies on bronchial movements. Amer. J. Anat. 35, 303 (1925). Zit. von Macklin
sowie von Fleischner.
Macpherson Margaret A., and V. Ursula Lutwyche: Collapse of lung and tuberculous
lesions. Thorax (Lond.) 5, 1 (1950).
Marchant, P., J. C. Gillroy and V. H. Vilson: An anatomical study of the bronchial
vascular system and its variation in disease. Thorax (Lond.) 5, 207 (1950).
Mark, G.: Die Bedeutung der Bronchustuberkulose für die Pneumothoraxbehandlung.
Schweiz. med. Wschr. 1953, 622.
Mathey, J., J. M. Lemoine, B. Renault et G. Oustrières: Reconstruction plastique de la
bronche pour sténose tuberculeuse (Opération de Gebauer). Revue de la Tbc. Ser. V
15, 68 (1951).
Mayeda, S.: Röntgenologische Untersuchungen über die peristaltischen Bewegungen der
menschlichen Bronchien. Jap. J. Med. Sci., III. Biophysics, Tr. a. Abstr. 2, 72—74 (1931).
Zit. von Wyss, Fleischner usw.
McConkey, M.: Occlusion of the trachea and bronchi by tuberculous process complicating
pulmonary tuberculosis. Amer. Rev. Tbc. 30, 307 (1934).
— and S. Greenberg: Persistant rhonchi in the diagnosis of bronchial stenosis complicating.
pulmonary tuberculosis. Trans. Amer. Climat. Clin. Assoc. 50, 218 (1934). Zit. von Cohen
u. Wessler sowie Chamberlain u. Gordon.
— and J. Gordon: Tuberculous stenosis of the major bronchi. Amer. Rev. Tbc. 49, 140 (1944).
McIndoe, R. B., J. D. Steele, P. C. Samson, R. C. Anderson and G. L. Leslie: Routine
bronchoscopy in patients with active pulmonary tuberculosis. Amer. Rev. Tbc. 39, 617 bis
628 (1939).
McRae, D. M., J. E. Hiltz and J. J. Quinlan: Bronchoscopy in a sanatorium: a review of
522 consecutive bronchoscopies. Amer. Rev. Tbc. 61, 355—368 (1950).
Mears, T. W., L. E. Prickman and H. J. Mosch: Bronchusstenosis complicating asthma.
J. Amer. Med. Assoc. 152, 997—1000 (1953).
Medlar, E. M.: The behavior of pulmonary tuberculous lesions. Amer. Rev. Tbc. 71, Nr 3
(1955).
Meissner, W. A.: Surgical pathology of endobronchial tuberculosis. Dis. Chest 11, 18 (1945).
Zit. von Bergsma, Jones u. Alley, Auerbach.
Miller, W. S.: The lung, 1937. Zit. von Engel.
Minkovsky, A.: Tuberculosis of the trachea. Laryncoscope 39, 819 (1929). Zit. von Auerbach.
Montanini, N.: Mode du début, cliniques et anatomiques de la tuberculose bronchique.
Bronches 1, 194—201 (1951).
Morgagni, J. B.: The seats and causes of diseases. Übersetzung von James Hamilton.
Edinburgh: P. Hill 1795. Zit. von Head u. Moen.
Morton, R.: Phthisiologia, S. 266. London: S. Smith 1789. Zit. von Head u. Moen.
Mounier-Kuhn, P.: Les manifestations trachéobronchiques au cours de la période primo-
secondaire de l'infection tuberculeuse. Semaine Hôp. 1949, 1045—1052. Zit. von Soulas
u. Mounier-Kuhn.
— M. Jeune et J. Potton: Sur 34 observations de fistules ganglionnaires au cours de la
primo-infection tuberculeuse chez l'enfant. Acta davosiana 10, 3—5 (1951).
Müller, R. W.: Der Lymphknotendurchbruch bei der Tuberkulose. Münch. med. Wschr.
1950, 55—62.
— Über Ventilbildung in den Bronchien. Med. Welt 1951, 1017—1019.
Mülly, K.: Prophylaxe und Therapie der postoperativen Lungenatelektase. Schweiz. med.
Wschr. 1950, 883.
Mulder, J., W. R. O. Goslins, M. C. van der Plas u. Lopes Cardozo: Studies on the
treatment with antibacterial drugs of acute and chronic mucopurulent bronchitis caused
by hemophilus influencae. Acta med. scand. (Stockh.) 143, 32 (1952).

MYERSON, M. C.: Bronchoscopy in tuberculosis. Ann. of Otol. **43**, 1139 (1934). Zit. von COHEN u. WESSLER sowie BARNWELL, LITTIG u. CULP.
— Tuberculosis of the trachea and bronchus. J. Amer. Med. Assoc. **116**, 1611—1615 (1941).
NÄF, A. P.: Les succès de l'exérèse pour tuberculose pulmonaire dans les cas désespérés, apparemment inopérables. Schweiz. Z. Tbk. **11**, 4, 308 (1954).
NAEGELI, O.: Virchows Arch. **160**, 426 (1900).
NIGOGHOSSIAN, G., u. H. CRANZ: Beobachtungen zur Frage der automatischen, endogenen, lymphadeno-bronchogenen Reinfektion bei der Lungentuberkulose Erwachsener. Acta tbc. scand. (Københ.) **25**, 164—181 (1951).
OBSTMAYER, J.: Beitrag zur Darstellung des ableitenden Bronchus der tuberkulösen Kaverne. Beitr. Klin. Tbk. **97**, 684—688 (1942).
OLSEN, A. M., and C. H. HINSHAW: Tuberculosis of the trachea and major bronchi. Results of treatment with streptomycin. Amer. Rev. Tbc. **60**, 32—38 (1949).
OLSON, D. E., F. S. JONES and D. M. ANGEWINE: Bronchial disease in lungs resected for pulmonary tuberculosis. Amer. Rev. Tbc. **68**, 657—677 (1953).
OPHULS, W. A.: A statistical survey of 3000 autopsies from the department of the Stanford university. Med. School Stanf. Univ. Press 1926. Zit. von RENAULT u. CHRÉTIEN.
ORNSTEIN, G. G., and J. G. EPSTEIN: Tuberculosis of the major bronchi with little or on manifest pulmonary tuberculosis. Quart. Bull. Sea View Hosp. **3**, 109 (1938). Zit. von HUANG.
OVERHOLT, R. H.: A study of surgically removed lungs after failure of collaps therapy. Rap 11. Konf. der internat. Union gegen die Tuberkulose Kopenhagen 1950.
PAGEL, W.: Die allgemeinen pathomorphologischen Grundlagen der Tuberkulose. Die Tuberkulose und ihre Grenzgebiete in Einzeldarstellungen. Berlin: Springer 1927.
PAUNZ, M.: Über den Durchbruch tuberkulöser Bronchialdrüsen in die Luftwege bei Kindern. Jb. Kinderheilk. **80**, H. 4 (1940).
PETERSEN, H.: Lehrbuch der Histologie. Berlin 1935. Zit. von V. HAYEK.
POLICARD, A.: Le poumon. Paris: Masson & Cie 1938.
— et P. GALY: Les bronches. Structures et mécanismes à l'état normal et pathologique. Paris: Masson & Cie. 1945.
POTHOVEN, W. J., u. E. HUIZINGA: On the division of the lung segments. Acta radiol. (Stockh.) **24**, 226 (1943).
RADNER, D. B.: Postbronchoscopic reactions on pulmonary tuberculosis. Amer. Rev. Tbc. **47**, 370 (1943).
RAFFERTY, T. N., and D. O. SHIELDS: The management of pulmonary tuberculosis complicated by bronchial tuberculosis with special reference to the use of the pneumothorax. J. Thorac. Surg. **12**, 225 (1943).
RANKE, K. E.: Primäraffekt, sekundäre und tertiäre Stadien der Lungentuberkulose auf Grund von histologischen Untersuchungen der Lymphknoten an der Lungenpforte. Dtsch. Arch. klin. Med. **119**, 201—297 (1916). Zit. von PAGEL.
RECHENBERG, H. K. V.: Zur Klinik der Bronchustuberkulose. Acta davosiana 8, 2 (1949).
— u. A. LABHART: Ein Beitrag zur Kenntnis und Therapie der Bronchustuberkulose. Schweiz. Z. Tbk. **6**, 29—51 (1949).
REDEKER, F.: Zur Einordnung atelektatischer Vorgänge im Ablauf der Tuberkulose. Z. Tbk. **84**, 170—179 (1940).
REICHLE, H. S., and T. T. FROST: Tuberculosis of the major bronchi. Amer. J. Path. **10**, 651—656 (1934).
REIN, H.: Physiologie des Menschen. Berlin: Springer 1943.
REINBERG, S. A.: Röntgen-ray studies on physiology and pathology of the tracheo-bronchial tree. Brit. J. Radiol. **30**, 451—455 (1925). Zit. von FLEISCHNER u. WYSS.
RENAULT, P., et J. CHRÉTIEN: La tuberculose des bronches. Paris: Maloine 1954.
RIENZO, S. DI: Physiopathologie des Hustens. Fortschr. Röntgenstr. **78**, 1 (1953).
— Radiologic exploration of the bronchus. Springfield, Ill. (USA): Charles Thomas.
— Funktionelle Bronchusstenose. Ärztl. Wschr. **1951**, 148—153.
ROESSLE, R.: Die pathologisch-anatomischen Grundlagen der Epituberkulose. Virchows Arch. **296**, 1 (1936).
ROGSTAD, K.: Lymphadenitis tuberculosa bronchostenotica. Acta tbc. scand. (Københ.) **25/26**, 305—325 (1951/52).

ROGSTAD, A.: Bronchialtuberkulose bei Kindern. Nord. Med. 47, 46—49 (1952). Ref. Zbl.
   Tbk.forsch. 61, 16 (1952).
ROSSIER, P.: Tuberculose primaire de la trachée et des grosses bronches. Schweiz. med. Wschr.
   1925, 128—130.
RÜEDI, L.: Bemerkungen zur modernen Bronchoskopie, S. 117, Bronchus et Pulmo. Basel:
   Karger 1950. Bibl. Tbc.
RUGGIERO e CONSTANTINI: Ann. Ist. Forlanini 3, 324 (1939). Zit. von SECRÉTAN u. ZUIDEMA.
RUSSI, U.: Streptomycin bei der Tracheobronchitis tuberculosa. Streptomycin und Tuber-
   kulose von FANCONI und LÖFFLER, S. 219. Basel: Benno Schwabe & Co. 1948.
SALKIN, D., A. V. CADDEN and R. C. ETSON: The natural history of tuberculous tracheo-
   bronchitis. Amer. Rev. tbc. 47, 351—369 (1943).
SAMSON, P. C.: Tuberculous tracheobronchitis. The role of bronchoscopy. Amer. Rev. Tbc.
   34, 671—699 (1936).
— Diagnosis, treatment and prognosis in tuberculous tracheobronchitis. J. Thorac. Surg.
   6, 561—582 (1937).
— J. BARNWELL, J. LITTIG and J. C. BUGHER: Tuberculous tracheobronchitis. J. Amer. Med.
   Assoc. 108, 1850—1855 (1937).
SANDLER, E.: Einige Fälle von Stenose der größeren Bronchien bei Lungentuberkulose. Acta
   tbc. scand. (Københ.) 12, 1 (1938). Zit. von BERGSMA.
SCHICK, B.: Exspiratorisches Keuchen als Symptom von Lungendrüsentuberkulose im ersten
   Lebensjahr. Wien. klin. Wschr. 1910, 153.
SCHINZ, H. R.: Moderne Bronchographie. Bronchus et Pulmo. Basel: Karger 1950, Bibl. Tbc.
— W. E. BAENSCH, E. FRIEDL u. E. UEHLINGER: Lehrbuch der Röntgendiagnostik. Stutt-
   gart: Georg Thieme 1951.
SCHMORL: Diskussionsbeitrag zu HEDINGER, Primäre Tuberkulose der Trachea und Bronchien.
   7. Tagg der Dtsch. Path. Ges. 1904, Kongreßber. S. 88.
SCHRÖTTER, H. V.: Vorlesungen über die Krankheiten der Luftröhre. Wien 1896. Zit. von
   BERGSMA.
— Zur Ätiologie der tiefsitzenden Stenosen der Luftröhre. Med. Wschr. 1901, 425. Zit. von
   BERGSMA.
— Klinik der Bronchoskopie. Jena: Gustav Fischer 1906. Zit. von BERGSMA.
SCHUBERTH, A.: Die Tuberkulose der Bronchien, ihre Symptomatik, Diagnose und Therapie.
   Z. Tbk. 86, 123 (1941).
SCHÜRMANN, P., u. H. KLEINSCHMIDT: Pathologie und Klinik der Lübecker Säuglings-
   tuberkuloseerkrankungen. Arb. Reichsgesdh.amt 69, 25—204 (1935).
SCHWARTZ, PH.: Über tuberkulöse, postprimäre Startkomplexe. Schweiz. med. Wschr. 1942,
   141—145.
— Die automatische, endogene, lymphadeno-bronchogene Reinfektion in der Anfangsperiode
   der Lungenphthise und ihre typischen Folgen. Schweiz. med. Wschr. 1949, 454—459,
   467—470.
— Einbrüche tuberkulöser Lymphknoten in das Bronchialsystem und ihre pathogenetische
   Bedeutung. Beitr. Klin. Tbk. 103, 182—191 (1950).
— Bronchialwandschädigungen durch tuberkulöse Lymphknoten und ihre Beziehungen zu
   primären Bronchialtumoren. Beitr. Klin. Tbk. 103, 192—217 (1950).
— Die lymphadenogene Bronchialwandschädigung und ihre Bedeutung für die Entwicklung
   der Lungenschwindsucht. Verh. dtsch. Tbk. ges.14, 106—128 (1952).
— Bemerkungen über die Häufigkeit tuberkulöser lympadenogener Bronchialwandschädi-
   gungen im Obduktionsgut mitteleuropäischer Institute für pathologische Anatomie.
   Tuberkulosearzt 7, 221—223 (1953).
SECRÉTAN, J. P.: De la tuberculose trachéo-bronchique. Schweiz. med. Wschr. 1944, 359—362.
— La tuberculose de la trachée et des grosses bronches peut-elle se diagnostiquer par l'examen
   clinique seul? Schweiz. med. Wschr. 1946, 1237—1239.
— u. P. ZUIDEMA: Du traitement de la tuberculose trachéobronchique. Schweiz. Z. Tbk.
   3 Suppl. (1946).
SHARP, C. J., and C. B. GORHAM: Routine bronchoscopy in tuberculosis. Amer. Rev. Tbc.
   41, 708 (1940).
SHIPMAN, S.: Diagnostic bronchoscopy in occult tuberculosis. Amer. Rev. Tbc. 39, 629—632
   (1939).

Siemsen, J.: Über Plattenatelektasen bei Pleuritis exsudativa und ihre Entstehung. Schweiz. med. Wschr. 1952, 702—706.

Silverman, G.: Tuberculosis of the trachea and major bronchi. Dis. Chest. 11, 3—17 (1945). Zit. von Auerbach.

Simon u. Redeker: Praktisches Lehrbuch der Kindertuberkulose. Leipzig: Curt Kabitzsch 1926.

Soulas, A., et P. Mounier-Kuhn: Bronchologie. Paris: Masson & Cie. 1949.

Spanjaard, R., u. H. Navis: Die Bedeutung der systematischen bronchoskopischen Kontrolle des Bronchusstumpfes nach Resektionstherapie wegen Lungentbc. Nederl. Tijdschr. Geneesk. 1952, 15—19. Ref. Zbl. Tbk. 61, 107.

Sperling, E.: Über die Pathogenese der Lungenatelektase unter besonderer Berücksichtigung der Kontraktionsatelektase. Z. Tbk. 93, 9 (1949).

Steiger, J.: Zur Klinik der hämatogenen Tuberkulose. Schweiz. med. Wschr. 1933, 310.

— Klinische und experimentelle Untersuchungen über die Entstehung und den Ablauf der hämatogenen Tuberkulose und ihre Beziehungen zur Spitzentuberkulose und zum Frühinfiltrat. Beitr. Klin. Tbk. 78, H. 1/2, 87 (1931).

— Die Röntgenuntersuchung des Mittellappensyndroms in Kreuzhohlstellung. Mündliche Mitteilung.

Steiner, P. M., et M. Geissberger: Trois cas de perforation endobronchique d'adénites tuberculeuses hilaires avec élimination de séquestres ganglionnaires. Schweiz. med. Wschr. 1943, 1232—1234.

— Les sténoses tuberculeuses des grosses bronches. Schweiz. Z. Tbk. 1946, Suppl. 1.

— A propos de fistules intrabronchiques d'adénites hilaires tuberculeuses. Schweiz. Z. Tbk. 6, 116—121 (1949).

— Adenites hilaires tuberculeuses et pathologie des bronches. Bronches 1, 39—53 (1951).

Stiller, H.: Die Bronchographie mit besonderer Berücksichtigung ihrer Anwendung in der Thoraxchirurgie. Erg. Chir. 1952.

Stöcklin, H.: Die Darstellung der Bronchien im Röntgen-Hartbild und im Schichtverfahren. Acta davosiana 7, 15 (1948).

Strnad, F.: Die gerichtete Atelektase als ein wertvolles Symptom in der röntgenologischen und klinischen Differentialdiagnostik; ein Beitrag zur Genese und zum Schicksal der gerichteten Atelektase. Dtsch. med. Wschr. 1942, 497.

Sturm, A.: Die klinische Pathologie der Lunge. Stuttgart: Wissenschaftliche Verlagsgesellschaft 1948.

Stutz, E.: Physiopathologie des Hustens. Fortschr. Röntgenstr. 79, 187—192 (1953).

Suter, F.: Beitrag zur Diagnose und Therapie der Bronchustuberkulose. Radiol. clin. (Basel) 15, 335 (1946).

— u. H. Iselin: Zur Frage der Entstehung der Lungenphthise des Erwachsenen aus perforierenden Hiluslymphknoten. Schweiz. Z. Tbk. 8, 341—348 (1951).

Tanner, E.: Röntgenologische Erscheinungen der Bronchustuberkulose beim Erwachsenen. Bibl. tbc. 4, 72—90 (1950). — Bronchus et pulmo. Basel: Karger 1950.

— Über den Versuch einer neuen Therapie der Bronchustuberkulose. Helvet. med. Acta 18, 456—460 (1951).

— Komplikationen nach Lungenresektion. Schweiz. Z. Tbk. 9, 536—540 (1952).

— P. Baer u. J. Wanner: Die Schaukeltherapie der Lungentuberkulose. Schweiz. med. Wschr. 1953, 751.

Tapia, M.: La tuberculosis traqueobronquial. Lisboa: Livraria Luso-Espanhola 1947. Zit. von di Rienzo.

Tempel, C. W., F. J. Hughes, R. E. Mardis, M. N. Taubin and W. E. Dye: Combined intermittent regimens employing streptomycin and paraaminosalicylicacid in the treatment of pulmonal tuberculosis. 9th Streptom. Conf. Vet. Adm. S. 36, 1950. — Amer. Rev. Tbc. 63, 295 (1951).

Thurn, P.: Die Bedeutung der Bronchographie für die Therapie der Lungentuberkulose. Fortschr. Röntgenstr. 80, 198 (1954).

Töndury, G.: Zur Segment-Anatomie der Lungenlappen. Schweiz. Z. Tbk. 11, 4, 337 (1954).

Turiaf, J., Y. Rose et P. Marland: Les sténoses bronchiques des asthmatiques. Méd. et Chir. thorac. 7, 673—684 (1953).

Tuttle, W. M., E. J. O'Brien, J. C. Day and F. J. Phillips: Tuberculous stenosis of the major bronchi. J. Thorac. Surg. 11, 299 (1942). Zit. von Auerbach.

UEHLINGER, E.: Die hämatogene Tuberkulose der extrapulmonalen Organe. Schweiz. med. Wschr. **1933**, 1150—1158.
— Die tuberkulöse Späterstinfektion und ihre Frühevolution. Schweiz. med. Wschr. **1942**, 701—708.
— Pathologische Anatomie der Bronchustuberkulose. Bronchus et Pulmo, S. 31—55. Basel: Karger 1950.
— Epidemiologie des Bronchialdurchbruchs tuberkulöser Lymphknoten. Verh. dtsch. Tbk.-ges. **14** (1952).
— u. R. BLANGEY: Anatomische Untersuchungen über die Häufigkeit der Tuberkulose. Beitr. Klin. Tbk. **90**, 339—369 (1937).
VADJA, L.: Auf Sekretbildung beruhender Brustschmerz. Beitr. Klin. Tbk. **87**, 118 (1936).
VAKSVIK, P.: Bronchialdrüsenperforationen. Nord. Med. **45**, 310—312. Ref. Zbl. Tbk.forsch. **59**, 304 (1951/52).
WANG, T., and C. M. VAN ALLEN: Enlargement of the atelectatic lung, a roentgenographic sign of inflammation. Radiology **22**, 475 (1934).
WANNER, J., u. B. JASINSKI: Die Eisenstoffwechsellage während der Adaptation ans Höhenklima. Schweiz. Z. Tbk. **10**, 3, 129 (1953).
WAREMBOURG, H., et P. GRAUX: Pathologie et structure pulmonaire. Paris: Masson & Cie. 1953.
WARREN, W., A. E. HAMMOND and W. M. TUTTLE: The diagnosis and treatment of tuberculous tracheobronchitis. Amer. Rev. Tbc. **37**, 315—335 (1938).
WEBER, H. H.: Bronchographie und Lungenfeinstruktur. Röntgenanatomisch-histologische Experimentalstudie. Fortschr. Röntgenstr. **75**, 259—289 (1951).
WERNER, W. J.: Tuberculous tracheitis. Amer. Rev. Tbc. **39**, 637—640 (1939).
— Bronchial obstruction as a complication of pulmonary tuberculosis under artificial pneumothorax. Amer. Rev. Tbc. **31**, 44 (1935).
WERTHEMANN u. W. VISCHER: Zur Frage der Lungenveränderungen nach Bronchographien mit carboxymethylcellulose-haltigen Kontrastmitteln. Schweiz. med. Wschr. **1951**, 1077—1080.
WESTERMARK, N.: Entwicklung und Vorkommen von Atelektase bei Lungentuberkulose. Acta radiol. (Stockh.) **16**, 531 (1935).
— On bronchostenosis, a roentgenological study. Acta radiol. (Stockh.) **19**, 285—336 (1938).
— The motility of the bronchial wall. Bronches **2**, 1, 12—23 (1952).
WILSON, N. J.: Bronchoscopic observations in tuberculous tracheobronchitis: clinical and pathological correlation. Dis. Chest **11**, 36 (1945).
WISSLER, H.: Totalatelektase einer Lunge mit Bronchiektasien als Folge einer Hilusdrüsentuberkulose. Schweiz. Z. Tbk. **5**, 1 (1948).
— Die Bedeutung der durch tuberkulöse Bronchialdrüsen hervorgerufenen Bronchusveränderungen für den Ablauf der Tuberkulose im Kindesalter. Schweiz. med. Wschr. **1950**, 831—836.
WOODRUFF, C. E., and H. C. NAHAS: Pulmonary tuberculosis, bronchiectasis and calcification as related to bronchogenic carcinoma. Amer. Rev. Tbc. **64**, 620 (1951).
WURM, H.: Tuberkulose und Atelektase. Erg. Tbk.forsch. **12**, 121 (1954).
WYSS, O.: Reflex reversal as determined by the frequency of afferent stimulation. Arch. néerl. Physiol. **28** (1944—1947).
— Prinzipielle Betrachtungen über die Funktionsweise der Bronchialmuskulatur. Schweiz. med. Wschr. **1952**, 89.
— La motilité de la paroi bronchique. Bronches **2**, 101—151 (1952).
— u. ANNA RIVKINE: Les fibres afférantes du nerf vague participant au réflexes respiratoires. Helvet. physiol. Acta **8**, 87—106 (1950).
Ziedses des Plantes, B. G.: Acta radiol. (Stockh.) **13**, 182 (1932).
— Fortschr. Röntgenstr. **47**, 107 (1933).
ZIEGLER, E.: Lehrbuch der speziellen pathologischen Anatomie, 5. Aufl. 1887. Zit. von WURM.
ZOLLINGER, H. U.: Schädigt die Joduron-Bronchographie das Lungenparenchym? Beitrag zur Pathogenese der Schleimgranulome, der xanthomatösen und der interstitiellen Pneumonie bei primären Lungenprozessen. Schweiz. med. Wschr. **1951**, 210—216.
ZUCKERKANDL, E.: Verbindungen der arteriellen Gefäße der menschlichen Lunge. Sitzgsber. Akad. Wiss. Wien, Math.-naturwiss. Kl., Abt. 2, **87** (1883). Zit. von v. HAYEK.
ZUIDEMA, P.: Über die Bronchographie bei Lungentuberkulose. Schweiz. Z. Tbk. **6**, 305—315 (1949).